食品药品检验基本理论与实践

主　　编　李云龙
副主编　王佑春

科 学 出 版 社
北　京

内 容 简 介

本书为中国食品药品检定研究院长期从事药品检验工作的一线技术人员结合 ISO17025 和世界卫生组织药品检验实验室良好操作规范而撰写，内容涉及药品检验检测和各个相关专业领域，涵盖了科学检验精神、实验室质量管理、仪器管理和操作、检验方法、检验结果和检验报告等有关药品检验检测的各个要素和环节，每个模块既有理论知识，也有实际的操作和实例，更有一些最新的进展。读者可以全方位、系统性地了解到检验检测领域的相关专业知识和实践技能。

本书适合食品药品检验检测机构工作人员及相关专业读者阅读参考。

图书在版编目（CIP）数据

食品药品检验基本理论与实践/李云龙主编.—北京：科学出版社，2015

ISBN：978-7-03-043768-6

I. ①食… II. ①李… III. ①药品检定 IV. ①R927.1

中国版本图书馆 CIP 数据核字（2015）第 052051 号

责任编辑：李 悦 / 责任校对：郑金红

责任印制：赵 博 / 封面设计：北京铭轩堂设计公司

科学出版社 出版

北京东黄城根北街 16 号

邮政编码：100717

http://www.sciencep.com

北京厚诚则铭印刷科技有限公司印刷

科学出版社发行 各地新华书店经销

*

2015 年 5 月第 一 版 开本：787×1092 1/16

2025 年 1 月第九次印刷 印张：22 1/2

字数：533 500

定价：128.00 元

（如有印装质量问题，我社负责调换）

《食品药品检验基本理论与实践》

编辑委员会

主　　编　李云龙

副 主 编　王佑春

执行主编　白东亭　许明哲

编　　委　（以姓氏笔画为序）

于　欣　马玲云　王　健　王佑春　王冠杰

牛剑钊　左　宁　田学波　成双红　白东亭

许明哲　李　晶　李云龙　李秀记　李保文

杨化新　杨青云　肖　镜　吴建敏　余振喜

张　继　张斗胜　陈　华　金少鸿　黄宝斌

黄海伟　曹　进　崔生辉　蔡　彤　戴　翚

前　言

近年来,全国很多地市级食品药品检验所已经完成了新所建设和搬迁工作，实验室环境和仪器设备条件有了显著改善，为检验检测工作创造了很好的硬件条件。但是普遍存在检验技术人员素质参差不齐、实验室质量管理体系不完善等现象。2012 年中国食品药品检定研究院（简称中检院）对部分地市级食品药品检验所进行了实地调研，大家普遍反映需要加强食品药品一线检验人员的技术培训，以提升检验人员专业素质，保证检验结果的准确可靠，满足日益增长的检验工作需求，为食品药品监管更好地提供技术支撑。同时大家也注意到，很多基层实验室虽然通过了国家计量认证或者实验室认可，但实验室质量管理体系不完善，有关人员质量意识淡薄，在实际检验工作中存在不符合实验室质量管理体系要求的现象。

鉴于此，从 2013 年开始，中检院开展对全国地市药检系统模块化培训工作，选派中检院实验室骨干技术人员，针对食品药品检验检测的各个环节，按照世界卫生组织药品检验实验室良好操作规范和 ISO 17025 的具体要求，对广大地市级食药检人员进行模块化培训,全面提升地市药检所的“软实力”。第一期全国地市药检系统模块化培训于 2013 年 7 月在山东烟台举办，我们组织了近三十位培训老师编写了培训教材，这些培训老师均为中检院长期从事食品药品业务管理工作和检验工作的一线技术人员，具有丰富的实践经验。到 2015 年 2 月，中检院在全国 9 个省共举办了 9 期地市级食品药品检验系统模块化培训班。培训在省级食药监机构的支持下取得了一定的成绩，收到广泛的好评。

为了进一步扩大培训效果，中检院根据每期学员的现场反馈意见，充分考虑到地市药检系统的实际情况，不断完善和提炼教材，丰富教材内容，将培训教材进一步完善和编辑整理，编撰成此书，以期为全国地市食品药品检验系统的同行在实际工作中提供一本实用的、参考性强的专业书籍。本书共包括二十八个模块，内容涵盖了科学检验精神、实验室质量管理、仪器管理和操作、检验方法、检验结果和检验报告等有关药品检验检测的各个要素和环节，每个模块设有学习要点和思考题，以供读者学习时参考。

本书适用于全系统从事食品药品检验检测的工作人员，从事药品研发、生产和质量控制的工作者，也可作为大专院校药学专业的教师、研究生和技术人员的参考书。

需要特别指出的是，关于食品药品检验的基本操作和实验室质量管理体系要求根据每个人的理解不同，在实际工作中的做法也略有所不同，最终的目的是为了保证检验结果的准确可靠，同时，由于本书编者水平所限，难免存在不足和疏漏，敬请读者和同行批评指正和不吝赐教。

编　者

2015年3月

目　　录

模块一　确立科学检验精神，引领食品药品检验事业科学发展

学习要点

了解确定科学检验精神的必要性，学习科学检验精神的实质和内涵。在日常检验工作中大力践行“为民、求是、严谨、创新”的科学检验精神。

一、为什么要确立科学检验精神

在药品医疗器械及食品化妆品检验实践中，适时总结和提出充分体现与时俱进时代特征的科学检验精神，是立足于用共同的精神追求引领全系统前进方向，凝聚奋斗力量的“顶层设计”，是着眼于我国食品药品检验事业科学发展和长远发展的战略选择。

(一) 确立科学检验精神，是中国药检人优秀品质的历史传承

在我国监管体制下设置的食品药品检验机构，经历了几十年的发展变化，在各个不同的历史时期，始终不渝地忠实履行着药品医疗器械及食品化妆品的质量技术监督和安全把关的神圣职责。特别是改革开放 30 多年来，各级检验机构利用人才和技术优势，充分发挥监管的技术支撑、技术保证和技术服务作用，为不断提高我国食品药品监管水平、公众饮食用药用械安全保障水平和食品医药产业发展水平付出了辛勤努力，做出了应有贡献。在长期的检验实践中，一代代中国药检人艰苦奋斗，爱岗敬业，无私奉献，认真负责，严谨求学，勇于创新，逐渐形成、沉淀和凝结了许多极其宝贵的精神财富。这些优良传统、优秀品质和良好作风需要我们继续传承下去，在不断总结完善的基础上赋予它时代的特征并将其发扬光大。确立科学检验精神就是对食品药品检验系统优秀传统与现代核心价值理念的总结、提炼和升华，进而继续引领和激励全国食品药品检验战线广大干部职工和科技工作者阔步向前。

(二) 确立科学检验精神，是大力践行科学监管理念的现实需要

国家食品药品监督管理总局提出的科学监管理念，是中国食品药品监管实践和理论的创新。作为食品药品监管技术支撑的检验机构，为适应监管需要，适时确立科学检验

精神，与科学监管理念一脉相承，既是科学监管理念的有机组成部分，更是对科学监管理念的丰富和发展，是我国食品药品检验事业沿着科学化轨道健康发展的重要思想保障。科学检验精神要从根本上回答和解决“为谁检验”和“怎样检验”等许多重要问题。它将始终贯穿于全国食品药品检验工作的全过程。它是凝聚、统一全国药品、医疗器械、保健食品、化妆品及餐饮食品等不同检验领域广大科技工作者行动、力量和创造力的源泉。科学检验精神的确立、实践和发扬光大，必将在全国食品药品检验系统建设与发展中发挥重要的指导和推动作用。

(三)确立科学检验精神，是加强系统文化建设的内在要求

党的十七届六中全会发出了进一步兴起社会主义文化建设新高潮的动员令，提出了努力建设社会主义文化强国的奋斗目标。“十一五”期间，中国食品药品检定研究院在全国食品药品检验系统积极倡导以理念文化、管理文化、环境文化、廉政文化、和谐文化为主要内容的“中国药检”文化建设，并取得了积极成效，积累了成功经验。“中国药检”文化已经成为中检院及全国系统重要的软实力之一。“中国药检”文化所追求的就是一种内在的向心力，一种共同的价值观和行为准则。它所贯穿和体现的核心就是科学检验精神。因此，确立科学检验精神就是贯彻落实十七届六中全会精神的实际行动，是食品药品检验系统形成共同核心价值观的积极探索，是进一步加强“中国药检”文化建设、合力打造“中国药检”品牌、树立“中国药检”国内外新形象的实际步骤。

二、科学检验精神的实质与内涵

科学检验精神是指在检验活动中以科学为准则所形成的共同信念、价值标准和行为规范的总称。它是从事食品药品医疗器械检验的机构及其科技工作者在长期的履职实践活动中所形成的行业文化，是科学精神的一种表现形式。

(一)“为民”是科学检验的宗旨

科学检验精神的核心是为民。这必须成为食品药品检验队伍及其工作者根本的思维方式和价值取向。确保饮食用药用械安全是人民群众最直接、最现实的利益诉求，是一项重大的民生问题。作为监管的技术支撑机构，其核心使命：一是要对药品、医疗器械及食品化妆品的质量安全把关，二是要为加速药物、医疗器械研发进程做贡献，从而为保证公众饮食用药用械安全提供科学技术保证。

“为民”要求我们必须把“服从监管需要、服务公众健康”作为工作宗旨，自觉地把监管需要作为第一信号、第一选择。坚持“为国把关、为民尽责”的检验理念，以保证药品、医疗器械的安全、有效、质量可控及食品化妆品安全为目标，以不断加强技术能力建设为重点，以强化队伍整体素质提升为保证，不断创新检验体制机制，以适应食品药品监管工作的需要，为满足人民群众的健康需求做出应有的努力和贡献。

“为民”要求我们必须坚持“依法从检、公正检验”的原则。牢固树立法治观念，严

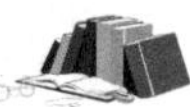

格遵守相关的法律法规、技术和管理规范，不断提高各级食品药品检验机构的法治化水平。必须始终坚持“科学、独立、公正、权威”的质量方针，在科学性的前提下，保持检验工作的独立性和权威性。同时，还要确保检验的公正，取信于民，不断巩固和提升我国食品药品医疗器械检验的公信力。

“为民”要求我们必须坚持文明服务。食品药品检验机构从属于专业服务部门，加强精神文明建设和服务文明建设至关重要。要树立强烈的为民服务意识。不断提高检验队伍的思想道德素质和科学文化素质，大力倡导检验的职业操守，恪守高度负责、严谨认真、诚实守信的职业道德。不断提高全员服务监管、服务公众、服务社会的能力和水平，巩固和树立食品药品检验窗口服务部门的良好形象。

“为民”要求我们必须坚持“全国一盘棋”思想。强调系统思维和整体观念，进一步增强全国食品药品检验系统发展的整体性、一致性和协调性。推动体制机制创新和优质资源整合，搭建好系统工作、技术交流、科研协作、现代信息和文化建设等五大平台，强化区域协作配合，为全面提高各级检验机构能力水平，为全面、深入和充分发挥监管的技术支撑作用奠定更加坚实的基础。

（二）“求是”是科学检验的本质

科学检验的技术体现就是求是。药品医疗器械及食品化妆品检验面对的是与人的生命安危息息相关的高科技产品。因此，要求我们必须始终尊重科学规律和专业技术规律，崇尚理性，通过科学技术手段准确可靠地评价产品的安全性、有效性和质量可控性，保持检测或校准实验室的独立性，提高诚信度。这是食品药品检验机构必须努力完成好的第一要务。

“求是”要求我们必须始终秉持“用数据说话”的原则。本着依据标准科学、程序规范、方法合理和结果准确等四项要素来开展检验工作。承担药品医疗器械及食品化妆品检验的实验室，在工作过程中，从受检样品出发，依据高科技手段取得的数据，经过整理、统计、分析和判断，得出最终结论，这就是检验求是的过程。由于检验数据来源于实验，因此必须确保检验过程、数据和结果真实、准确、可靠、可验证和可溯源。

“求是”要求我们必须坚持研究型检验的技术路线。摒弃单一检验的传统思维模式和工作方式，在有条件的院(所)，试行药物及医疗器械研发早期技术介入工作，为加速研发进程,为提高公众对安全有效药物及安全可靠医疗器械产品的可及性做出努力和贡献。要拓展质量安全把关链条，把对产品标准、生产工艺和质量控制等过程的考察，样品在实验室的检验过程，产品质量安全趋势分析和可能存在的风险预警等产品质量安全全过程有机结合起来，实施相关的科学技术研究与评价。

“求是”要求我们必须具备良好的实验保证条件。要严格按照实验室设置技术规范及条件要求，以食品药品医疗器械各专业为基点，建设一批学科齐全、学术特色各异的国家级重点实验室。按照 WHO 国家准入实验室管理规范要求，全面加强实验室管理。开展及时、有效的实验室间能力验证和实验室比对工作，特别是要加强与国际先进实验室的合作。要确保检验用仪器设备的技术参数和指标设置合理，确保实验用试剂耗材的质量安全可靠，确保检验人员技术操作规范、准确无误。

“求是”要求我们必须在应急检验中认真、准确、及时地做出技术判断。要快速正确地确定检验技术路径。把对问题产品检验与相关企业的现场生产工艺考察有机结合起来；把通过查询国内外相关资料与对相关样品的检验及检验技术、方法的全面覆盖结合起来，突出检验的针对性和靶向性。做到按照标准检验和采用非标准检验同步进行，内部检验论证与外部平行检验、联合检验同步进行。同时，及时组织相关学科领域的专家对检验的技术路径、方法以及检验结果进行分阶段跟进、论证，确保检验报告的准确性，为科学定性及行政执法提供可靠的技术依据。

（三）“严谨”是科学检验的品质

严谨既是科学态度，也是优良作风，还是一种良好的行为习惯。态度决定行为，行为体现作风，长期坚持良好作风和习惯会养成优秀品质。“严谨”集中体现的是务实、认真、负责、细致、深入的工作作风。

“严谨”要求我们必须以高度负责的精神和态度做好检验工作。要始终牢记食品药品检验机构承担的法定职责，牢记检验工作者的神圣使命。要建立健全确保检验质量、安全和效率的运行机制，建立并不断完善以责任为核心、以责任可追究为重点的检验流程管理，真正做到检验环节及子环节、关键控制点和风险点、检验操作人员责任和综合服务措施保障等四个明确，并加以认真落实，确保检验过程和结论万无一失。

“严谨”要求我们必须强化实验室全面管理。不断提高实验室科学化、规范化和精细化管理能力和水平。要加强以质量保证体系为核心的实验室管理体系建设；建立以科室主任为第一责任人的实验室全面管理责任制；推进以效率为核心的检验时限管理，探索以准确可靠为核心的实验用仪器设备状态管理，加强以建立怀疑及纠错机制为核心的风险管理，不断提高实验室科学化管理水平，逐步实现建设“国际一流”食品药品检验实验室的目标。

“严谨”要求我们必须加快信息化建设。坚持用现代信息技术改造和提升检验工作。充分发挥信息技术在管理，特别是在业务管理和运行中的主导作用，为确保检验过程及结果的准确可靠等提供技术保障。积极建设覆盖全系统的网络体系和综合管理系统计算机平台，推进实验室信息管理系统(LIMS)建设，加强对全国食品药品检验系统信息化建设工作的管理与规范，努力开创中国药检数字化新时代。

“严谨”要求我们必须高度重视文化建设。严谨的素质是科学素质和文化自觉养成的结果。严谨的素质养成需要有能够养成严谨习惯的文化跟进。要始终坚持“以文化人”的理念，发挥先进文化在陶冶人性、凝聚力量、推动人与事业全面和谐发展中的作用。因此，需要通过创建和不断完善适应时代文化建设的发展要求，来体现科学精神与人文精神和谐统一，体现食品药品检验行业特色的“中国药检”文化，为科学严谨地工作打下坚实的思想基础。

“严谨”要求我们必须严格自律，廉洁从检。牢固树立人民利益高于一切的思想。坚定不移地推进党风廉政建设，把廉洁从检各项要求贯穿于履行职能，开展检验工作

的始终。正确处理好经济发展与安全健康、个人利益与公共利益、商业利益与公众利益等方面的关系，保持药品医疗器械及食品化妆品检验的科学性、独立性、公正性和权威性，确保检验安全、队伍安全和员工个人安全，不断推动食品药品检验事业又好又快发展。

（四）“创新”是科学检验的灵魂

科学检验的不竭动力来源于不断创新。保持与时俱进、开拓创新的精神状态，永不自满，永不僵化，永不停止，以创新不断推动检验事业的科学发展，是食品药品检验机构履行职能、做好工作的永恒主题。

“创新”要求我们必须始终把加强能力建设放在首位。食品药品检验事业发展离不开三大建设，即基础建设、队伍建设和能力建设。其中能力建设是核心，是评价基础建设和队伍建设成效的主要标志，也是基础建设、队伍建设的最终目的。能力建设应主要包括组织领导能力、检验技术能力和行政业务管理能力。因此，要自觉地把创新能力建设确定为统领食品药品检验事业发展的战略主线。

“创新”要求我们必须把建立良好的人才发展机制放在关键位置。要坚持一手抓事业发展，一手抓人的发展。人才是发展的第一资源，决定核心竞争力，是科学检验的第一要素。要实施“人才优先发展”和“人才兴检”两大战略。制定和不断完善尊重人才、吸引人才、培养和储备人才、激励人才和用好人才的制度，营造真抓实干、人才辈出、风清气正的良好环境，把各类人才团结凝聚到食品药品检验事业发展上来。

“创新”要求我们必须切实加强检验技术创新能力建设。实施“科技强检”战略。以“科研提升水平”为支撑，按照掌握核心技术、突破关键技术、研究前沿技术的总体目标，构建“检验依托科研、科研提升检验”的良性发展机制。要瞄准和适时跟踪生命科学和科技发展进步带来的新产品、新技术和新方法，积极开展创新药物质量标准、标准物质、质量评价技术和安全性评价研究，保证临床研究和上市产品质量可控，在产品研发中发挥重要的技术支撑作用。在全系统真正形成以科研为导向，以课题协作为纽带，以信息沟通为平台，以共同发展为目标的技术创新能力建设新机制。

“创新”要求我们必须不断提高全面管理能力。要以“管理服务检验”为基点，以客户满意为根本标准，强化以思想政治过硬，建设综合型和复合型管理团队为重点的各级领导班子管理，强化以业务建设、业务管理、应急管理和信息化建设为基础的技术管理，强化以质量保证体系为核心的实验室规范管理，强化以创建“科学、热情、高效、节俭”的服务体系为目标的行政管理，推行问题管理的新机制，不断提升科学化管理水平。

“创新”要求我们必须坚持“合作促进提高”的发展思路。以全球视野全力推进人才培养、技术创新和管理创新。实施国际合作的跟随者战略、参与者战略和引领者战略，坚持不懈地学习先进，目的在于赶超先进，力争在全球药品医疗器械及食品化妆品检验领域国际舞台上有所作为，不断增强和扩大“中国药检”的话语权和影响力，为保障公众饮食用药用械安全，为中国医药产品走向世界创造和奠定质量安全的技术保障条件，为人类健康事业做出贡献。

三、如何践行科学检验精神

践行科学检验精神，必须把保障和服务于人民群众健康福祉作为首要的价值取向。紧紧围绕保障公众饮食用药用械安全这个中心，自觉服从服务于食品药品监管大局，大力推进食品药品检验事业科学发展。

（一）深刻理解，提高认识

科学检验精神源于食品药品检验实践经验的总结，源于时代发展和监管事业发展的现实需要，是全系统抢抓机遇、迎接挑战，进一步推动食品药品检验事业科学发展的思想武器。因此，全系统都要高度重视科学检验精神的学习、讨论和践行工作，自觉把它作为当前和今后一个时期的重要任务，把思想认识统一到科学检验精神的要求上来，为不断开创我国食品药品检验事业的崭新局面提供精神动力。

（二）联系实际，努力实践

践行科学检验精神，就是要自觉用科学检验精神去引领、指导和推动食品药品检验工作，把它贯穿于、融化于履行法定职责，加强行政和业务管理，强化队伍建设，实施检验国际化战略等各项工作之中。践行科学检验精神，还要重点突破僵化落后、墨守成规等传统观念束缚，努力开拓创新，充分调动检验工作者“干事创业”的积极性、主动性和创造活力，进一步推动食品药品检验工作走向“为民检验，科学发展”之路。

（三）不断完善，引领未来

科学检验精神来源于实践，高于实践，并接受实践的检验。它构建的是一个开放的探究系统，需要广大食品药品检验工作者在实践中认真研讨，深刻理解，不断丰富、完善和发展科学检验精神的实质与内涵，不断摸索和总结符合食品药品检验客观规律的理念和思想观念，不断摸索和总结符合科学检验精神的技术路线，赋予其顽强的生命力和现实的指导意义。

（中国食品药品检定研究院　李云龙）

思　考　题

1. 确立科学检验精神的三个主要原因是什么？
2. 科学检验精神的实质和内涵是什么？
3. 科学检验精神的核心是什么？
4. 结合个人岗位，思考如何在日常检验工作中践行科学检验精神？

模块二　实验室认证认可与药检所质量管理体系建设

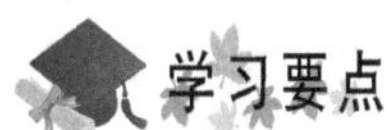
学习要点

了解实验室认证认可相关知识，掌握药品检验实验室质量管理体系建设的基本要求。

一、实验室质量管理体系建设

(一) 实验室质量管理体系的建立

1. 质量管理体系建立的基本原则——质量管理八项原则

(1)基本概念

1) 质量。指产品或服务满足规定的特征和特性的总和。

2) 质量控制(QC)。为保证和提高质量所进行的质量调查、研究、组织、协调、控制、信息反馈、改进等各项工作的总称。为保证产品过程或服务质量，必须采取一系列的作业、技术、组织、管理等有关活动，这些都属于质量控制的范畴。

3) 质量管理(QM)。对确定和达到质量所必需的全部活动的管理，即确定质量方针、目标和职责，并在质量体系中通过质量计划、质量控制、质量保证和质量改进等手段来实施的全部管理职能的所有活动。

(2) 质量管理的基本要求

有效地利用人力、物力、财力、信息等资源，生产出符合规定要求和用户期望的产品或优质的服务。

(3) 质量管理的基本工作方法

质量管理的基本工作方法可以简称为“PDCA 循环”。

1) P(计划，plan)。根据顾客的要求和组织的方针，为提供结果建立必要的目标和过程。

2) D(执行，do)。即实施过程。

3) C(检查，check)。根据方针、目标和产品要求，对过程和产品进行监视和测量，并报告结果。

4) A(调整，action)。采取措施，以持续改进过程绩效。

PDCA 循环具体可分为 8 个步骤：①分析现状，找出存在的主要质量问题；②分析产生质量问题的各种影响因素；③找出影响质量的主要因素；④针对影响质量的主要因素制订措施，提出改进计划，定出质量目标；⑤按照既定计划目标加以执行；⑥检查实际执行的结果，看是否达到计划的预期效果；⑦根据检查结果加以总结成熟的经验，纳入标准制度和规定，以巩固成绩，防止失误；⑧把这一轮 PDCA 循环尚未解决的遗留的问题，纳入下一轮 PDCA 循环中解决(图 2.1)。

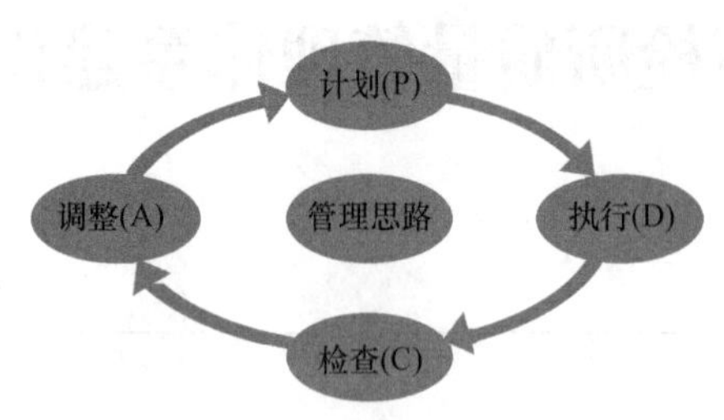

图 2.1　PDCA 循环图

(4)质量管理的八项原则

1) 以顾客为关注焦点。组织依存于它们的顾客，应与所确定的顾客要求保持一致，了解顾客现有的和潜在的需求和期望。测定顾客的满意度并以此作为行动的准则。

2) 领导作用。领导者确立组织统一的宗旨方向，他们是质量管理体系中负责制定质量方针与质量目标的策划者，同时是改进的支持者和资源的提供者。

3) 全员参与。各级人员都是组织的根本，只有他们的充分参与才能使他们的才干为组织带来收益。划分技能等级，对员工进行培训和资格评定。明确权限和职责。利用员工的知识和经验，通过培训使得他们能够参与决策和对过程的改进，让员工以实现组织的目标为己任。

4) 过程方法。将相关的资源和活动作为过程来进行管理，可以更高效地达到预期的目的。建立、控制和保持文件化的过程，清楚的识别过程、外部/内部的顾客和供方。着眼于过程中资源的使用，追求人员、设备、方法和材料的有效使用。

5) 系统管理。每个过程的结果都在不同程度上影响着最终产品的质量，针对制订的目标，识别体系中的过程，理解各过程间的相互关系，将过程与组织的目标相联系，针对关键的目标测量其结果，建立并保持实用有效的文件化的质量体系，提高组织的有效性和效率。

6) 持续改进。持续改进是一个组织永恒的目标。通过管理评审、内/外部审核以及纠正/预防措施，持续地改进质量体系的有效性。设定现实的和具有挑战性的改进目标，配备资源，向员工提供工具、机会并激励他们为持续地改进过程做出贡献。

7) 基于事实的决策方法。有效的决策建立在对数据和信息进行合乎逻辑和直观的分析基础上。以审核报告、纠正措施、不合格品、顾客投诉以及其他来源的实际数据和信息作为质量管理决策和行动的依据。把决策和行动建立在对数据和信息分析的基础之上，以期最大限度地提高生产率，降低消耗。通过采用适当的管理工具和技术，努力降低成本，改善业绩和市场份额。

8) 互利的供方关系。组织和供方之间保持互利关系，可增进两个组织创造价值的能力。适当地确定供方的要求并将其文件化。对供方提供产品和服务的情况进行评审和评价。与供方建立战略伙伴关系，相互信任、相互尊重，共同承诺让顾客满意并持续改进。

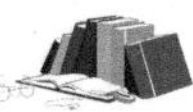

2. 质量管理体系建立应考虑的因素

第一，质量管理体系必须满足法律法规和标准要求。第二，最高管理层要确保质量管理体系得到策划，制定质量方针和质量目标，建立文件化的质量管理体系，争取全员参与，特别是各部门管理者的参与，确定组织机构、人员职责、权限和相互关系，制订工作程序，保障人力、基础设施、环境、财务、信息等资源提供。规定评价考核每个过程的有效性和效率的方法，通过内审、外审、管理评审检查评价管理体系并发现问题(不符合)，经过纠正和预防措施，持续改进管理体系，质量管理体系追求实现质量目标，随质量目标的调整而改进。第三，质量管理体系不能一成不变，只有持续改进，组织才有活力。检验检测实验室质量管理体系建立遵循的标准是CNAS-CL01《检测和校准实验室能力认可准则》(等同采用ISO/IEC 17025)。

3. 质量管理体系建立的步骤与要求

(1)方针、目标的制定

1)质量方针是“纲”，是建立质量体系的出发点，是管理者关于实验室服务标准的声明，对内明确质量宗旨和方向，激励员工；对外表明实验室的决心和质量承诺，使客户了解可以得到什么样的服务。质量方针为质量目标提供框架，是追求的方向，是一种管理概念的体现，要通过质量目标来实现。

2)质量目标是在质量方面所追求的目的，质量方针的具体落实，制定目标要有前瞻性及可实现性，有利于实验室业绩的改进并尽量加以量化。

(2)识别过程要素、确定控制对象

实验室应确定实现质量方针、质量目标所需的过程并对各个过程实施管理。确认对输出结果造成影响的因素(如过程中活动、所涉及资源)→确定对影响输出结果活动的控制方法并加以管理→规定对输出结果监控和检查方法。主要包括：检测结果实现过程、资源保障过程、检测和技术应用过程及质量管理过程。

(3)组织机构设置和资源配置

合理设置组织机构是落实各项要素管理职能的前提，明确各部门在各要素管理中所承担的职责、赋予的权力及与相关部门的关系，分配部门职责时对各要素管理中所涉及的各类职能要逐一落实，不能造成空缺。

资源配置包括人力资源、物质及信息资源和工作环境。

(4)建立管理体系文件

1)根据实验室具体情况，量体裁衣，首先制订文件编制计划，包括：①确定体系文件层次；②确定质量手册章节目录(按要素和职能分配确定)；③明确各要素管理原则及控制关键点；④明确程序文件目录；⑤明确各类文件编写格式，统一各类文件编写要求；⑥明确各类文件间的衔接方式；⑦明确各类文件编写、校核及审批职责，对文件标识作出规定；⑧明确文件编写分工。

2）质量手册的编写。质量手册是对实验室质量体系系统概要而又纲领性的阐述，应反映实验室质量体系的全貌，一般应包括实验室名称和简介、公正性声明、质量方针与目标、组织机构和质量体系各要素的具体要求等多项内容。质量手册作为控制性文件要标明版本、批准人、生效日期等，质量手册各要素的描述包括：概述、范围、职责、要求及支持性文件和附件。

质量手册的编写要求：①质量方针明确，质量目标可测量，具有可操作性；②明确规定各岗位的质量职责、权限；③管理体系描述清晰、质量要素阐述简明、切实，文件之间接口关系明确；④质量活动处于受控状态，具有自我改进机制。

3）程序文件的编写。程序文件是质量手册的支持性文件，对检验活动每一个环节作出具体规定，同样要求有文件名称和版本号。程序文件的格式和内容包括目的、适用范围、职责、具体要求、支持性文件和附件等。

CNAS-CL01《检测和校准实验室能力认可准则》（等同采用 ISO/IEC 17025）要求制定的程序文件：

a. 保护客户的机密信息和所有权的程序（4.1.5 C）；

b. 保证公正性的程序（4.1.5 D）；

c. 文件控制程序（4.3.1，4.3.2.1，4.3.2.2，4.3.3.3，4.3.3.4）；

d. 要求、标书与合同的评审程序（4.4.1）；

e. 服务和供应品的采购程序（4.6.1）；

f. 处理客户抱怨的程序（4.8）；

g. 不符合工作的控制程序（4.9.1）；

h. 实施预防措施的程序（4.12）；

i. 实施纠正措施的程序（4.11）；

j. 质量记录和技术记录的控制程序（4.13）；

k. 内部审核程序（4.14）；

l. 管理评审的程序（4.15）；

m. 检测/校准程序（5.1.2，5.4.1）；

n. 人员培训程序（5.2.2）；

o. 实验室内务管理程序（5.3.5）；

p. 开展新工作的评审程序（5.4.4 注）；

q. 不确定度的评定的确认程序（5.4.6.1，5.4.6.2）；

r. 检测/校准方法的确认程序（5.4.5）；

s. 自动化检测/校准的数据保护程序（5.4.7）；

t. 设备维护程序（5.5.6，5.5.11）；

u. 量值溯源与校准程序（5.6.1，5.6.2.2，5.6.3.3，5.6.3.4）；

v. 期间核查程序（5.5.10，5.6.3.3）；

w. 抽样程序（5.7.1，5.7.2，5.7.3）；

x. 样品处理程序（5.8.1，5.8.4）；

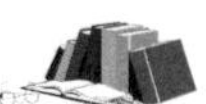

y. 结果质量的保证控制程序(5.9)；

z. 附加程序(固定设施以外)(5.3.1，5.5.6 注，5.6.3.4 注)。

程序文件编写要求：程序文件既保持独立性，又与质量手册、相关程序文件及质量活动之间有明确接口，各程序之间有关内容不互相矛盾。

4)标准操作规范(SOP)的编写。标准操作规范(SOP)是为了方便管理，将操作记录下来，制订的一个标准的流程。SOP 应包括管理类、检验类、仪器类。管理类 SOP 应描述详细的质量活动过程并制订配套使用的质量记录表格；检验类 SOP 应按照检验步骤，准确、简练地描述整个检验过程，并制订相关的检验原始记录格式；仪器类 SOP 应描述仪器设备使用或性能确认的操作过程，并制订相关的记录格式，仪器使用 SOP 的内容应包括仪器使用、维护、保养等相关内容。

5)记录格式。记录是我们工作有效性的证明，检验记录要有充分的信息量，易于追溯；内容格式力求标准化、规范化，便于填写，划改及签名规范，编号不乱。

(二)质量管理体系的运行与完善

1. 质量管理体系运行的依据

质量管理体系运行的依据是质量管理体系文件，经过文件宣贯、试运行、内审和管理评审，进入正式运行。

2. 质量管理体系运行的有效标志

所有影响因素受控，最大限度地减少这些因素的影响；一旦出现问题，能够及时解决，并防止相同问题再发生。

质量管理体系是为实施质量管理所需的组织机构、程序、过程和资源，质量管理体系的内容应以满足质量目标的需要为准。质量管理体系的建立不仅仅是设立一系列机构，也不仅仅是编写一套质量文件，而是要建立一整套能够执行质量方针、达到质量目标的软、硬件有机结合并能够有效运行的完整体系。这个体系在运行过程中既要保证其产品的质量，还要通过不断完善保证质量管理体系自身的适应性和可行性，保持其持续有效。

3. 质量管理体系运行图

质量管理体系运行图如图 2.2 所示。

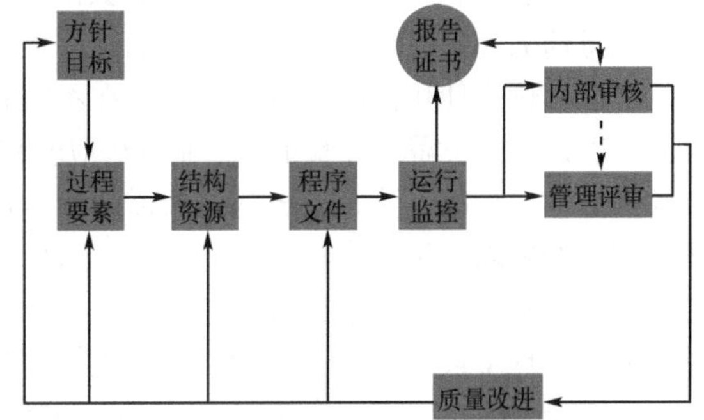

图 2.2　质量管理体系运行图

4. 质量管理体系有效运行的保证

1)该说要说到：制订质量管理体系文件(规定要做的事)，建立完整、协调、切合实际的文件化的质量体系。

2）说到要做到：按文件要求执行（按规定要求的做），全员理解，自觉执行。

3）做了要看到：按文件要求执行（按规定要求的做），记录质量活动。

4）最终要见成效：发现新的问题，修改完善文件（改进和提高），维持和改进质量体系的有效运行。

5）通过开展需求分析，主动适应变化的环境条件，及时做出调整（主动的改进）和对内审、外审发现的问题进行整改（被动的改进），使实验室质量管理体系得到持续改进。

5. 决定检验结果正确性和可靠性的因素

1）人：要有足够、能胜任工作的人员，人员经过上岗培训取得资质才能上岗（授权），对新上岗人员要进行监督等。

2）机：要配备数量足够，能够满足检验工作要求的仪器设备。包括准确度、量程范围、仪器校准结果的确认等，应对所有需要校准的仪器、设备和其他装置进行标识、编号，标明其校准状态及下次校准的日期。主要包括年度校验计划、期间核查、性能确认及仪器设备档案管理等。

3）料：包括试剂试液、耗材（如色谱柱）、试验用水、标准物质、滴定液等。具体分为以下几方面。

a. 试剂供应商的选择、评价，试剂的验收，包括现场检验、进货检验、查合格证等，需按照药典的要求制订相应的技术标准，并进行验收评价。还要注意试剂的储存（开瓶日期及有效期）、试液和滴定液的配制记录。

b. 水是一种特殊的试剂，不同试验应选用不同的水，不同的水应达到不同的质量要求（如食品检验用水应达到 GB 5749 要求），还要注意外购水的质量控制。

c. 色谱柱要按规定条件存放和做必要的记录。

d. 标准物质的使用和期间核查（标准菌种也应当做标准物质管理）及标准物质的标签和登记需指定专人负责管理，并保存标准物质证书（或记录）及工作标准物质制备记录。

e. 应把滴定液当做标准物质管理，其配制及标化需详细记录，要具有可追踪性，同时要注意药品和食品所用滴定液的区别。

4）法：优先使用国家批准的方法，在本实验室第一次应用标准方法时需对方法进行确认；建立新方法需通过验证；企业方法应转移。进行方法确认的人员要经过有效培训，能够熟练掌握标准方法，备齐检测所需的参考标准和参考物质，仪器设备、环境条件要满足方法的要求，记录表格齐全、规范、适用，必要时编制作业指导书；按要求进行模拟试验，并对结果报告进行分析。

5）环：环境设施不仅是实验室，也包括储存场所，例如，

a. 实验用房宜与办公等其他用房分开设置，不同类型实验室建设宜独立设置或合理分区。

b. 实验楼不得采用可造成不同实验室之间空气交换的中央空调系统。具有洁净度、温湿度、压力梯度要求的不同功能类别的实验室，应采用独立新风、回风与排风通风系统。实验室通风柜的排风系统宜独立设置，即一柜一管一风机系统，不宜共用风道，不得借用消防风道。实验用房在外墙上应预留潜藏的侧送侧排风口。

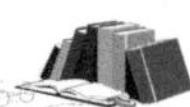

c. 实验用台柜的基材应符合环保要求，面材应具备耐腐蚀、耐高温、易清洗、防火的特点。

d. 微生物实验室洗手水嘴宜使用非触摸式；实验室水槽、下水管道应耐酸、碱及有机溶剂，并采取防堵塞、防渗漏措施。存在生物危险因素的微生物实验室等不得设置地漏。

e. 理化实验区内易受化学物质灼伤处应设置洗眼器及紧急冲淋装置。

f. 实验废弃物应设处理、回收装置或采取有效处理措施，并符合国家有关环保的规定。

g. 实验室建筑层高宜为 3.7～4.0 m；净高宜为 2.7～2.8 m；有洁净度、压力梯度、恒温恒湿等特殊要求的实验室净高宜为 2.5～2.7 m。在确定建设高度时，应尽量扩大技术夹层的高度。

h. 实验室走廊净宽宜为 2.0～2.5 m。有缓冲间的实验室(包括无菌室、洁净实验室、生物安全实验室等结构复杂的实验用房)，应留有隐蔽的设备门，供实验设备，尤其是大型设备的进出。

i. 实验室的墙面应采用表面吸附性小、清洗方便的建筑材料。实验室的地面应采用耐腐蚀、耐磨损、防滑、易冲洗的建筑材料。洁净实验室、生物安全防护实验室以及其他有特殊要求的实验室地面材料还应满足整体无缝隙的要求。

j. 实验室外窗不宜采用有色玻璃，以免在实验时造成色觉判断误差。对有避光要求的实验室应另行采取物理屏障措施。

6. 衡量管理体系是否符合要求的两个重要要素

(1) 内审

实验室根据预定的日程和程序，定期对质量活动进行内部审核，以验证本实验室的运作持续符合管理体系的要求。其目的是为确认管理体系各要素是否得到有效控制，质量要素的实施效果是否达到预期的目标，实验室通过内部审核活动对管理体系符合性和有效性进行系统地全要素评价，识别管理体系薄弱环节和潜在的改进机会，以便对管理体系运行中不符合项采取纠正和预防措施，促进管理体系的有效运转与自我完善，保证本实验室质量方针和质量目标的实现。

1) 内审员与质量监督员。

内审员应具有与工作相关的专业知识背景，熟悉业务情况，并经过专门培训且考核合格。内审员需对被审核活动的内容熟悉并独立于被审核部门。内审员按计划参加管理体系内部审核工作，发现管理体系运行中存在的问题，将观察结果形成文件，报告审核结果。对审核中发现的问题及所采取的纠正或预防措施进行跟踪；根据内审结果对实验室管理体系运行和质量手册相关内容提出改进意见。

质量监督员应具备中级以上专业技术职称，对本部门检验工作范围、标准和方法比较熟悉，具备判断检验结果的准确性和可靠性的能力。

2) 内部审核程序。

a. 职责：①质量负责人负责批准内部审核计划和内审报告，负责或授权审核组进行审核活动，担当或指定审核组长。②审核组长负责按照审核计划，制定内审方案，组织审核人员按规定程序进行现场审核，整理审核记录并编制审核报告。③内审员按照计划和要求进行内部审核，并做好审核记录。内审员应熟悉被审核部门工作并独立于被审核活动，必要时可适当聘请外部审核人员参加。④被检查部门应配合审核人员的现场审核活动，对审核报告中提出的不符合项采取有效的纠正措施。

b. 内部审核计划。主要包括：审核目的、审核依据、审核范围、审核组成员及分工、审核时间等。

c. 审核频率。每年(12 个月)不少于一次，每次可审核几个要素，全年应覆盖全部要素及所有部门。当管理体系有较大变动，质量手册、程序文件或相关标准、文件有重大修改时，管理体系审核发现存在严重不符合项或涉及多个部门的，委托方申诉或其他方面信息反馈涉及某些质量要素可能存在严重问题时，可随时进行局部、追加的审核。

内部审核流程图如图 2.3 所示。

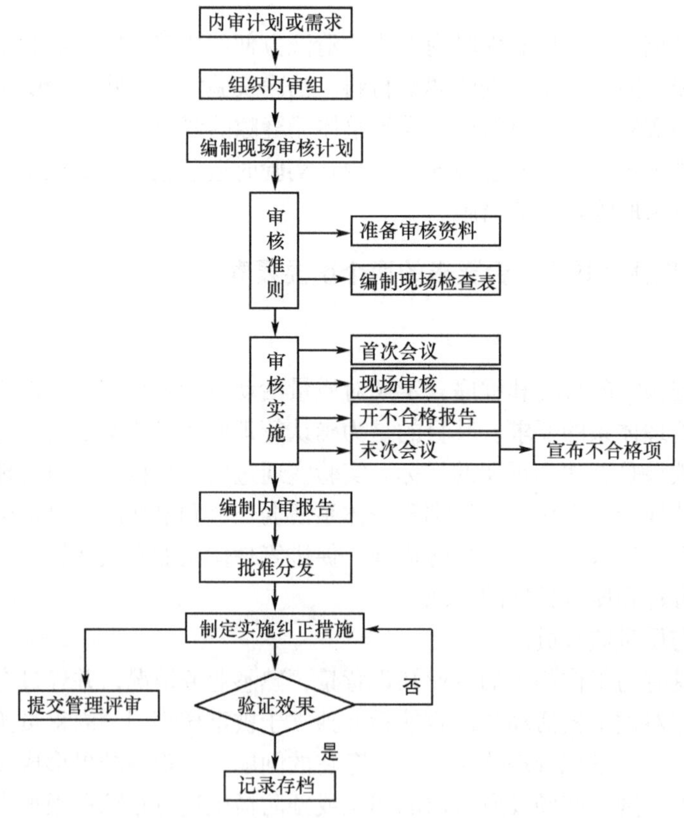

图 2.3　质量管理体系内部审核流程图

(2) 管理评审

1) 管理评审：由最高管理者就质量方针和目标，对质量管理体系的现状和适应性进行正式评审。

2) 管理评审计划。

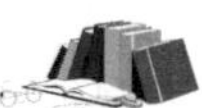

包括管理评审日程安排和参加人员，明确管理评审的重点事项、相关部门需提交的管理评审输入资料和报告。

3）管理评审输入。①方针、程序适用性；②管理、监督人员报告；③内审及外部评审结果；④纠正与预防措施；⑤实验室比对、能力验证结果；⑥工作量/类型变化；⑦投诉及客户反馈意见；⑧改进的建议；⑨其他：内部质量控制、人员、设备、培训、资源等。

4）管理评审职责，主要分为以下几方面。

a. 最高管理者负责批准管理评审计划、组织管理评审、批准管理评审报告。

b. 质量负责人报告质量方针、质量目标的实现情况；内部审核的结果；外部机构评审的结果。

c. 技术负责人报告技术能力的变化情况及检测能力的保持情况，上级主管部门的要求以及资源配置情况。

d. 质量管理部门报告文件审核、内外审情况、不符合项纠正、质量投诉、监督情况；质量控制工作、参加能力验证和实验室比对情况；纠正和预防措施实施情况、上年度管理评审输出情况的执行情况报告。

e. 各相关部门报告根据评审计划要求报告的与质量体系运行相关的情况，包括人员、机构变化及人员培训情况报告；仪器设备的配置、状态确认及维护情况报告；供应商的评价、物资采购及环境设施的修缮维护情况报告；工作量及工作类型的变化及预测、政策适用性情况报告；客户反馈意见、实验室安全等。

f. 参会人员讨论、研究、核实、分析，对管理体系运行的符合性、适宜性及有效性、质量目标的适用性、有效性作出结论，最后形成决议。

5）管理评审的输出——管理评审报告。

管理评审报告，一般包括以下内容：实施管理评审全过程情况，对内审报告提及的整改措施落实情况，对质量手册和相关文件的适用性提出的意见，对质量管理体系运行及适用性作出的综合性评价，提出改进目标。

二、实验室认证认可——国家对检验检测实验室的管理

（一）实验室资质认定

1. 定义与特点

《中华人民共和国计量法》中规定：为社会提供公证数据的产品质量检验机构，必须经省级以上人民政府计量行政部门对其计量检定、测试能力和可靠性考核合格，这种考核称为实验室资质认定（计量认证）。

资质认定是我国通过计量立法，对向社会出具具有证明作用的数据和结果的检验机构进行的一种强制考核手段，是具有中国特色的政府对实验室的强制认可，是检测机构进入检测服务市场的强制性核准制度。

只有取得资质认定法定地位的机构，才能为社会提供检测服务，即只有经实验室资

质认定合格的检验机构所提供的数据，才具有法律效力。

2. 资质认定实施机构——两级管理

资质认定实施机构包括国家认证认可监督管理委员会和各省、自治区、直辖市人民政府质量技术监督部门。

3. 资质认定对象

1) 为行政机关作出的行政决定提供具有证明作用的数据和结果的。
2) 为司法机关作出的裁决提供具有证明作用的数据和结果的。
3) 为仲裁机构作出的仲裁决定提供具有证明作用的数据和结果的。
4) 为社会公益活动提供具有证明作用的数据和结果的。
5) 为经济或者贸易关系人提供具有证明作用的数据和结果的。
6) 其他法定需要通过资质认定的。

4. 资质认定评审依据

《实验室资质认定评审准则》在《检测和校准实验室能力认可准则》基础上增加十九条特殊要求。

即已经通过实验室认可的实验室在资质认定时考虑十九条特定条款即可，如果同时申请实验室认可和资质认定，应按《检测和校准实验室能力认可准则》和《实验室资质认定评审准则》的特定条款进行评审。

5. 实验室资质认定证书样式

实验室资质认定证书样式如图 2.4 所示。

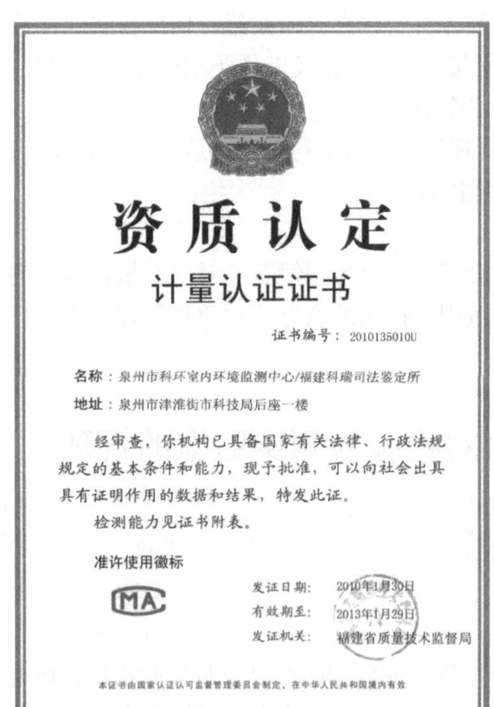

资质认定

计量认证证书

证书编号：2010135010U

名称：泉州市科环室内环境监测中心/福建科瑞司法鉴定所

地址：泉州市津淮街市科技局后座一楼

经审查，你机构已具备国家有关法律、行政法规规定的基本条件和能力，现予批准，可以向社会出具具有证明作用的数据和结果，特发此证。

检测能力见证书附表。

准许使用徽标

CMA

发证日期：2010年1月30日

有效期至：2013年1月29日

发证机关：福建省质量技术监督局

本证书由国家认证认可监督管理委员会制定，在中华人民共和国境内有效

图 2.4　实验室资质认定证书样式

(二) 食品检验机构资质认定

1. 法律依据

《中华人民共和国食品安全法》(2009 年 6 月 1 日实施) 明确食品检验机构实施资质认定制度，其中第五章第 57 条："食品检验机构按照国家有关认证认可的规定取得资质认定后，方可从事食品检验活动。"

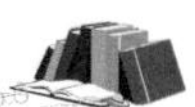

2. 实施机构——两级管理

国家认证认可监督管理委员会和各省、自治区、直辖市人民政府质量技术监督部门依据《食品检验机构资质认定评审准则》对食品检验机构的基本条件和能力实施评价，对符合法律、行政法规规定以及本准则要求的食品检验机构颁发资质认定证书。

3. 定义与概念

(1) 食品检验

按照食品安全标准和检验工作规范，由食品检验机构指定的检验人对各种食品独立进行的检验活动。

(2) 食品检验机构

指依法设立或者经批准，从事食品检验活动并向社会出具具有证明作用的检验数据和结果的检验机构。

(3) 食品检验机构资质认定

依法对食品检验机构的基本条件和能力是否符合食品安全法律法规的规定以及相关标准或者技术规范要求实施的评价和认定活动。

(4) 食品检验对象

1) 食品：各种供人食用或者饮用的成品和原料以及按照传统既是食品又是药品的物品，但是不包括以治疗为目的的物品。

2) 食品添加剂：为改善食品品质和色、香、味以及为防腐、保鲜和加工工艺的需要而加入食品中的人工合成或者天然物质。

3) 食品相关产品：用于食品的包装材料和容器；用于食品生产经营的工具、设备；用于食品的洗涤剂、消毒剂。

4. 评审依据

《食品检验机构资质认定评审准则》，在《实验室资质认定评审准则》之外的特殊条件(23 个补充条款)。

5. 食品检验机构资质认定证书样式

食品检验机构资质认定证书样式如图 2.5 所示。

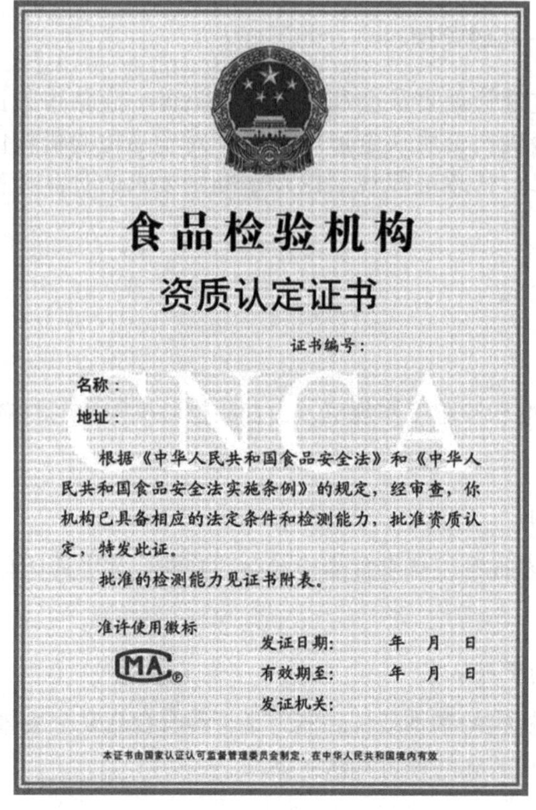

食品检验机构

资质认定证书

证书编号：

名称：

地址：

根据《中华人民共和国食品安全法》和《中华人民共和国食品安全法实施条例》的规定，经审查，你机构已具备相应的法定条件和检测能力，批准资质认定，特发此证。

批准的检测能力见证书附表。

准许使用徽标

CMA

发证日期：　年　月　日

有效期至：　年　月　日

发证机关：

本证书由国家认证认可监督管理委员会制定，在中华人民共和国境内有效

图 2.5　食品检验机构资质认定证书样式

(三)合格评定与实验室认可

1. 定义

(1)合格评定

合格评定是对与产品、过程、体系、人员或机构有关规定要求得到满足的证实。

1)产品。可以是有形的(如实物产品)，也可以是无形的(如知识或概念)，或是两者的结合。

2)过程。是将输入转化为输出的一组组关联的资源和活动；资源包括人员、装置、设备、技术和方法。

(2)认可

认可是正式表明合格评定机构具备实施特定合格评定工作的能力的第三方证明。

(3)实验室认可

实验室认可是由经过授权的认可机构对实验室的管理能力和技术能力按照约定的标准进行评定，并将评价结果向社会公告以正式承认其能力的活动。

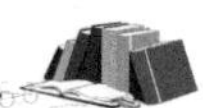

(4)认可机构

中国合格评定国家认可委员会简称认可委(CNAS)，是国家唯一认可机构，由国家认证认可监督委员会(CNCA)授权。

(5)认可对象

凡从事检测/校准工作的实验室均可以申请认可(第一、第二、第三方的实验室)。

2. 实验室认可的目的、作用和意义

(1)贸易发展的需要

一方面通过检测显示产品的高技术和高质量，加大进入其他国家市场的力度，另一方面，借用检测形成某种技术性贸易壁垒，阻挡外来商品进入本国/本地区市场。各国通过签署多边或双边互认协议，促进检测结果的国际互认，避免重复性检测，降低成本，简化程序，保证国际贸易的有序发展。目前我国已与27个国家和地区的37个国家和经济贸易地区的实验室认可机构达成了互认协议。我国认可的实验室以及认可实验室出具的检验/校准数据得到了国际社会的承认。

(2)政府管理部门的需要

政府管理部门在履行宏观调控、规范市场行为和保证消费者的健康和安全的职责中也需要客观、准确的检测数据来支持其管理行为，通过实验室认可，保证各类实验室能按照一个统一的标准进行能力评价。

(3)社会公正和社会公证活动的需要

司法鉴定结果数据的有效性，事关社会法律体系的公正性，产品质量责任的诉讼不断增加，产品检测结果往往成为责任划分的重要依据。因此，对检测数据的技术有效性和实验室的公正及独立性保障越来越成为关注的焦点，通过实验室认可，保证实验数据得到社会各界所承认。

(4)实验室自我改进和参与检测市场竞争的需要

检测报告和(或)校准证书是实验室最终成果的体现，能否向社会出具高质量、准确、可靠、及时的报告和(或)证书，并得到社会各界的依赖和认可，已成为实验室能否适应市场经济需求的核心问题，而实验室认可恰为人们在对检测数据的信任上提供了信心。实验室按照特定准则要求建立质量管理体系，不仅可以向社会、向客户证明自己的技术能力，还可以实现实验室自我改进和自我完善，不断提高实验室的质量管理水平和检测技术能力，适应检测市场不断提出的新的要求。

3. 我国实验室认可的基本原则

1)自愿认可原则。

2)非歧视性原则。

3)专家评审原则。

4)国家认可原则。

4. 实验室认可评审依据

(1)《检测和校准实验室能力认可准则》要素

《检测和校准实验室能力认可准则》(以下简称《认可准则》)CNAS-CL01：2006(等同采用 ISO/IEC17025)，共包含 25 个要素。

1)管理要求(15 要素)。

4.1　组织

4.2　管理体系

4.3　文件控制

4.4　要求、标书和合同的评审

4.5　检测和校准的分包

4.6　服务和供应品的采购

4.7　服务客户

4.8　投诉

4.9　不符合检测或(和)校准工作的控制

4.10　改进

4.11　纠正措施

4.12　预防措施

4.13　记录控制

4.14　内部审核

4.15　管理评审

2)技术要求(10 要素)。

5.1　总则

5.2　人员

5.3　设施和环境条件

5.4　检测和校准方法及方法确认

5.5　设备

5.6　测量溯源性

5.7　抽样

5.8　检测和校准物品的处置

5.9　检测和校准结果质量保证

5.10　结果报告

(2)《认可准则》在相关领域的应用说明(从 CNAS-CL09:2006 到 CNAS-CL44:2013)

根据不同检测领域提出的专业要求，药品检验实验室最常用的有《检测和校准实验室能力认可准则在化学领域的应用说明》CNAS-CL10：2006、《检测和校准实验室能力

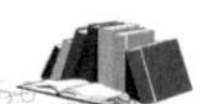

认可准则在微生物领域的应用说明》CNAS-CL09：2006。

5. 实验室认可证书样式

实验室认可证书样式如图 2.6 所示。

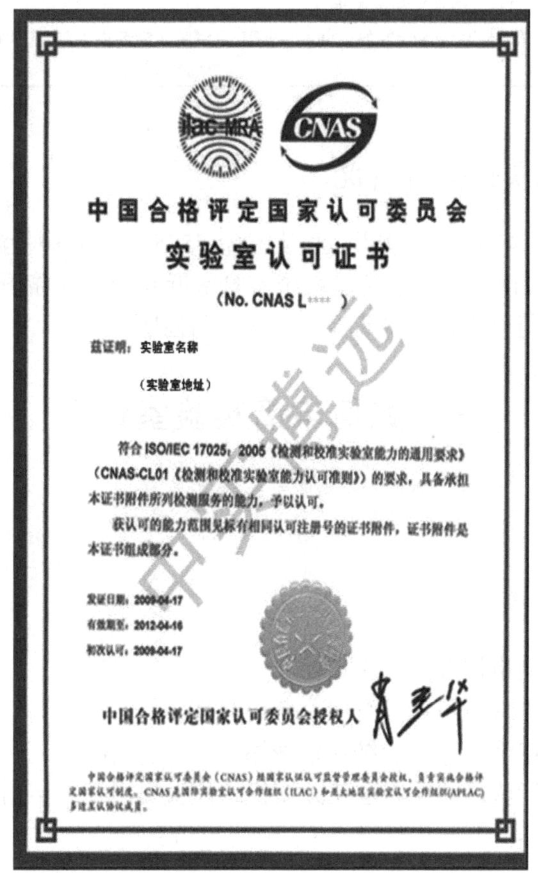

ilac-MRA　CNAS

中国合格评定国家认可委员会

实验室认可证书

（No. CNAS L****）

兹证明：实验室名称

（实验室地址）

符合 ISO/IEC 17025：2005《检测和校准实验室能力的通用要求》（CNAS-CL01《检测和校准实验室能力认可准则》）的要求，具备承担本证书附件所列检测服务的能力，予以认可。

获认可的能力范围见标有相同认可注册号的证书附件，证书附件是本证书组成部分。

发证日期：2009-04-17

有效期至：2012-04-16

初次认可：2009-04-17

中国合格评定国家认可委员会授权人

中国合格评定国家认可委员会（CNAS）经国家认证认可监督管理委员会授权，负责实施合格评定国家认可制度。CNAS是国际实验室认可合作组织（ILAC）和亚太地区实验室认可合作组织(APLAC)多边互认协议成员。

图 2.6　实验室认可证书样式

6. 实验室认可与实验室资质认定的异同

实验室认可与实验室资质认定的异同见表 2.1。

表 2.1　实验室认可与实验室资质认定的异同

	实验室认可	实验室资质认定
对象和范围不同	包括所有的实验室：第一、第二、第三方，检测／校准；为检查或产品认证服务等	检测／校准实验室，必须第三方（资质认定包括第二方工程检测实验室）
依据和性质不同	国际通行的 ISO/IEC 17025（CNAS-CL01）；自愿的	我国的法律法规《中华人民共和国计量法》、《中华人民共和国标准化法》、《中华人民共和国产品质量法》、《中华人民共和国认证认可条例》；强制性
实施主体不同	中国合格评定国家认可委员会（CNAS）统一管理，统一实施，统一发证	国家认证认可监督管理委员会和各省级人民政府质量技术监督部门，两级管理，两部门发证

续表

	实验室认可	实验室资质认定
效力不同	国际互认	检测报告具有法律效力；中华人民共和国境内有效
主管部门相同	国家认证认可监督管理委员会（CNCA）	
目的相同	提高实验室管理水平和技术能力	
考核内容基本相同	《认可准则》（ISO/IEC17025：2005）+应用说明	资质认定评审准则（《认可准则》基础上增加十九条特殊要求）

（四）药检系统认证认可情况

截至2013年5月31日我国获得认可实验室5585家，其中检测实验室4741家，药品及医疗器械实验室110家左右，药检系统实验室近80家。包括国家级、省、自治区药检所，直辖市、口岸药检所，武警药检所及地市药检所。

三、如何申请实验室认可

（一）提出申请

1. 认可申请

认可申请包括意向申请和正式申请。

意向申请：任何方式表示认可意向，获得文件。

正式申请：提交申请资料，交纳申请费用。

CNAS要求由申请认可的实验室充分授权的代表提出正式申请。

2. 申请内容

1）实验室的基本状况，包括法人实体、名称、地址、法律地位及人力与技术资源。

2）实验室的基本信息，如实验室的活动；当其是更大法人实体的一部分时，两者的关系；认可范围覆盖的所有场所的地址。

3）界定清晰的申请认可范围。

4）遵守认可要求和履行实验室义务的承诺。

（二）CNAS对实验室的要求

1）实验室应承诺在申请认可的领域内持续满足认可要求，包括同意在认可要求变更时做出相应的调整。

2）实验室应根据CNAS的要求，提供对满足认可要求的情况进行验证所需的便利条件与合作。本条适用于所有实施合格评定服务的场所。

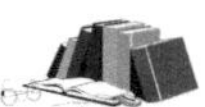

3）实验室应向 CNAS 提供评审和保持认可所需的信息、文件和记录的渠道。

4）适用时，实验室应向 CNAS 提供获得有关文件的渠道，使其深入了解实验室相对其相关机构的独立和公正程度。

5）实验室应按照 CNAS 的要求安排 CNAS 见证其服务。

6）实验室应仅就已获得的认可范围申明认可资格。

7）实验室不应以有损 CNAS 声誉的方式使用其认可资格。

8）实验室应支付 CNAS 所规定的费用。

（三）申请实验室需提供的信息

评审开始前，CNAS 应要求申请认可的实验室至少提供下列与认可有关的信息。

1）所从事的合格评定服务的描述，以及申请认可的标准、方法或程序的清单，适用时，包括能力的限制范围。

2）质量手册（纸质或者电子形式的）及相关的支持性文件和记录，内容包括：①明确的法律地位，具备承担法律责任的能力；②按认可规则和认可准则建立管理体系，并运行至少六个月，进行了完整的内部审核和管理评审，并可以在三个月内接受现场评审。

3）实验室能力验证和其他比对。包括：①实验室应建立程序，有计划地参加可获得的且适当的能力验证或其他比对计划，并确保实验室在必要时采取纠正措施。②参加频率和覆盖领域应能够满足 CNAS-RL02《能力验证规则》的要求。即初次申请认可的每个子领域应至少参加过 1 次能力验证且获得满意结果，已获准认可的实验室必须根据 CNAS-AL07 中领域频次的要求参加能力验证，结果不满意，应按照 CNAS-RL02《能力验证规则》4.2.7 款和 4.2.8 款规定，采取相关措施并验证措施为有效（纠正措施和验证活动应在 180 天内完成）。

· 原料药及中西药制剂
  –理化分析 1 次/年
· 化妆品
  –化学分析 1 次/年
· 食品
  –营养成分 1 次/年
  –添加剂 1 次/年
  –毒素 1 次/2 年
  –转基因 1 次/2 年
  –重金属 1 次/年
  –药物残留 1 次/年
  –微生物 1 次/年

4）CNAS 应审查实验室所提供信息的充分性。

(四)建立质量管理体系、通过认可流程

建立质量管理体系、通过认可流程如图 2.7 所示。

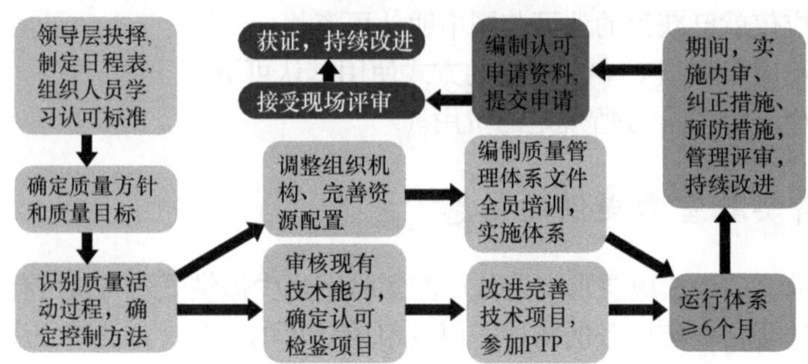

图 2.7　建立质量管理体系、通过认可流程图

(中国食品药品检定研究院　于　欣)

思　考　题

1. 什么是实验室认可及实验室资质认定?二者有何异同?
2. 质量管理的八项基本原则是什么?
3. 简述实验室内部审核与管理评审的区别。

参　考　文　献

1. 合格评定词汇和通用原则 ISO17000:2004.
2. 检测和校准实验室能力的通用要求(GB/T27025:2008).
3. 检测和校准实验室能力认可准则 CNAS-CL01.
4. 省、地级药品检验机构实验室建设指导意见(国食药监办[2005]277 号).
5. 实验室和检查机构资质认定管理办法(质检总局令第 86 号).
6. 食品检验机构资质认定管理办法. 2010.
7. 食品检验机构资质认定条件. 2010.
8. 中华人民共和国认证认可条例. 2003.
9. 中华人民共和国食品安全法. 2009.
10. 中华人民共和国食品安全法实施条例. 2009.

模块三　世界卫生组织药品质量控制实验室认证项目

学习要点

了解世界卫生组织药品认证项目的背景，掌握世界卫生组织药品认证和药品质量控制实验室认证项目的组成部分和程序。

一、世界卫生组织简介

世界卫生组织是联合国的一个办事机构，主要负责在卫生领域的国际协调和相关规则的制订。世界卫生组织是三级的组织构架，总部设在瑞士的日内瓦，下设六个区域办公室，中国属于西太平洋区域办公室，区域办公室设在菲律宾首都马尼拉，区域办公室下设国家办公室，中国办公室设在北京。

二、世界卫生组织药品认证项目背景

世界卫生组织药品认证项目的宗旨是评估产品质量，为国际采购服务。针对的供应商有两类，一是药品生产企业，评估的是药品；二是药品质控实验室，评估的是实验室能够提供的检验检测项目。世界卫生组织药品认证项目依据国际标准，对于药品生产企业的生产现场的评估采用 WHO GMP 标准，对于质控实验室的评估采用 WHO GPCL（《药品质量控制实验室良好操作规范》）。该项目的意义有两个方面，一是为药品生产企业的国际化开辟了道路，二是为药品质控实验室的检验检测能力的国际化提供了机会。两方面的意义都源于该项目是对于药品生产企业和质控实验室质量管理体系的提升和认可。我们可从国际和国内的形势来理解该项目对于发挥我国在国际卫生舞台上的作用，提升我国药品监管能力及药品质控实验室检测能力的意义。

（一）发挥中国在国际卫生中的作用

目前，通过双边和多边形式合作方式，中国在国际卫生领域中，扮演着重要的角色。在中非卫生合作以及“金砖五国”的卫生合作框架内，合作伙伴希望中国能够提供的是质量有保证的药品和卫生技术，世界卫生组织对于药品和质控实验室的认证往往是提供服务的前提，换言之，只有通过世界卫生组织预认证的药品生产企业和质控实验室才能发挥其在国际卫生中的作用。

(二)促进《国家药品安全“十二五”规划》的实施

《国家药品安全“十二五”规划》提及要加强省级及以下药品检验实验室的检验能力，世界卫生组织实验室认证项目将会为实验室能力的加强做出贡献。在由盖茨基金和全球基金资助的两个国际项目中，世界卫生组织已经开始为我国的省级药品质量控制实验室的管理体系建设提供专家资源。

(三)适应转变政府职能新形势

国务院印发的国家食品药品监督管理总局的“三定”方案中提到：公平对待社会力量提供检验检测服务，加大政府购买服务力度。世界卫生组织质控实验室认证作为一种管理体系的认可项目，对于实验室自身能力的提升及其能成为政府购买服务的“供应商”都是很重要的考核机制。

(四)建设“国际一流”实验室的一项举措

中国食品药品检定研究院(简称中检院)于 2012 年 11 月份通过了 WHO PQ 评估，提升了我国政府药品质量控制机构的国际知名度，这是中检院在食品药品质量控制领域达到“国内领先，国际一流”的管理水平的重要标志之一，对推动我国医药产品走向世界具有十分重要的意义，为确保我国药品的安全和有效，提供了坚实的技术保障。

三、世界卫生组织药品认证项目

认证(prequalification，PQ)一词来源于产品采购规范，是指采购前对产品质量和生产商资质进行的考核。该词也译为“资格预审”，但不能理解为认证前的“预先”认证。正如上面提到的，世界卫生组织认证项目(WHO prequalification，PQ)有两类，一类是针对药械生产企业的，如化学药品(medicine PQ)、疫苗预认证(vaccine PQ)和体外诊断试剂预认证(*in vitro* diagnostics PQ)，另外一类是对于药品质量控制实验室(quality control laboratory PQ)。认证项目的宗旨是服务于产品的国际采购。

世界卫生组织的药品认证所关注的药品是基于《世界卫生组织基本药物示范目录》和疾病治疗指南(主要是：艾滋病、疟疾和结核类)。该项目的目标是为国际采购提供质量可靠、安全和有效的药品，为发展中国家人民健康服务。它由三个部分组成：一是对产品质量、安全性和有效性的文件进行评估，二是对药品生产的现场和临床现场质量管理体系运行的评估，三是帮助药品生产企业更快地符合世界卫生组织认证的标准。世界卫生组织认证项目由总部日内瓦来管理，以药品认证项目为例，它是由总部的基本药物和健康产品司(Essential Medicines and Health Products，EMP)来管理，该部门新近又整合了体外诊断试剂和疫苗认证项目的管理。药品认证项目的流程包括两个部分，一是文件资料的评审，二是生产现场的评估，在两个方面都通过后，企业才算通过了认证。

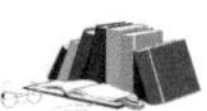

四、世界卫生组织质控实验室认证项目

世界卫生组织质控实验室认证项目是对药品进行质量控制，最终要服务药品认证项目。它的程序和药品认证一样，也要经历质量评估过程。该项目开始于 2004 年，是一种自愿申请的机制，政府实验室和私立的实验室都可以提出申请。

1) 世界卫生组织质控实验室认证项目的程序有以下几个方面：①WHO 提出需求：EOI (expression of interest)。②实验室提交材料。③评估实验室提交的材料。④现场检查。⑤检查报告。⑥正式评估报告。⑦认证之后的监督。

2) 关于所针对的范围、所提交材料和现场检查。世界卫生组织药品质控实验室所针对的范围包括药品的化学和微生物学检验（包括细菌内毒素），但不包括医疗器械、化妆品、食品、免疫学、药理学和毒理学的检验。实验室提交材料包括 13 项内容，涵盖质控实验的质量管理体系的 5 个方面——人、机、料、法、环。现场检查的周期一般为 3 天，包括 3 个部分，先是在首次会上告知检查范围，商定检查日程，随后再现场开展检查，最后在末次会上通报检查结果。检查人员有 3 名——主检查员、副检查员和观察员。

3) 关于现场检查。检查组会对该实验室是否按照国际标准运行给出一种衡量。检查组一般由 3 个人来组成：主检查员，WHO 的专职检察员；副检察员，来自于 PIC/S 成员药品监管机构的检察员；观察员，来自当地药品监管部门的检查员或需求国家的检查员，这有利于能力建设以及检查结果广泛的适用性和可接受性。通过的实验室，其检查报告公开，是很好的学习资源。

五、对于该项目的一些体会

药品质量控制实验室认证项目并不一定涵盖整个机构的所有实验室，而是某一个或几个能够开展检验项目的实验室，这些项目供用户来选择。如中检院的化学药品检定所。

表 3.1 中检院化学药品检定所申请 WHO PQ 的分析类型和分析项目

分析类型	分析项目
物理/化学分析	pH，密度，黏度，水分，限度检查，崩解度，溶出度，含量均匀度，脆碎度
鉴别	HPLC (鉴别)，GC (FID)，TLC，紫外-可见分光光度法，FTIR，基础测试
含量测定及有关物质检查	HPLC (紫外-可见法，示差检测法)，GC (FID)，紫外-可见分光光度法，AAS，FTIR，容量法滴定，抗生素微生物法检测
细菌内毒素检测	细菌内毒素检测

认证项目并非一劳永逸。需要以不同形式的再评估来保持状态：提交年度的报告，参加能力测试和接受再次检查，这种再评估的形式至少 3 年进行一次。中检院于 2012 年 11 月 20 日通过 PQ，为全球第 26 家，西太平洋地区第 3 家。2013 年 7 月，中检院接受了 WHO 的跟踪检查。

检查会会关注程序文件记录，更关注于实际执行情况，会考虑被检查单位承诺的执行计划，更注重当前的实践和操作和现实的证据和数据。例如，对某一项实验，SOP 中规定需要一个实验者进行操作，另外一名实验者进行复核。检查员问及是否有复核的证据。常出现的情况是实验室进行了复核工作，但没有留下复核的证据。

检查是抽查，检察员会根据观察到的某几个点的现象来评判整个管理体系的运行。例如，分析仪器所联电脑的使用权限问题，常存在的现象是实验室的所有技术人员共用一个用户名和密码。看到这种现象后，检查员会对实验数据安全存有顾虑。带着这种猜测，检查员在其它实验室中会非常留意每个实验员使用的用户名和密码，如发现还是存在公用的现象，就有可能认定数据安全的管理存有缺陷；如没有发现公用现象存在，检查员就可能会想这不是系统的问题，而只是一个个案。

文件的控制应加强。文件控制是我国实验室管理体系中的短板，其原因是我们没有真正意识到文件控制的意义何在，而只是认为文件是形式上的东西。在检查常常暴露出这方面的不足。例如，在受控文件上没有标明下次审核的时间，导致不能区分哪些是经过审核但不需修改的文件，哪些是没有审核的文件；文件的一致性，受控文件有相同的版本号，但是文件的内容不同；岗位职责的描述与实际承担工作不一致。例如，程序文件中规定技术负责人负责批准 SOP 中的技术部分，但技术负责人的岗位职责中并没有清晰的表明这项职责。

检查员并不是来专门挑错的，尽可能多地站在检查员的角度上去想问题。对某个特定的实验室管理系统，检察员需要实验室人员的介绍来理解。因此，我们需要在回答一个具体问题时候，要尽可能从整体的概念出发去考虑，如果需要铺垫性的介绍，一定要给出。不能抱着怕出错而不敢说的心态，而是要自信地表述，充分地沟通，协助检查员推进检察工作。

文件控制中存在的问题：①文件上没有标明下次审核的时间不能区别哪些是经过审核但是没有修改的文件，哪些是没有审核的文件；②文件一致且版本号相同，但是文件的内容不同；③岗位职责的描述与实际工作不一致。如，在程序文件中表明，技术负责人负责批准 SOP 中的技术部分，但是技术负责人的岗位职能中并没有清晰的表明这项职责。

六、小　　结

WHO 认证项目为国际采购服务，可以是产品(药品)，也可以是技术服务(药品质控实验室)。为适应 WHO 药品质量控制实验室的认证的要求，应该以 WHO GPCL 作为执行的出发点和落脚点。作为一种检验检测能力和质量管理体系的国际认可机制，WHO 药检实验室认证对于实验室自身能力的提升，进一步增强将来与社会力量公平竞争的能力发挥着重要作用。对于拥有近 400 家实验室的我国药品检验实验室管理体系，申请 WHO 认证一方面有助于提升整体质量管理体系和检验检测能力，另一方面增强为国际检验检测提供服务的能力。

（中国食品药品检定研究院　黄宝斌）

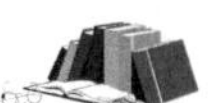

思　考　题

1. 世界卫生组织认证项目的宗旨是什么？
2. 世界卫生组织药品认证项目的组成部分有哪些？
3. 世界卫生组织药品质控实验室认证项目所采用的标准和程序是什么？

参　考　文　献

1. The important world of drug prequalification. Lancet，2004. 364(9448)：1830
2. Van Zyl A J. 2011. Ensuring quality medicines：a decade of prequalification. WHO Drug Information，25：231-239.
3. Huang BB，Barber SL，Milan S，et al. 2013. Technical gaps faced by Chinese generic medicine manufacturers to achieve the standards of WHO medicines Prequalification. The Journal of Generic Medicines，10(1)：14–21.
4. 黄宝斌，许明哲，白东亭等. WHO 药品预认证项目为我国药品生产企业的国际化开辟道路. 中国医药工业杂志，2014，45(6)：679-680
5. 黄宝斌，许明哲，杨青云等. WHO 药品检验实验室预认证推动我国药品检验检测的国际化. 中国医药导刊，2014，16(10)：1356-1358.

模块四　药品质量控制实验室管理体系文件控制

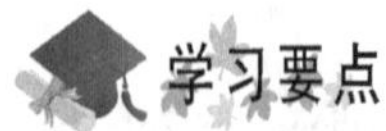

学习要点

掌握管理体系文件的架构，文件控制的目的及控制范围，外部认证认可对文件控制的要求，以及文件控制中重要环节的控制要点。

CNAS-CL01：2006《检测和校准实验室能力认可准则》(以下简称 CNAS-CL01：2006)是中国合格评定国家认可委员会等同采用 ISO/IEC 17025：2005《检测和校准实验室能力的通用要求》制订的检测和校准实验室的认可准则，是 CNAS 对检测和校准实验室进行实验室认可评审时的评审准则，也是我国药检系统实验室在建立质量管理体系时的重要文件依据。世界卫生组织《药品质量控制实验室良好操作规范》(WHO GPCL)是 WHO 在对药品质控实验室进行实验室认证时的主要评审依据，其内容充分考虑到了药品质控实验室的工作特点，要求更为具体详细。因此本模块主要参照上述两份文件中的内容对管理体系文件控制的要求进行阐述。

一、文件控制的重要性

1. 文件控制的意义

实验室的管理体系是通过管理体系文件系统来实现的。文件是信息及其载体，“文件”的载体可以是硬拷贝或是电子媒体，文件也可以是数字的、模拟的、摄影的或书面的形式。实验室管理体系的所有管理要求都应该文件化，形成一个有机的文件系统，这个文件系统是管理体系的基本组成部分，其有效性会直接影响到管理体系运行的有效性。因而我们要对管理体系文件系统进行控制，从而确保管理体系的正常、有效运行。

2. 管理体系文件控制的目的及范围

对管理体系文件进行控制的目的一方面是要保证管理体系文件的现行有效性，也就是要确保文件内容对于管理体系运行的持续适宜性；另一方面是要保证能够满足使用的要求，确保有效文件的贯彻执行，防止工作人员误用无效和(或)作废的文件。构成实验

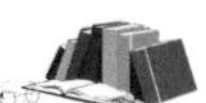

室管理体系的所有文件都要纳入受控范围。

二、药品质控实验室管理体系文件的组成和构架

1. 管理体系文件的组成

管理体系文件可分为内部制定的文件和来自外部的文件两大类。

1) 内部制定文件包括质量手册、程序文件、实验室安全手册、作业指导书或标准操作规范、记录格式等。

2) 外部文件包括法律、法规、规章、技术标准、客户提供的方法或资料、外购的软件等。

2. 管理体系文件的构架

内部制订的管理体系文件的构架一般可分为四个层级：第一层，质量手册；第二层，程序文件；第三层，作业指导书、标准操作规程(SOP)；第四层，记录表格。

三、文件控制的基本流程

实验室应建立并保持一个管理体系文件的控制程序(包括内部的和外部的文件)，简称“文件控制程序”(CNAS-CL01：2006，4.3.1；WHO GPCL，3.1)，程序中应该明确规定受控文件的范围以及文件的制订、审批、发布、使用、变更和作废等环节的控制要求，图 4.1 是一个概要的文件控制流程图，以供参考。

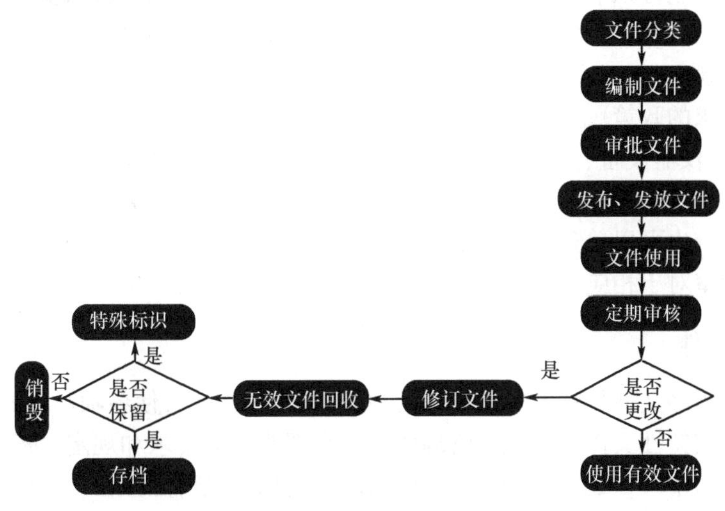

图 4.1　文件控制流程

四、实验室内部文件的制订

(一)文件的内容要求

1. 质量手册

质量手册是对质量体系作概括表述及指导质量体系实践的主要文件，是对实验室运行和管理提出原则性要求的纲领性文件。质量手册应包括以下主要内容(WHO GPCL，2.2；CNAS-CL01：2006，4.2.5、4.2.6)。

1)质量方针声明。内容主要应包括以下几方面：①实验室管理者对其将要提供的服务标准方面的意向声明以及对客户提供服务质量的承诺；②质量目标以及实验室建立、执行和保持质量管理体系的承诺；③实验室管理者对良好的专业技术操作、验证和确认的质量承诺，以及遵守这些政策、规范、原则内容的承诺；④实验室管理者对持续改进管理体系有效性的承诺；⑤要求从事相关活动人员熟悉各自的质量文件，并在工作中按照政策和程序要求进行操作。

2)实验室的组织结构(组织机构图)。

3)质量手册中应明确与质量有关的运作和功能活动，以及所涉及的责任范围和权限；应规定技术管理者和质量主管的作用和责任。

4)概述管理体系中所用文件的架构，明确管理体系文件控制的原则性要求与政策。质量手册中应包括或指明支持性程序，也就是说支持质量手册的程序文件既可直接包含在质量手册中，也可不包含在质量手册中，但应在要素描述时引用相关的支持程序文件。

5)除上述内容外，可参照 CNAS《检测和校准实验室能力认可准则》中实验室管理体系要素的设置制订以下章节：合同评审、分包、服务和供应品采购(要包括选择服务商和供应商的政策)、客户服务、投诉处理、不符合工作控制、持续改进、纠正措施、预防措施、记录控制、内审、外审、标准品和标准物质、管理评审、人员(包括对于人员资质要求及培训要求的政策)、设施和环境条件、检验检测方法(包括选择、建立和批准检验方法的政策)、仪器设备、量值溯源、抽样、样品处置、检验检测质量控制(包括能力验证和实验室内部质控的政策)、关于检验报告以及实验室安全(关于实验室安全的方针、政策及要求等，也可以单独制订“实验室安全手册”，作为第一层级文件)。在上述章节中要明确实验室对于相应管理体系要素的原则性要求与政策。

2. 程序文件

管理体系程序文件是对影响质量的活动的方法作出规定，使各项活动处于受控状态，是质量手册的支持性文件，应包含管理体系中全部要素的要求和规定。每一个程序文件应针对管理体系中一个逻辑上相对独立的活动，例如，投诉处理程序、分包程序、耗材和化学试剂采购验收程序、抽样管理程序、标准物质使用管理程序等(WHO GPCL，2.3)。程序文件应至少包括以下基本内容。

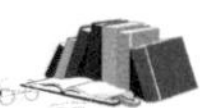

1) 目的，说明程序所控制的活动及控制目的。

2) 适用范围，阐明程序所涉及的有关部门和活动。

3) 职责，规定负责实施该项程序的部门或人员以及其责任和权限，与实施该项程序相关的部门或人员以及其责任和权限。

4) 工作程序与要求，要按活动的逻辑顺序写出开展该项活动的各个细节，规定应做的事情(what)，明确每一活动的实施者(who)，规定活动的时间(when)，说明在何处实施(where)，规定具体实施方法(how)，说明如何进行控制、应保留的记录以及例外特殊情况的处理方式等。

5) 涉及的其他文件及相关记录表格。

3. 作业指导书、标准操作规程(SOP)

SOP 是为有效地实施和完成某一活动中的每项工作所拟定的标准和详细的书面规程，是对某一项具体工作的开展做出的全面、详细的规定，是程序文件的扩展与细化，SOP 的内容中要尽可能包括所有可能出现的细节，并且指明相关的记录表格。

药品质控实验室 SOP 按内容简单分类可以分为：管理类、实验操作类、仪器设备操作类、仪器设备性能确认类。不同类别的 SOP 内容要求上也有各自的特点。

1) 管理类 SOP 应描述详细的质量活动过程，其内容可以参照程序文件的内容要求。

2) 检验类 SOP 应按照检验步骤，准确详细地描述整个检验过程，起草时内容上要注意以下几个要点：①明确文件的适用范围，例如，适用于 XXX 制品的 XXX 检测；②写明文件制定的依据或参照的技术标准；③明确实验条件并列明所需的试剂、标准物质、材料、设备等；④详细描述实验操作步骤及操作要求；⑤对实验的结果处理及判定做出要求。

3) 仪器操作类 SOP 应详细描述设备使用操作过程和要求，以及仪器设备日常维护保养等的相关内容。

4) 仪器设备性能确认类 SOP 是对仪器设备性能确认的过程做出规定要求，起草时内容上要注意以下几个要点：①简单阐述仪器设备的工作原理；②明确文件的适用范围，例如，适用于××仪器在×××读数区段的性能确认；③列出文件制定依据或参照的技术标准等；④列出确认项目及技术要求；⑤写明检测条件并列明所需的试剂、标准物质、材料、设备等；⑥描述检测方法、操作过程及要求；⑦对检测的结果处理及判定做出要求；⑧明确性能确认的频率要求。

4. 记录表格

记录是指阐明所取得的结果或提供所完成的活动的证据的文件，可供识别、分析和追溯。记录可分为质量记录和技术记录。而记录表格是用于记录管理体系所要求的数据的文件。

每项记录应包含充分的信息，判断记录信息是否充分的依据是：①能否在可能时识别不确定度的影响因素；②能否确保该项检验检测在尽可能接近原条件的情况下重复(CNAS-CL01：2006，4.13.1；WHO GPCL，4)。因此我们在设计记录表格时，确保记录信息的充分性是最主要的原则。

检验原始记录表格是检验人员记录样品信息、实验过程、计算和检验结果用的内部文件，与检验过程中获取的原始数据互为补充，要保证记录信息的充分性，在设计记录表格时，至少应包含下列内容(WHO GPCL，15；CNAS-CL01：2006，4.13.2)：①样品名称及编号；②样品的必要描述信息(批号、规格、剂型等)；③送检单位和/或生产单位；④检验标准依据及样品检验用方法的详细说明，包括限度；⑤检验者开始和完成检验的日期；⑥所用试剂的名称、批号、来源、级别；⑦所用对照品的名称及批(编)号；⑧所用仪器设备的名称及编号；⑨系统适用性试验结果(适用时)；⑩对于试验操作过程的详细记录(特别注意关键数据的记录要求，如加样量、培养温度等)；⑪检验检测结果；⑫对结果的解释判定和最终结论(无论样品是否符合标准规定)；⑬其他需要备注的事项，例如，对实验计划和/或规定程序的任何偏离的说明，对检验标准和评价方法的详细解释，分包或协检的相关事项说明以及收到其检测结果的日期等；⑭试验操作人员、结果复核人员的签字及日期；⑮页码，总页数(包括附件)。

5. 文件的标识

1)实验室制订的管理体系文件应有唯一性标识，该标识信息应包括文件编号或代码、发布日期或执行日期、版本和／或修订标识、页码、总页数或表示文件结束的标记和发布机构。唯一性标识的作用是区分不同文件并确保其完整性和有效性。标识方法有多种多样，实验室应选择简易有效的、适合自己的方法(CNAS-CL01：2006，4.3.2.3；WHO GPCL，3.2a)。图 4.2 是一份实验室制订文件标识的示例，以供参考。

标准操作规范(SOP)

文件名称	共享用计算机使用管理操作规程	
文件编号	NIFDC-SOP-D-M-0001	
起草人		
审核人		
批准人		
批准日期		
生效日期		
版本号	01	第1次修订

文件首页

SOP名称：共享用计算机使用管理操作规程　　版本：01，第1次修订
SOP编号：NIFDC-SOP-D-M-0001　　第1页，共2页

1.目的

为加强中检院共享用计算机的规范化管理，确保共享用计算机的安全、正确的使用，特制定本程序

文件正文

图 4.2　文件标识示例

2)外部认可文件中没有特别规定外来文件的标识要求，因为外来文件一般本身已有唯一性标识，如外来标准已标有代号、编号和年号。

3)实验室内部制订文件的多份发放副本和多份相同的外部文件(标准、规范等)，可采用分发号加以识别和控制。

4)文件标识的要求和方法应在文件控制程序中做出明确规定。

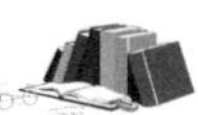

(二)文件的审批与发布

1. 文件的审批

1)为确保文件的充分性和适宜性，实验室制订的管理体系受控文件，在发布之前，应经过适当的审批后方能使用(CNAS-CL01：2006，4.3.2.1)。如果一份文件涉及多个部门的工作，应由涉及的所有部门对其内容进行会审，以保证文件体系的一致性。

2)受控文件清单：为防止使用无效和/或作废的文件且便于查阅，实验室应该建立能够阐明文件现行版本和分发情况并易于获得的一份文件目录(CNAS-CL01：2006，4.3.2.1；WHO GPCL，3.1)。该目录中应包含每份文件的一些基本受控信息，如文件名称、编号、起草部门、版本、历史沿革、批准日期、实施日期、审核日期、发放份数等。图 4.3 是一份管理体系文件清单的示例，以供参考。

管理体系文件登记台帐

文件名称	文件编号	起草组织部门	版本	批准日期	实施日期	上次审核日期	下次审核日期	历史沿革	纸张件发放分数	备注
培训班效果评估标准操作规范	NIFDC-SOP-K-M-0001	人事教育处	版本：01,1次修订	2012.2.28	2012.2.28	/	2013.2.28	1、2010年12月1日首次制定并发布实施，文件编号SOP（M）-K0001；2、2012年2月28日进行一次修订并实施，文件编号改为NIFDC-SOP-K-M-0001。	1	
人员上岗及培训标准操作规范	NIFDC-SOP-K-M-0002	人事教育处	版本：01,1次修订	2012.2.28	2012.2.28	/	2013.2.28	1、2010年12月1日首次制定并发布实施，文件编号SOP（M）-K0002；2、2012年2月28日进行一次修订并实施，文件编号改为NIFDC-SOP-K-M-0002。	1	
检验用仪器设备暂停使用管理规定	NIFDC-SOP-YQ-M-0001	仪器设备处	版本：01,0次修订	2012.3.27	2012.3.27	/	2013.3.27	2012年3月27日制订并实施。	2	
内涂层连续性试验仪性能确认规程	NIFDC-SOP-YQ-Q-0001	仪器设备处	版本：01,0次修订	2012.3.4	2012.3.4	/	2013.3.4	2012年3月4日制订并实施。	0	

图 4.3　管理体系文件清单示例

3)文件控制程序中应明确文件起草、审批的职责和权限，对相关工作流程和方法作出规定，并对管理体系文件清单的格式和登记职责做出规定。

2. 文件的宣贯培训

为了使得实验室相关人员能够及时掌握管理体系文件内容和实施日期并依照执行，应建立管理体系文件培训的宣贯培训机制，文件的培训应做好记录(WHO GPCL，3.2g)。图 4.4 是一份文件培训记录表的示例，以供参考。

3. 文件的发布与发放

(1)文件发布、发放范围

批准生效后的文件应及时发布。为确保实验室管理体系的有效运行，在对实验室有效运作起重要作用的所有作业场所，都应该能够得到相应的适用的有效版本文件，包括内部制订文件和外来文件(CNAS-CL01：2006，4.3.2.2a；WHO GPCL，3.2b)，但注意并不要求所有作业场所都能得到全部的文件。文件发布、发放范围的确定要以能够满足实验室实际工作需要为原则，涉及有接触权限限制的文件时，其发布与发放范围的确定应经过适当的审批。在发布范围外需要使用文件时，应进行领用申请，经过适当的审批后予以发放。

质量体系文件培训记录表

培训文件名称及编号	
文件拟实施日期	年　月　日
培训组织部门	
培训范围	
培训时间	年　月　日　时至　时
培训方式	□传阅　□宣讲　□现场演示 □其他 ____________ (可多选)
培训考核	□问答　□笔试　□实际操作 □其他 ____________ (可多选)
培训效果评估意见	培训组织部门负责人:　年　月　日
培训其他记录材料	□有(如有，材料请附后) ____________ ____________ □无

参加培训人员签到	姓名	部门	姓名	部门

图 4.4　文件培训记录表示例

(2) 发放登记

文件的发放应建立发放登记，以便追溯受控文件的持有情况。发放的每一份受控文件上都应有适当的“受控”标记，标明分发号、持有人等必要信息，以便追溯、识别。图 4.5 是一份文件发放登记的示例，以供参考。

文件发放/回收登记表

文件名称:

文件编号:

发放部门:

部门/姓名	分发号	领取日期 签名	回收日期 签名	备注

图 4.5　文件发放登记示例

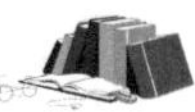

文件控制程序中应明确文件发布、发放范围确定的原则及相关的审批职责与权限，对发放审批、登记、受控标记等工作方法和流程作出规定，对相关记录和记录保存要求作出规定。

五、文件的使用及定期审核

1. 文件的使用

文件发布实施并发放使用后，相关人员应严格执行文件规定。为保证文件实施的有效性，应做好相关记录，以证明按要求开展了工作。当检验检测工作或管理体系发生变动或进行改进时，应及时修订或新增文件以配合管理体系变化的实施。

2. 文件的定期审核

为保证管理体系文件的持续适宜性并满足实验室对文件使用的要求，应定期对管理体系文件进行审核（CNAS-CL01：2006，4.3.2.2b；WHO GPCL，3.2c）。

1）对于实验室制订的文件，当定期审核发现内容不适宜或不能满足使用要求时应及时修订；对于外来文件，特别是技术标准、规范等，要建立收集和跟踪查新的渠道，定期对文件的现行有效性进行审查，失效/作废的文件应及时更新。

2）对内部制订文件的审核和外部文件的查新应做好记录。

3）文件控制程序中应明确文件定期审核、查新的相关职责与权限，应对审查周期或时机做出规定，对审核的工作流程和方法做出规定，还应对审核、查新记录及记录保存的要求做出规定。

六、文件系统的变更控制

管理体系文件的变更不单指某一份文件的更改，还包括文件新增以及文件的失效、废止等变动情况。实验室应该建立文件变更的管理系统，及时将管理体系文件系统的变化情况通知到相关人员，从而确保文件的实施效果（WHO GPCL，3.3）。文件变更控制的要求主要针对以下几项工作。

（一）文件的修订

1）除非另有特别指定，文件的变更应由原责任人（或具有相同职责的人）在原文件的基础上进行起草修改、审查和批准。若有特别指定，被指定的人员应获得进行修改、审批所依据的相关背景信息（如为什么变更，变更内容，原来如何规定等），以确保文件变更后的完整性以及与先前文件的协调一致性（CNAS-CL01：2006，4.3.3.1；WHO GPCL，3.3a）。

2）修订情况说明。修订后的文件，更改的或增减的内容应在文件适当的位置做出说明，例如，在文件内容变更的所在页的页脚增加“修订识别栏”，或在文件中加一附件“修订页”，对文件变动情况进行说明（CNAS-CL01：2006，4.3.3.2；WHO GPCL，3.2e）。

(二)文件的手写修改

1)对于修订周期较长的内部制订文件，为满足文件使用的要求，如果实验室的文件控制系统允许在文件再版之前对文件进行暂时性手写修改，则应确定修改的程序和相关职责与权限；修改之处应有清晰的标注、签名或盖章并注明日期；修订的文件应尽快地正式发布(CNAS-CL01：2006，4.3.3.3)。

2)对外来文件进行勘误时，修改之处应有修改人清晰的标注、签名或盖章并注明日期，应明确勘误的相关程序和职责。

(三)文件的替换更新

1)为防止误用文件失效或作废的文件，应及时从所有相关场所撤除，并以现行有效版本进行替代，旧文件的回收应有记录。

2)采用其他方法加以控制，如对无效或作废文件作适当的标识，特别是技术标准汇编本，其中有些是现行有效文件，有些是无效作废标准，往往需通过标识加以区别(CNAS-CL01：2006，4.3.2.2c；WHO GPCL，3.2d)。

(四)文件档案的保存与作废文件的处置

1)旧的无效的实验室内部文件的审签件上要加以作废标记，作为档案进行保存，以确保文件历史的可追溯性，其他副本应销毁处理。

2)对文件销毁的职责和工作方法应做出规定，文件的销毁应有记录。

3)不论内部文件和外来文件，出于特殊需要或知识保存目的而保留的作废文件，应有适当的标记(CNAS-CL01：2006，4.3.2.2d；WHO GPCL，3.2f)。

(五)文件培训宣贯

文件变更后要及时组织培训宣贯，将文件的变化情况及新文件的要求传达至相关人员，以保证文件的执行效果。

(六)计算机系统中文件的变更控制

实验室应制订相应程序，按照文件控制的要求并根据计算机系统的特点，规定保存在计算机内的文件的更改和控制的职责、权限和方法。

(七)文件控制的相关记录

文件控制程序中应明确文件修订审批、手写修改、回收替换、销毁以及宣贯培训等工作的相关职责和权限，对上述工作的方法和流程做出描述和规定，对相关记录和记录保存的要求做出规定。

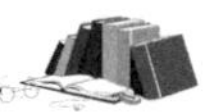

七、文件使用中一些容易被忽视的控制环节

1）非受控文件的发放。未经适当的审批手续，不得向外单位提供管理体系文件（包括复印件），不得擅自复制文件。如有使用需要，应提出申请，经过适当批准后方可领用，非受控文件的发放也要进行登记，要登记领用目的，文件上要做“非受控”标记并注明用途。

2）受控文件的借阅。受控文件的借阅使用需进行登记，借阅人使用完毕后应及时归还文件。

3）上墙文件的管理。管理体系文件不得擅自复制张贴上墙，如有需要，应按照受控文件领用、发放的要求办理。张贴件同样要受控管理，加以受控标记，文件发生变更时也要及时替换更新。

4）当受控文件持有人调离或退休时，应回收其所持有的文件。当文件持有人的纸张件严重破损时，应交回破损文件，该份按作废文件处理。

上述几项工作虽然在外部认可准则文件中没有特别详细的规定，却是在实际工作中容易疏忽、容易出现管理漏洞从而造成文件误用的环节，在文件控制程序中应该做出明确的规定和要求。

（中国食品药品检定研究院　肖　镜）

思　考　题

1. 管理体系文件控制的目的和范围是什么？
2. 管理体系文件的组成和一般构架是怎样的？
3. 判断记录信息是否充分的原则是什么？
4. 存储在计算机系统内的电子版文件该如何有效控制？

参 考 文 献

1. 中国合格评定国家认可委员会.2006. 检测和校准实验室能力认可准则.
2. 世界卫生组织（WHO）. 2010. 药品质量控制实验室质量管理规范.
3. 中国合格评定国家认可委员会.2010.实验室认可基础知识培训教程(试行版).

模块五　药品质控实验室人员管理

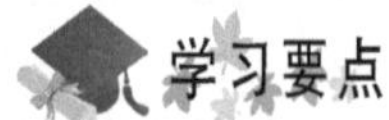

学习要点

掌握药品质控实验室人员管理的重要环节的控制要求，掌握开展人员培训的主要方法、培训效果评估的方法等。

决定药品质量控制实验室检测的正确性和可靠性的因素有很多，包括人员、设施和环境条件、检测方法及方法确认、仪器设备、测量溯源性、抽样、样品的处置等。人员是其中关键性的因素，人员管理控制体系的优劣，也直接影响实验室质量管理体系的有效性。

人员管理就是要运用科学的方法，对与一定物力相结合的人力进行合理的培训、组织和调配，使人力、物力经常保持最佳比例，同时对人的思想、心理和行为进行恰当的诱导、控制和协调，充分发挥人的主观能动性，使人尽其才、事得其人、人事相宜，以实现总体组织目标。概念中包涵两层含义：①对“量”的管理：对人力资源进行量的管理，就是根据人力和物力及其变化，对人力进行恰当的组织和协调，使二者经常保持最佳比例和有机结合，使人和物都充分发挥出最佳效应；②对“质”的管理：主要指采用科学的方法，对人的思想、心理和行为进行有效的管理，开展适当培训，充分发挥人的主观能动性，以达到组织目标。

药品质控实验室人员管理的重点控制环节包括以下几个方面。

一、组织结构的确定与岗位的设置

建立实验室管理体系时，首先要确定组织和管理结构，明确各部门之间的关系，保证责任的准确分配，而后根据责任需求设定工作岗位并明确岗位职责，明确履行相应职责的管理和技术人员的责任、权利和相互关系，也就是做出明确的岗位描述。在设置岗位时还要充分考虑工作量的需求。

药品质控实验室的岗位设置中可以包括以下一些重点岗位：最高管理者、最高管理层、技术负责人、质量负责人、授权签字人、高级技术人员(检验科室负责人、报告审核人)、一般检验人员、监督员、内审员、文件管理员、仪器设备管理员、试剂管理员、实验室安全员等。不同实验室根据各自工作需要可能会对一些岗位职责进行合并，例如，

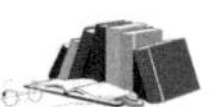

有时一般检验人员会兼职为文件管理员或仪器设备管理员等，在做这些职责合并时，要注意避免各岗位职责间可能产生的利益冲突。

对于每一个具体岗位上的人员，实验室都应该建立并保持一份对其岗位的描述说明，图 5.1 是一个岗位说明书的示例，以供参考。

岗位说明书

姓名		岗位名称	副主任	所属部门	
直接上级	化学药品检验				
岗位概述： 麻醉药品室的质量管理体系负责人，保证质量管理体系的正常运转，协助主任完成麻醉药品室的全面工作。当主任无法到岗时，代理行使主任的全部职能。					
岗位具体职责： 1.协助实验方案的设计和调整； 2.设计实验方案的SOP有监督其执行； 3.保障质量管理体系的正常运转； 4.监督SOP的执行情况； 5.复核实验数据的准确性； 6.必要时对实验进行复核。					
培训资质要求： 1.具有药学相关专业本科及以上学历； 2.接受过实验室管理培训； 3.获得本科室工作必须检测技能的全部授权。					
工作经历要求： 1.药品分析相关领域5年以上的工作经历。					

岗位说明书

姓名		岗位名称	实验人	所属部门	
直接上级	室主任				
岗位概述： 根据自身有能力及主任的分配接受任务，对所进行的实验的结果负责。根据自身的能力及主任的分配接受任务，对实验人所进行实验全面监督，对所复核的实验结果负责。对实验室的安全及环境卫生负责。					
岗位具体职责： 1.根据本人授权按照实验SOP进行实验； 2.按照SOP进行实验记录； 3.起草实验报告； 4.监督SOP的执行情况； 5.复核实验数据的准确性； 6.必要时对实验进行复核； 7.实验室的安全设施的检查； 8.实验室环境卫生的检查。					
培训资质要求： 1.具体药学相关专业本科及以上学历； 2.接受过与实验室安全相关的基础培训； 3.获得完成指定工作必须检测技能的授权。					
工作经历要求： 1.药品分析相关领域2年以上的工作经历。					

图 5.1　岗位说明书示例

二、人员配置

1) 人员配置岗位职责明确后，要分析该岗位对人员资质的基本需求，对应需求配备具有与其指定工作相适应的教育、培训、技术知识和工作经验的人员。在配备人员时要保证“质”的要求，即在人员资质和能力上要满足其岗位责任的需要，这在招聘和人员岗位调动时都要予以充分考量。

2) 上岗资质审核人员正式上岗前，要对人员的资质进行适当的确认和审批并建立记录，图 5.2 为一份人员上岗资质审批表的示例，以供参考。

3) 人员档案实验室应该为工作人员建立一份档案，其中要包括人员的岗位说明、资质审核记录、相关资质证明材料（证书等）、参加培训的相关记录等。

人员上岗资质审批表

编号：

姓名		性别		出生年月		
学历/学位	大学本科			所学专业	分析化学	
所在部门						
工作经历	1982.1-1991.1从事分析化学教学工作：1991.1至今在中检所麻醉药品室工作，从事相关药品质量分析21年，完成以下检测项目，均超过10批： 制剂通则，一般鉴别实验、红外、紫外可见分光光度法、薄层色谱法、高效液相色谱法、气相色谱法，乙酸量测定法、物理性质测定，片剂脆碎度检查法、水分测定法、残留溶剂测定法、澄清度检查法，可见异物检查法、不溶性微粒检查法、崩解时限检查法、溶出度及释放度测定法、含量均匀度测量法、最低装量检查法					
主要培训经历	培训内容 违禁药物检测培训 GC-MS培训 药典操作培训 LC1100、LC2690等操作培训			主办单位 联合国禁毒计划署 安捷化公司 中检所 中检所		
授权业务范围	项目名称 制剂通则，一般鉴别实验 红外分光光度法 紫外-可见分光光度法 薄层色谱法 高效液相色谱法 气相色谱法、乙醇量测定法 物理性质测定，片剂脆碎度检查法 电位滴定法与永停滴定法 毒水溶液滴定法			项目名称 无机物检查法，溶液颜色检查法 水分测定法 残留溶剂测定法 澄清度检查法，可见异物检查法 不溶性微粒检查法 崩解时限检查法 溶出度及释放测定法 含量均匀度检查法 最低装置检测法		

授权仪器使用范围	紫外分光光度计 (UV-2100、UV-2450) 红外分光光度计 (Thermo-5700) 液相色谱仪 (Agilent 1000.Waters 2690系列) 气相色谱仪 (Agilent GC6890N) 气质联用仪 (Agilent 7890/5975) 电子天平 (AE-240、XS205) 溶出度仪 (天大天发ASFC8系列) 崩解仪 (天大ZB-1D) 酸度仪 (Mettler DR-320) 熔点仪 (天大YRT-3) 澄明度检测仪 (天大YB-11) 滴定仪 (Mettleer DL-50) 微检检测仪 (天大GWJ-5)
部门负责人意见	年　月　日
所(中心)负责人意见	年　月　日
人事教育处意见	年　月　日
部门分管院领导意见	年　月　日

注：如填写内容较多可加附页，不得改变表格样式

图 5.2　人员上岗资质审批表示例

三、业务授权

对于关键的工作项目，实验室应建立业务授权的机制，尤其是检验检测工作和关键仪器设备的操作，实现人与事的动态控制，从而确保从事相应工作的人员的能力满足相应具体工作的要求。当发现人员能力不足时，应及时取消授权，采取相应措施，如安排适当培训等，业务授权情况应建立记录。图 5.3 为一份人员实验项目授权登记示例，图 5.4 为一份人员仪器操作授权登记示例以供参考。

×××××室人员实验项目授权表									
序号	授权项目(药典 2 部)	项目名称	姓名	姓名	姓名	姓名	姓名	姓名	姓名
1	附录Ⅰ，附录Ⅲ	制剂通则，一般鉴别实验	√	√	√	√	√	√	√
2	附录Ⅳ A	紫外可见分光光度法	√	√	√	√	√	√	√
3	附录Ⅳ C	红外分光光度法	√	√		√		√	
4	附录Ⅴ B	薄层色谱法	√	√	√	√	√	√	√
5	附录Ⅴ D	高效液相色谱法	√	√	√	√	√	√	
6	附录Ⅴ E，附录Ⅶ E	气相色谱法，乙醇量测定法	√	√	√				√
7	附录Ⅵ，附录Ⅹ G	物理性质测定，片剂脆碎度检查法	√	√	√	√	√	√	√
8	附录Ⅶ A，C	电位滴定法与永停滴定法，氧瓶燃烧法	√	√		√	√	√	
9	附录Ⅶ B	非水溶液滴定法	√	√		√	√	√	

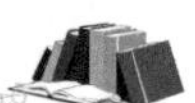

续表

序号	授权项目(药典2部)	项目名称	姓名	姓名	姓名	姓名	姓名	姓名	姓名
10	附录Ⅷ(A~L，N，O)，附录Ⅸ A	无机物检查法，溶液颜色检查法	√	√	√	√	√	√	√
11	附录Ⅷ M	水分测定法	√	√		√		√	
12	附录Ⅷ P	残留溶剂测定法	√	√					√
13	附录Ⅸ B，H	澄清度检查法，可见异物检查法	√	√	√	√	√	√	√
14	附录Ⅸ C	不溶性微粒检查法	√	√		√		√	
15	附录Ⅹ A	崩解时限检查法	√	√	√	√	√	√	√
16	附录Ⅹ C，D	溶出度及释放度测定法	√	√	√	√	√	√	√
17	附录Ⅹ E	含量均匀度检查法	√	√	√	√	√	√	√
18	附录Ⅹ F	最低装量检查法	√	√	√	√	√	√	√
19	附录Ⅹ J	贴剂黏附力测定法	√	√					√

图 5.3　人员实验项目授权登记示例

×××××人员实验仪器授权表										
序号	仪器名称	姓名	姓名	姓名	姓名	姓名	姓名	姓名	姓名	
1	紫外分光光度计(UV-2100、UV-2450)	√	√	√	√	√	√			
2	红外分光光度计(Thermo-2450)	√		√	√	√	√	√	√	
3	液相色谱仪(Agilent 1000系列)	√	√	√	√	√	√	√	√	
4	液相色谱仪(Waters 2690)	√	√	√	√		√	√	√	
5	气相色谱仪(Agilent GC6890N)	√	√	√		√	√	√	√	
6	气质联用仪(Agilent 7890/5975)	√	√					√		
7	电子天平(AE-240、XS205)	√	√	√	√	√	√	√	√	
8	溶出度仪(天大ADFC8系列)	√	√	√	√	√	√	√	√	
9	崩解仪(天大ZB-1D)	√	√	√	√	√	√			
10	酸度计(Mettler DT-320)	√	√	√	√	√	√	√	√	
11	熔点仪(天大YRT-3)	√	√	√	√	√	√	√	√	
12	澄明度检测仪(天大YB-Ⅱ)	√	√	√	√	√	√	√	√	
13	材料实验机(Instron 3000系列)		√		√	√		√	√	
14	滴定仪(Mettler DL-50)	√	√		√	√	√		√	
15	微粒检测仪(天大GWJ-5)	√	√			√	√		√	

图 5.4　人员仪器操作授权登记示例

四、人员培训

为保证人员素质能够持续满足管理体系及检验检测工作运作、发展与改进的需要，应适时对专业和技术人员进行培训以更新和提高他们的能力。培训的开展主要包括以下几个关键步骤：①培训需求调查；②制定培训计划；③培训的组织实施；④培训效果评估；⑤培训总结；⑥培训效果追踪。培训效果评估、总结和效果追踪是必要的工作，一方面可以确认培训取得的效果，另一方面，培训总结和效果评估的结果也是下一阶段培训需求调查的重要信息来源。

(一)人员培训方法

1. 培训分类

培训按其不同目的，可以大致分为以下几类。

(1)入职培训

入职培训主要包括总体要求、政策法规、职业道德、业务职能、质量管理体系以及安全等方面内容。

(2)上岗培训

进入岗位后，在实习期内针对岗位职责、工作程序、检验检测方法、仪器设备操作及实验技能等方面的能力进行具体培训。转换岗位或脱岗时间较长的员工在进入新的岗位或重新上岗时也应接受必备的上岗培训。

(3)特种作业培训

从事特种作业人员必须进行特种作业岗位必备技能的培训，取得劳动行政主管部门颁发的上岗资格证书后方能上岗(压力容器操作、实验动物从业人员上岗培训等)。

(4)其他培训

为实现人员能力水平的提高与开发而组织的培训，包括综合管理、公文写作、人际沟通等。

2. 培训形式

培训可以采取多种形式，主要有如下几种方式。

(1)部门内部培训

由部门内部知识、技术水平高，经验丰富的老员工实行带教，负责初级人员的全面业务指导。

(2)培训班

根据工作需要，组织人员参加本单位举办的培训班和外部培训活动。

(3)药品生产企业实训

药品生产企业实训有助于熟悉药品的生产工艺流程及其控制要点，提高在检验工作中发现、分析、解决问题的能力。药品生产企业的实训要特别注意相关利益冲突的问题，要采取适当措施对利益冲突进行预防和风险控制。

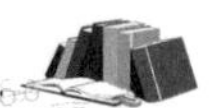

(4) 国际交流与合作

一方面可以安排人员赴国外进修培训，参加国际研讨会等；另一方面也可以邀请国外专家到本单位举办专题培训、交流座谈等。

(5) 学历学位教育

鼓励工作人员参加学历学位教育，加强理论基础，提高实际工作能力。

(二) 培训效果的评估与追踪

根据培训目的与内容的不同，培训效果的评估也可采用多种方式。

1) 新员工入职培训可以通过书面考试的方式对培训效果进行评估。

2) 上岗培训效果的考核可以从理论知识和实践操作技能两方面进行考核，考核通过的人员才能正式获得上岗资质。

3) 其他培训的效果评估可以通过培训总结报告或现场演示等方式进行。

为不断提高培训水平，对于本单位举办的培训班进行效果评估。

对培训效果进行追踪的主要目的是要获取培训效果对于实际工作产生的作用的相关信息，为下一阶段培训计划的制订提供参考。

(三) 培训记录

人员培训及培训效果评估工作应建立记录，对于实验室组织开展的培训，一份比较完整的培训记录中至少应包括培训通知、参加培训人员的签到表、培训的教材等相关资料、培训效果评估、追踪的相关记录。图 5.5、图 5.6 及图 5.7 为培训效果评估记录的示例，以供参考。

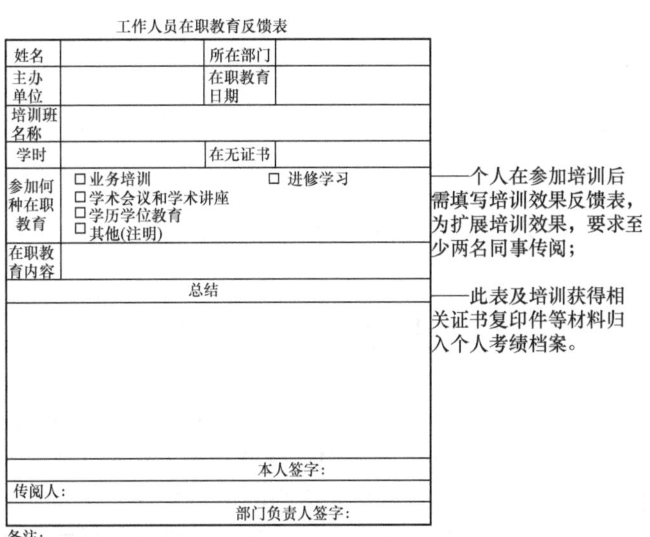

工作人员在职教育反馈表

姓名		所在部门	
主办单位		在职教育日期	
培训班名称			
学时		在无证书	
参加何种在职教育	□业务培训　□ 进修学习 □学术会议和学术讲座 □学历学位教育 □其他(注明)		
在职教育内容			
总结			
本人签字:			
传阅人:			
部门负责人签字:			

备注:

1.在职教育学时一天按6小时，半天按3小时计算

2.如有证书，请将证书附在表后

3.为增强培训效果，请至少两名同事阅读此在职教育反馈表

图 5.5　个人培训效果评价反馈记录示例

培训效果评价表

承办部门			培训时间		
培训内容					
培训内容	培训内容的易理解程度	[A][B][C][D]	培训组织	培训课程安排	[A][B][C][D]
	培训内容对工作的帮助作用程度	[A][B][C][D]		培训时间长短和进度	[A][B][C][D]
	培训内容与你的期望符合程度	[A][B][C][D]		培训组织、管理	[A][B][C][D]
培训老师					
指标＼姓名					
信息量大、知识面广	[A][B][C][D]	[A][B][C][D]	[A][B][C][D]	[A][B][C][D]	[A][B][C][D]
系统性强、重点明确	[A][B][C][D]	[A][B][C][D]	[A][B][C][D]	[A][B][C][D]	[A][B][C][D]
语言流畅、清晰易懂	[A][B][C][D]	[A][B][C][D]	[A][B][C][D]	[A][B][C][D]	[A][B][C][D]
互动性强、形式灵活	[A][B][C][D]	[A][B][C][D]	[A][B][C][D]	[A][B][C][D]	[A][B][C][D]
联系实际、课程合理	[A][B][C][D]	[A][B][C][D]	[A][B][C][D]	[A][B][C][D]	[A][B][C][D]
效果评估					
培训内容的掌握情况	[A][B][C][D]	对今后工作启发性	[A][B][C][D]		
总体满意度	[A][B][C][D]				
此次培训中您认为还有哪些内容没有了解到，或想深入了解					
您对本次培训还有哪些建议和想法？					

填表说明：[A]表示很好　[B]表示较好　[C]表示一般　[D]表示差

——培训班组织方在实施培训时将此表发予参加培训人员，培训完成由参加人员填写后交回组织方。

图 5.6　参加培训人员对培训班培训效果评价反馈记录示例

培训班反馈表

承办部门			培训日期		
培训班名称					
培训地点		参加培训人数	院内： 院外：	有无证书	
培训效果评价	培训内容便于理解和学习程度	□ 很好 □ 一般 □ 很差	便于在今后工作中运用程度(实用性)	□ 很好 □ 一般 □ 很差	
	对本次培训做出整体评价：				
	对今后培训工作的建议：				
培训总结					

——培训班组织方根据所收集的反馈意见对整个培训班的实施效果进行评价。

图 5.7　培训组织方对培训班效果评价反馈记录示例

五、人员的监督与考核

1）人员的监督实验室应建立监督机制，对人员的日常工作(特别是方法使用、实验操作、结果评定等)予以充分监督，保证其采用正确的检测方法和工作程序并依照执行，随时纠正其工作中的失误或偏离，监督要建立适当的记录备查。

2）人员考核实验室应根据岗位职责内工作计划目标设置，适时考核人员的工作能力和目标完成效果，从而判断其对于该岗位的胜任程度以及可能的培训需求。人员考核也应建立考核记录。

3）人员监督和定期考核的结果也是下一阶段人员配制和培训计划制订的重要参考因

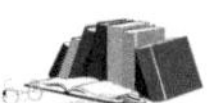

素。

4）除针对人员工作开展及完成情况实施监督和考核外，实验室还应该有保证管理者和全体人员不受商业、政策、财政和其他压力及利益冲突等可能对他们工作质量产生负面影响因素干扰的政策和措施。例如，要求员工签署廉政承诺书，以及要求员工对个人潜在的干扰风险进行报告的重大事项报告制度等。

六、人员管理的定期评审

1. 动态管理

人员管理应该是动态的管理，要及时收集人员岗位变化、资质变化、监督与考核结果、参加培训效果等方面的信息，经分析后对下一阶段工作做出安排。

2. 定期评审

要结合管理体系运行及检验检测工作的实际情况，定期对人员数量和质量是否都能够满足实际工作的需求进行评审，采取相应措施进行改进，以保证满足实验室的良好运行和不断发展的需要。

（中国食品药品检定研究院　肖　镜）

思　考　题

1. 药品质控实验室人员管理主要有哪些重要环节？
2. 人员培训流程主要包括哪些关键步骤？

参　考　文　献

1. 中国合格评定国家认可委员会. 2006. 检测和校准实验室能力认可准则.
2. 世界卫生组织. 2010. 药品质量控制实验室质量管理规范.

模块六 样品管理

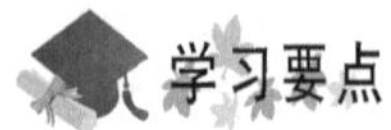

熟悉样品管理流程，保证检验结果的准确性和可溯源性。

在模块二中已经提到，五个影响产品质量的主要因素包括：人，指制造产品的人员；机，制造产品所用的设备；料，指制造产品所使用的原材料；法，指制造产品所使用的方法；环，指产品制造过程中所处的环境。对于药品检验实验室，我们的产品就是准确的检测数据，我们的“料”主要指的就是检验用的样品。样品的代表性、有效性、完整性和可溯源性将直接影响检测结果的准确度，因此必须对样品的接收、处置、检验、留样、销毁等各个环节实施有效的控制，保证样品在受理、流转处置过程中的完整性，避免在样品的运输、接收、处置、保护、存储、保留、清理等各个环节中发生混淆、丢失、变质、损坏等不良事件。确保检测结果准确可靠，从而满足实验室和客户的需求。

一、实验室质量管理方面的要求

（一）《检测和校准实验室能力认可准则》(CNAS-CL01) 5.8

5.8.1 实验室应有用于检测和/或校准物品的运输、接收、处置、保护、存储、保留和/或清理的程序，包括为保护检测和/或校准物品的完整性以及实验室与客户利益所需的全部条款。

5.8.2 实验室应具有检测和/或校准物品的标识系统。物品在实验室的整个期间应保留该标识。标识系统的设计和使用应确保物品不会在实物上或在涉及的记录和其他文件中混淆。如果合适，标识系统应包含物品群组的细分和物品在实验室内外部的传递。

5.8.3 在接收检测或校准物品时，应记录异常情况或对检测或校准方法中所述正常(或规定)条件的偏离。当对物品是否适合于检测或校准存有疑问，或当物品不符合所提供的描述，或对所要求的检测或校准规定得不够详尽时，实验室应在开始工作之前问询客户，以得到进一步的说明，并记录下讨论的内容。

5.8.4 实验室应有程序和适当的设施避免检测或校准物品在存储、处置和准备过程中发生退化、丢失或损坏。应遵守随物品提供的处理说明。当物品需要被存放或在规定的环境条件下养护时，应保持、监控和记录这些条件。当一个检测或校准物品或其一部分

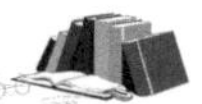

需要安全保护时，实验室应对存放和安全作出安排，以保护该物品或其有关部分的状态和完整性。

（二）《检测和校准实验室能力认可准则》在化学检测领域的应用说明（CNAS-CL10）5.8

5.8 检测和校准物品（样品）的处置

a）实验室接收样品时应检查和记录样品的状态和外观。适用时，检查项目应包括：标识、样品体积或数量、外观等。当发现样品与检测方法要求有任何偏离时应告知客户，并征询其意见。如果发现该偏离可能影响检测结果，应通知客户。

b）检测样品应按可行方式妥善储存。实验室应规定不同类型样品，特别是易变质、易燃易爆样品的储存条件。如果样品储存的环境条件很关键，应予以监控和记录，以证实满足需要。对那些延长储存时间可能会影响待测（或待分析）物的样品，应规定最长保留时间并在规定的时间内检测。

c）如果需要将样品分开用于检测不同的特性，此时二次抽样样品应代表原始样品，样品标识应始终保留。用于二次抽样的容器应确保不对样品造成污染。

必要时，实验室应制定从实验室样品中抽取测试样的程序，以确保该测试样具有样品代表性。应选择适当的设备用于二级抽样、包装、提取等，以避免影响检测结果。

（三）WHO《药品质量控制实验室良好操作规范》（GPCL）14

14 样品接受

14.1～14.3 适用于国家级药品质控实验室。

14.1 实验室接收的样品可能用于符合性检验或研究性检验。符合性检验样品包括常规质控检验样品、怀疑不符合标准的样品和上市许可要求检定的样品。与样品提供方紧密合作非常重要。样品量应足够大，以便需要时进行复试和进行留样。

14.2 研究性检验样品可能来源于多方，包括海关、警方、药品检查员。这些样品包括可疑样品、非法或伪造品或制剂。通常情况下，研究性检验主要的目的是鉴定产品里的物质或者成分。如果有足够的物质或者产品，可进一步评估纯度或者含量。应有详细的筛查和确认鉴定物质或者成分的文件化分析程序。如需对一个已经鉴定成分进行含量分析，应采用合适的定量分析过程。如果需要，结果报告应附有不确定度分析。

14.3 通常样品分成大约相同的三份交给实验室：第一份用于直接检验；第二份用于需要时的复试；第三份用于有争议的留样。

14.4 如果实验室承担后续检查用物质、材料或制剂的抽样，应有一个抽样计划和内部流程保证实验室所有检验者和技术人员获得样品。抽取的样品应能代表抽样的批次，抽样过程中应避免污染或其他影响产品质量的因素，以及抽取样品的混淆。应记录与抽样相关的信息。

注：药品及相关物质的抽样指导原则已经被WHO药品规范专家委员会在第39次会议上采纳(22)。

检验申请

14.5 给实验室的每份样品应填写标准的检验申请表。如果是药品制造商的实验室可在主要的生产制度中说明。

14.6 检验申请中应提供或留出空间填写如下信息：

(a)样品提供的单位或检查员的名称；

(b)样品来源；

(c)样品的详细信息，包括其组成、国际非专利名(INN)和商品名(如果有)；

(d)剂型、浓度或含量，制造商，批号(如果有)和销售授权号；

(e)样品尺寸；

(f)检验目的；

(g)样品采集日期；

(h)寄送样品的包装大小(如适用)；

(i)失效期(药物制剂)或复验日期(API和药物辅料)；

(j)检验标准；

(k)其他注解的记录(如已经发现的偏差或相关联危害)；

(l)需要的储存条件。

14.7 实验室应该审查检验申请以保证：

(a)要求足够明确并且实验室有能力和资源满足要求；

(b)选择合适的实验和(或)方法并且能够满足顾客的要求。

在检测开始之前，需与申请人解决所有问题，并保存评审记录。

登记和贴签

14.8 所有新检品和所附资料(如检验申请书)应分配一个登记号。涉及两个或更多的药品，不同的剂型，相同药品的不同批次或者相同批次不同的来源药品应指定单独的登记编码。如果可能，应对所有收到的留样制定唯一的登记编码。

14.9 应在每一个样品包装上贴上印有登记编号的标签。应小心避免遮挡其他的标记或者文字。

14.10 可采用记录本、卡片、数据处理机等方式做好登记记录。记录如下内容：

(a)样品登记号；

(b)接收日期；

(c)样品发放部门。

送检样品的目测

14.11 实验室工作人员应对接受样品进行目测，保证标识与检验申请书中的包含的信息一致。应记录检查结果并标明日期和签名。如发现差异，或者样品明显受损，应立即记录到检验申请书中。任何疑问应迅速反馈到样品提供者。

储存

14.12 待检样品、留样和完成检验后的剩余样品应按照要求的储存条件安全保存

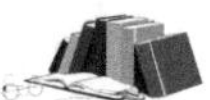

（22，23）。

运送至实验室

14.13 样品负责人决定样品转递给具体的检验部门。

14.14 收到相关的检验申请前不能开始样品检验。

14.15 样品应被妥善地保存直到收到所有的相关文件。

14.16 只有在紧急状态下可接受样品检验口头申请。收到书面资料后所有细节应立即记人报告中。

14.17 除了使用计算机系统之外，每一样品和相关资料的复印件应一同转交给专门部门。

14.18 按照描述进行检验。

二、样品管理包括的内容

（一）样品接收

根据客户的检验要求以及各药品检验实验室的工作职责，检验用样品主要分为常规的质控检验（如化学药品的进口检验、生物制品的批签发检验）、标准复核（如注册检验等上市许可的检验）以及怀疑不符合标准的样品检验，因此在样品的接收过程中，样品数量以及样品信息尤为重要。

样品接收过程中的注意事项有如下几方面。

1. 样品的存储条件

由于药品的特殊性，其储存是有一定的条件要求的，因此在来样接收过程中，一定要掌握样品的运输条件是否满足其本身的要求，以免因运输条件的关系引起样品本身的质量问题。

2. 样品包装是否完整

药品的通用名称、规格、批号、有效期、生产单位为其最基本的信息，既可以通过这些信息查找其检测的方法，又可以溯源到样品本身，因此来样接收的过程中，要观察样品本身是否记录了以上信息或更多需要掌握的信息，从而使得检验工作能够顺利地进行。

3. 样品信息是否与所提供资料信息一致

根据实验室质量管理的要求，实验室样品检验要满足客户的需求，通过对客户所提供资料的解读，从而了解客户的需求，并比对样品是否与客户提供资料一致，保证检验工作按照客户需求有条不紊地进行。

4. 样品的数量是否满足 3 倍的检验量

在样品的检验过程中，可能会出现复试（初次检验不合格，需要进行第二次、甚至更多次的再检验）、复验（客户可根据法律法规要求，在法律法规规定的复验范围内对检测结果提出质疑，并要求再进行检验），因此 3 倍的检验量尤为重要。

5. 能否在样品的有效期内完成检验

在来样接收过程中，有时会遇到样品近检验有效期的情况，因此需跟客户和实验人员进行沟通，确定是否能在样品有效期内完成检验。

（二）样品处置

1. 检验申请表

按照《WHO 药品质量控制实验室良好操作规范》的指导要求，客户需填写《检验申请表》，检验申请中需提供一切必要的信息。

2. 信息录入

完成样品接收后，根据客户的需求，参照检验申请表的内容进行相关信息的录入，确保后续检验工作的进行，电子化数据既避免了信息的重复录入，也达到了质量管理对电子数据可控性的要求，数据的修改留有修改记录也进一步保证了检验过程的可溯源性。

3. 分配检验时限

由于实验室的质量管理是一个体系，存在各个环节，因此细分各环节的检验时限尤为重要，既是对自身的要求，也是满足客户需求的一项措施。根据检验目的的不同，检验时限的分配可参照：①法律法规的要求；②客户的需求（技术服务）。

4. 唯一性标识

按照实验室管理的要求，所有新检品和所附资料（如检验申请表）应分配一个登记号，确保物品不会在实物上或在涉及的记录和其他文件中混淆，即唯一性标识。

唯一性标识应伴随样品传递、检验、留样、储存、销毁等全过程。涉及以上各环节的部门均必须保留样品的唯一性标识。在样品检验、流转、储存过程中，应做好唯一性标识的保持工作，以确保样品识别的唯一性和可溯源性。

5. 样品交接

受理部门在完成上述工作后，需将样品和资料一同移交具体检验人员，保证样品的无缝隙连接。样品根据需求的不同，分为三份：检验用样品、复试用样品（备用）、复验用样品（备用），按照实验室的具体要求分别进行存放。

（三）样品检验

实验室工作人员应对接受样品进行目测，保证标识与检验申请书中包含的信息一致。应记录检查结果并标明日期和签名。如发现差异，或者样品明显受损，应立刻反馈到样

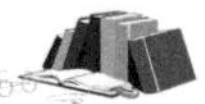

品受理部门，并由样品受理部门联系送样人员进行核对。

检验科室在检验、传递过程中应根据样品所处的试验状态，分别加贴不同状态标签，标明样品状态。

样品状态标识分为“备检”、“合格”、“不合格”三种。检验完成前的样品均贴“备检”标签，检验完毕的样品贴“合格”或“不合格”标签，以示检毕状态。

完成之前的步骤后，应当依照实验室的工作计划检验样品。如果不能进行检验，应当在检验工作单处注明原因，样品应保存在上锁的特定区域。

（四）样品留样

检验样品一般应留样，受理登记员负责按照样品储存条件及品种分类选择相应的留样库。对于剧毒药品、放射性样品、大型医疗器械、菌毒种、细胞等特殊样品，或易腐败、霉变、挥发及开封后质量无保障等无法长期保存的样品，可不留样（但应在检品卡中注明）。

1. 留样

1）样品根据储存条件的不同，分区域存放。

2）留样要求：①正立：样品必须正立码放，不得横放颠倒。②透明：使用无色或白色透明材料袋封样。③可辨：四面（指上侧、左右侧及后侧）包装可辨认样品标签，正面可辨留样封签。

3）留样人员需及时完成留样入库工作，并详细记录留样的存放位置，建立台账，便于后续查找使用。

4）特殊样品的留样管理按照特殊样品相关法规进行留样管理。

2. 调样

因复试、复验、科研等工作需要调用留样时，应由经办人提出留样领用申请，经逐级审批方可调取样品。调用后的剩余样品应办理追加留样，退回时应有两名经手人重新签封。

外部机构因特殊原因需要调用留样时，应出具公函或介绍信，由经办人提出留样领用申请，并注明单位，经逐级审批，并经质量负责人批准后，在相关人员陪同下，由留样保管人员取样，并记录。

（五）样品销毁

管理人员应定期对过期的留样进行清理，留样期满，应按样品留样管理的有关规定销毁。

过期留样由至少两位人员（其中必须有一位相关专业人员）按《消毒及废弃物处理程序》进行处置。

以上工作均应详细记录，留样、检品销毁申请、审批及销毁相关记录。

三、小　　结

1. 样品管理分为：样品接收、样品处置、样品检验、样品留样和样品销毁5个环节。

2. 样品管理伴随整个检验的全过程，是对检验数据的准确性、可溯源性的有效质量控制过程。

3. 唯一性标识是样品管理的一个重要环节，伴随整个样品的全过程。

4. 样品管理各个环节需制定相应的SOP，保证样品管理的稳定性和一致性。

（中国食品药品检定研究院　田学波）

思　考　题

1. 样品管理有什么重要性？
2. 针对药品管理的各个环节，有哪些是需要进一步改进的？

参 考 文 献

1. 中国合格评定国家认可委员会. 2006. 检测和校准实验室能力认可准则.
2. 检测和校准实验室能力认可准则在化学检测领域的应用说明(CNAS-CL10).
3. WHO. 2010. 药品质量控制实验室良好操作规范.

模块七　国家药品标准物质的研制与使用

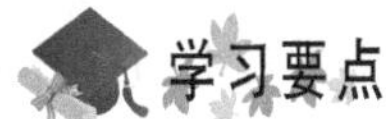

熟悉我国药品标准物质的基本情况、有关国家药品标准物质概况。了解我国药品标准物质的原材料选择、制备、标定等技术规范与要求。掌握药品标准物质正确使用的细节要求。

一、国家药品标准物质的定义、作用及基本要求

国家药品标准物质是指供药品标准中物理和化学测试及生物方法试验用，具有确定特性量值，用于校准设备、评价测量方法或者给供试药品赋值的材料或物质。

标准物质的正确使用是实现科学检测的必要条件。药品的定性、定量及在生产、供应、储存、使用过程中所发生的变化往往难以单独使用参数加以确认和控制，而需要实物对照，这个实物就是药品标准物质。随着卫生保健事业和医药工业的发展，药品标准物质的应用越来越广泛，不仅品种多，涉及面广，而且数量日趋增长，它在新药研发、药品生产、药品监管、药品贸易以及实验室质量保证体系中发挥着重要作用，在药品检验中，是确定药品真伪优劣的对照品，是控制药品质量必不可少的工具。

药品标准物质不同于药品，而是国家颁布的一种计量标准品，它是以特性量值的稳定性、均均性和准确性为其主要特征的。这三个特征也是标准物质的基本要求。

第一个基本要求是稳定性，是指标准物质在规定的时间和环境条件下，其特性量值保持在规定范围内的能力。影响稳定性的因素有：光、温度、湿度等物理因素；溶解、分解、化合等化学因素和细菌作用等生物因素。

第二个基本要求是均匀性，是物质的一种或几种特性具有相同组分或相同结构的状态。从理论上讲，如果物质各部分之间的特性量值没有差异的话，那么该物质就这一给定的特性而言是完全均匀的。影响均匀性的因素有：物质的物理性质（密度、粒度等）和物质成分的化学形态及结构状况等。

第三个基本要求是准确性，是指标准物质具有准确计量的或严格定义的标准值，当用计量方法确定标准值时，标准值是被鉴定特性量之真值的最佳估计值。

二、我国药品标准物质的分类及管理

国家药品标准物质分为生物标准品、生物参考品、化学对照品、对照药材/对照提取

物、体外诊断试剂标准品、体外诊断试剂参考品、药用辅料对照品及药包材对照物质等。

根据《中华人民共和国药品管理法》(中华人民共和国主席令第四十五号)和《药品注册管理办法》(局令第 28 号)，中国药品生物制品检定所(现为中国食品药品检定研究院，以下简称中检院)负责标定国家药品标准物质，可以组织有关的省、自治区、直辖市药品检验所、药品研究机构或者药品生产企业协作标定国家药品标准物质。中检院负责对标定的药品标准物质从原材料选择、制备方法、标定方法、标定结果、定值准确性、量值溯源、稳定性及分装与包装条件等资料进行全面技术审核，并作出可否作为国家药品标准物质的结论。另外，根据《医疗器械监督管理条例》(国务院令第 276 号)、《体外诊断试剂注册管理办法(试行)》(国食药监械〔2007〕229 号)及《关于实施体外诊断试剂注册管理办法(试行)有关问题的通知》(国食药监办〔2007〕230 号)精神，国家局把体外诊断试剂国家标准品和参考品的制备、标定并提供的任务也交给了中检院，中检院是国家药品、医疗器械标准物质的合法提供单位。

2008 年 6 月，经国家局批准，中检院成立了标准物质管理处，承担国家药品标准物质工作的综合、组织、协调和管理职能，负责组织国家药品标准物质的原料征集、研究、制备、标定、审核、分装、分发、期间检查工作以及指导全国各省级药检所及口岸药检所的国家药品标准物质协作标定工作等，并成立了第七届国家药品标准物质委员会，制定和完善了国家药品标准物质管理办法和一系列管理规范文件及技术规范文件，形成了比较完善的药品和医疗器械标准物质管理体系。

2011 年 10 月，经国家局批准，中检院内设标准物质与标准化研究所(图 7.1)，承担药品、医疗器械国家标准物质管理工作；负责组织药品、医疗器械等标准物质研究、制备、标定、审核和分发等工作；负责相关培养基制备及供应工作；组织开展药品、医疗器械相关质量标准、快检技术等方面的新技术、新方法以及新检测仪器的标准化研究工作；承担对全国药品检验机构快检技术的业务指导工作；承担有关技术服务的组织、协调和管理工作；承担“中国药品生物制品标准化研究中心”工作；承办院交办的其他事项。

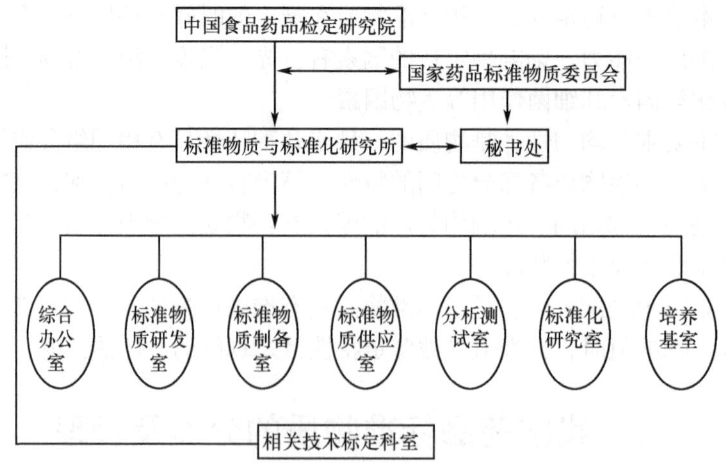

图 7.1　中检院标准物质管理组织机构

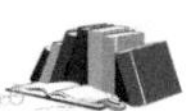

我国从1956年仅能提供3种标准物质，到2011年的2800多种，从药品到生物制品再到医疗器械，从满足药品标准到药品的生产和研究，从容量分析、色谱分析到杂质检查和仪器校正，药品标准物质的品种及范围不断扩大，并严格按照国家药品标准的要求，参考、借鉴WHO、USP、EDQM、LGC、NIBSC技术规范执行，保证药品标准物质的准确性、稳定性、一致性和溯源性，研发水平不断提高，基本满足了国家药品监管工作的需要，在某些领域已经达到了国际先进水平。

三、其他国家药品标准物质概况

《欧洲药典》附录5.12标准物质(reference standards)中，定义了标准物质广义上包含对照品、标准品和对照谱图，还可分为一级对照物质和二级对照物质，参考物质和有证参考物质。该导则规定了各种不同用途的标准物质的制备、生产、标签、储存和销售、再检测程序。

《美国药典》在总则(general chapter) 11中对药品标准物质进行了规定。它将对照物质仅分为USP RS(化学对照品)和USP AS(主要满足非药典内用途)两大类，并规定了标准物质的批号制度及正确使用方法等。

目前，有关其他国家的药品标准物质概况如下。

1. 国际化学对照品

国际化学对照品(international chemical reference standards，简称ICRS)是《国际药典》(International Pharmacopoiea，简称IP)所载录的标准物质，由WHO依据导则《WHO-化学对照品制备、标定及分发指导原则》(WHO–General Guideline for the Establishment, Maintenance & Distribution of Chemical Reference Substances)研制的国际一级化学对照物质。供各成员国作为基准标准物质。

欧洲药品质量管理局(European Directorate for the Quality of Medicines & HealthCare，简称EDQM)是国际化学对照品分发单位，也是《欧洲药典》标准物质的负责单位。其总部位于法国斯特拉斯堡，是欧洲理事会(Council of European)下属的药品管理机构，该中心提供超过2200种药品标准物质。按照用途分为定性用标准物质(鉴别、系统适用性等)和定量用标准物质(含量测定、外标物等)，绝大部分都是一级标准物质。2006年3月，《欧洲药典》发布导则《5.12(标准物质)》，用于指导其标准物质的研制。

2. 《美国药典》标准物质

《美国药典》委员会(United States Pharmacopeia，简称USP)负责《美国药典》中标准物质的制备、标定、分装和分发，USP的总部位于美国马里兰州的Rockville，是全球唯一制定国家药典标准和提供法定药品标准物质的非官方机构，提供2100种以上的化学标准物质。

3. 国际生物标准物质

WHO 负责建立国际生物标准物质，其成员国一致承认并使用 WHO 的标准品。

英国国家生物制品检定所(National Institute for Biological Standards and Control，简称 NIBSC)是 WHO 国际生物标准物质的主要研制及分发单位，位于英国伦敦，主要负责生物标准品的研制和发放工作，全世界 95%的生物标准品来自 NIBSC，NIBSC 目前能够提供约 550 种生物标准物质，年销售能力为 10 万瓶/(安瓿)，货存 200 万瓶/(安瓿)，全球有 60 多个国家都在使用 NIBSC 的生物标准品。

EDQM 也设有生物标准物质研究、制备的机构，主要提供一些 NIBSC 不制备的理化、含量测定标准物质。但《欧洲药典》收录的生物制品各论中大部分效力、生物学活性测定标准物质仍来源于 WHO 制备的国际生物标准物质。

近年来，USP 的生物标准物质研制、标定及发放等工作也在积极筹备中，并已开始提供少量的理化分析标准品。

4. 国际中药标准物质

当前，《欧洲药典》收载的中药材和中药制剂标准逐年增长，最新的 EP 7.0 收载了 162 个中药材标准和 75 个中药制剂标准。《欧洲药典》各论中收载的中药标准一般包括三个方面：鉴别(显微鉴别和薄层色谱鉴别)、检查(重金属、农残、水分、灰分、可提取物等)、含量测定(活性成分含量测定)。EDQM 中药标准物质按照用途分为两类：定性(鉴别假药、色谱峰鉴定和系统适用性试验)和定量(含量测定)；根据所含成分，EDQM 中药标准物质又分为单一活性成分(中药化学标准物质)、单一非活性或非活性标记物(中药化学标准物质)、中药提取物和中药材。目前《欧洲药典》对中药质量标准非常感兴趣，已经从《中国药典》一部中收载了 15 个中药质量标准，另外有 80 个正在研究过程中。

美国 USP 提供 30 种对照提取物，同时也在开发新的植物药标准物质。

5. 英国政府化学家实验室

英国政府化学家实验室(Laboratory of the Government Chemist，简称 LGC)，总部位于英国伦敦西南郊区，号称是世界上最大的标准物质提供单位，他们目前能够提供超过 100 000 种标准物质，这些标准物质种类齐全，包括：食品、化妆品、医疗器械、环境检测、临床检测、药品、生物制品等。与其他国家药典标准物质不同是，LGC 提供的药品标准物质主要是杂质标准物质，目前大概能够提供 2200 种。LGC 在德国和印度有两个化学合成工厂，专门负责合成一些结构复杂、很难获得的杂质标准物质，以满足全球药品市场监管的需求。

另外，LGC 在德国、法国和印度共有约 600 人的标准物质销售团队，他们不仅负责 LGC 自身的标准物质销售，还负责为别的标准物质制备单位提供销售服务，他们在国际订单、物流和运输方面积累了丰富的知识和经验，USP 在印度对照品的销售任务即分包给 LGC 的销售团队来进行。

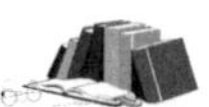

四、国家药品标准物质的研制

药品标准物质的研制过程包括必要性研究、原材料选择、制备、标定、审核、包装、仓储等步骤，这是建立标准物质的必要过程。

（一）药品标准物质研制的必要性评估

国家药品标准物质的建立是以国家药品质量标准所需为基础，对于药品标准中收载的标准物质，为保障标准的实施，中检院负责建立相应的标准物质。首批标准物质的建立遵循适用性（符合药品标准要求）、代表性（特性量值应准确）与易获得性（原料较容易获得）的原则。

（二）原材料的选择

国家药品标准物质的原材料首先应满足相应国家药品标准的要求。

通常理化检测用国家药品标准物质原料的特性应与标准物质的使用要求相一致，原料的均匀性、稳定性以及特性量值范围应适合该标准物质的用途，每批原料应有足够的数量，以满足供应的需要。其中化学对照品含量测定用原料纯度一般要求不低于99.5%，中药化学对照品含量测定用原料纯度一般要求不低于98%；对照药材原料和对照提取物原料必须来源准确且工艺、流程符合标准要求。

生物检测用国家药品标准物质原材料需经实验室进行确证性检定，应与供试品同质，不含有干扰性杂质，有足够的稳定性和高度的特异性，有足够的数量。

目前国家药品标准物质原料的收集主要通过三种途径：第一，通过国内或国外有生产能力的企业或机构，购买或委托制备原材料，且提供者应提供如下相关技术资料：原材料的检验报告、原材料稳定性的实验数据或研究资料、原材料引湿性研究结果或引湿性说明及原材料有关安全性资料。第二，部分新增药品标准物质的原料是新药申请人申请新药报生产时，向中检院备案该品种检验用标准物质的原材料，并报送有关的研究资料。第三，对于特殊来源要求的药品标准物质，由中检院通过采取自行制备、向有关机构或特定人群收集的方式，获得符合国家药品标准要求的原材料。

（三）药品标准物质的制备

药品标准物质制备生产是整个研制流程中重要一环，工作中要保证质量安全，生产环境与相应的药品生产 GMP 要求基本一致，环境温度和相对湿度应与药品生产工艺要求相适应，无特殊条件时，温度应控制在18～26℃，相对湿度控制在65%以下。另外，还要严格管理，避免混批和交叉污染。

目前分装容器有三种，分别为易折安瓿瓶、密封西林瓶及螺口瓶，为保证药品标准物质质量安全可靠，对于那些引湿性强或者易氧化品种，需用安瓿瓶来分装，熔封是保证其稳定性的重要因素，可真空熔封，也可充入惰性气体熔封，熔封后要检查是否漏气。

目前所有药品标准物质均是密封包装，以防潮、避光和抗氧化。一旦密封被破坏，就不能保证标准物质的质量。因此，药品标准物质的单元包装量原则上只满足一次性试验的要求。

必要时，应评定候选标准样品的均匀性。一般来说化学对照品来源于同一批次，均匀性有保证，其均匀性试验的主要目的是检测出意外出现的问题。例如，在包装成独立单元时发生了吸湿、受到污染或被分析物在溶剂中溶解不完全或未达到平衡等。如果原料是分批次生产的，则必须检验各批的等效性(或对每批分别赋以特性值)；对于对照药材来说，由于往往含有根、茎、叶、花等不同的组分，且需要进行剪切式粉碎处理，一般视药材的性质选择粉碎的方式，通常情况下药材粉碎成粗粉(过二号筛)；黏性大的不粉碎或进行特殊处理(如枸杞的低温粉碎)；质地坚硬的粉碎成细粉。粉碎后的粉末要进行混匀处理，以保证均匀性。粉碎中还要注意方法方式，对于含有挥发性成分的药材，要进行粉碎的降温控制和粉碎颗粒大小控制等；对于生物标准品的分装，一般采用安瓿分装后熔封模式。分装中要进行均一性检查。由于每支安瓿装量极微，一般都加有赋形剂，加溶剂溶解后分装，再冷冻干燥。一批标准物质最好一次完成冷冻干燥，如条件不许可，亦可分批冷冻，但必须保证一批标准物质在几次冷冻干燥过程中的条件基本一致。通常装量差异应控制在1%以内。

(四)药品标准物质的标定

1. 药品标准物质的定值

(1)理化检测

用国家药品标准物质量值测定选择的定值方法应考虑到其相关药品标准及预期的用途，原则上采用质量平衡原理，即一个化学对照品的主成分、水分、有机溶剂、无机杂质、有机杂质含量的总和应为 100.0%，其定值公式为：含量(%)=(100.0–水分–有机溶剂–无机杂质)×纯度(%)。同时可选用其他方式对特性量值进行如下测定。

1)用两种以上不同原理的已知准确度的可靠方法定值，如滴定法、差示扫描量热法(DSC)等。

2)多个实验室协作标定。参加协作标定的实验室应具有检测药品标准物质的必备条件，每个实验室采用统一的测量方法。协作实验室的数目或独立定值组数应符合统计学的要求，负责定值的实验室必须对其他参加实验室进行质量控制和制定明确的指导原则。

(2)生物检测

生物检测用国家药品标准物质的定值方法如下。

1)协作标定：新建标准物质的研制或标定，一般需经 3 个有经验的实验室协作进行。参加单位应采用统一的设计方案、统一的方法和统一的记录格式，标定结果须经统计学处理(标定结果至少需取得 5 次独立的有效结果)。

2)活性值(效价单位或毒性单位)的确定。收集各协作单位的标定结果，整理统计，一般用各协作单位结果的均值表示。

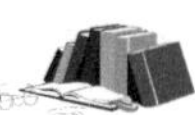

2. 标定过程的质量保证

国家药品标准物质质量管理体系如图 7.2 所示。

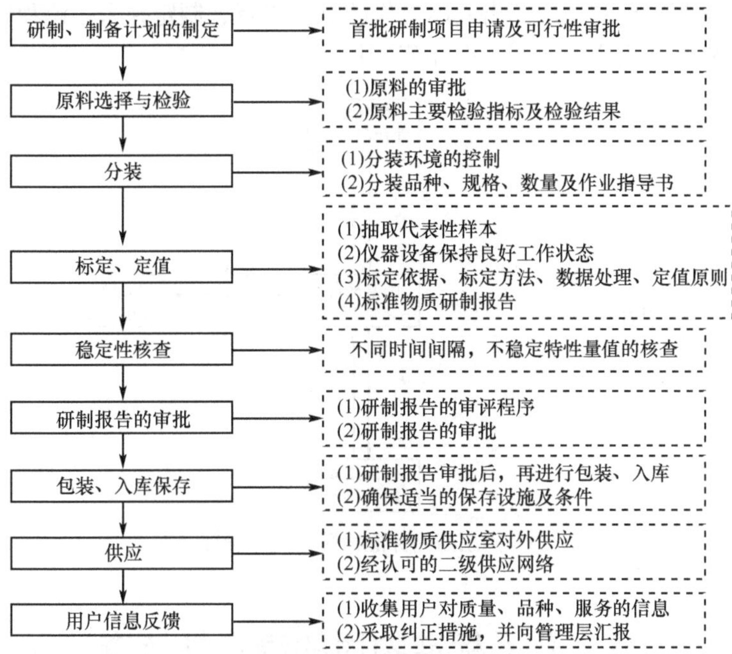

图 7.2　国家药品标准物质质量管理体系

(五) 药品标准物质的审核

1) 国家药品标准物质委员会秘书处[中检院标准物质与标准化研究所(简称标化所)综合办公室]负责协调管理药品标准物质审核工作。

标委会秘书处负责制定评审计划，申报资料的形式审查、整理、运转，组织药品标准物质报告的各分委会专家审评。

2) 国家药品标准物质委员会负责全面技术审评。

各相关分委员会负责对相关专业的标准物质进行技术审评，一般每个品种由 2～3 名委员进行审评。审评专家对药品标准物质报告从原材料选择、制备方法、标定方法、标定结果、数据统计分析、定值准确性、原(材)料均匀性、稳定性等方面进行审评，并做出可否作为国家药品标准物质的结论。

必要时可引入熟悉被审评品种的专家作为技术专家，参与审评。

(六) 药品标准物质的包装和仓储

通过审核的国家药品标准物质应进行贴标签及外包装工作，标签及说明书应标明标准物质编号、批号、名称、制备日期、用途、使用方法、制备单位、量值、储存条件、装量、使用中注意事项等。如果超出规定的用途时，使用者应对标准物质的适用性负责。

国家药品标准物质的储存条件应适合该标准物质的要求和有利于特性及特性量值的稳定。一般应储存于干燥、阴凉、洁净的环境中。某些有特殊储存要求的，应有特殊的储存措施，并在标签与使用说明书中注明。

为保障国家药品标准物质库出入库工作的顺利进行，制定并采用流程管理，流程管理覆盖国家药品标准物质库所有工作环节(图 7.3)。

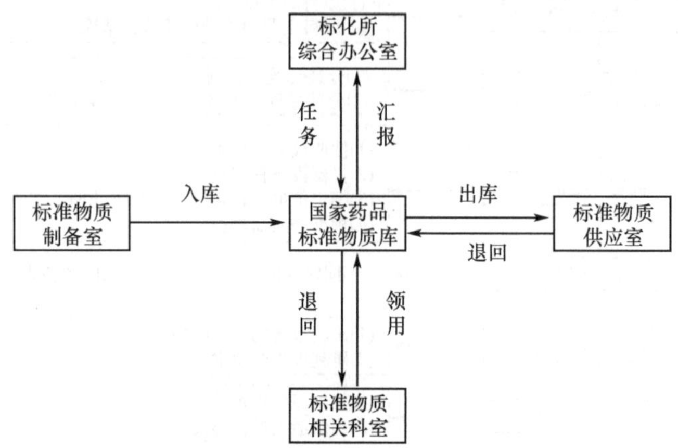

图 7.3　国家药品标准物质仓储库管理流程

五、药品标准物质的稳定性核查

国家药品标准物质在原料选择上要求质量均匀稳定。根据国际药品标准物质管理的惯例，目前国家药品标准物质不设“有效期”，由中检院对药品标准物质进行监测。药品标准物质的稳定性核查工作遵照“国家药品标准物质管理办法”、“国家药品标准物质技术规范”要求执行。

(一)理化检测用国家药品标准物质稳定性核查原则

1)稳定性检验的时间间隔可以按先密后疏的原则安排，在使用期间内应有多个时间间隔的监测数据。

2)当药品标准物质有多个特性量值时，应选择易变的和有代表性的待定特性量值进行监测。

3)选择不低于定值方法精密度和具有足够灵敏度的测量方法进行稳定性检验，并注意操作及实验条件的一致。

4)考察稳定性所用样品应从分装成最小包装单元的样品中随机抽取，抽取的样品数对于总体样品有足够的代表性。

5)按时间顺序进行的测量结果在测量方法的随机不确定度范围内波动，则该特性量值在试验的时间间隔内是稳定的。该试验间隔可作为药品标准物质的有效期。在药品标准物质发放期间要不断积累稳定性数据，以延长有效期。

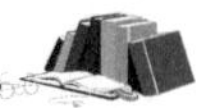

6）稳定性监测时，当产生新的杂质或纯度的改变损害了该批标准物质的一致性，应立即公示并停止使用该批标准物质。

（二）生物检测用国家药品标准物质稳定性核查原则

应进行加速破坏试验，根据制品性质放置不同温度（一般放置−20℃、4℃、25℃、37℃）、不同时间，做生物学活性测定，以评估其稳定情况。

六、药品标准物质的供应

国家药品标准物质实行按需供应，采取两级供应模式（图 7.4）。中检院作为国家药品标准物质一级供应单位向二级供应单位发放国家药品标准物质；两级供应单位均可直接向药品检验、生产、科研单位等最终使用者供应国家药品标准物质；对非上述范围内机构、单位或个人，原则上不予提供国家药品标准物质。

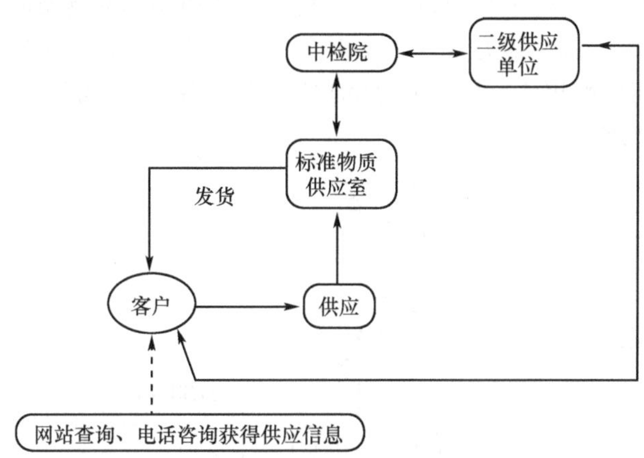

图 7.4　国家药品标准物质供应流程

二级供应单位应当在规定的业务范围内承接国家药品标准物质二级供应业务，并应具备八个方面的资质：第一，具备与供应规模相适应的储存设施及工作人员，有健全的质量保证、经营管理、财务管理制度并有效执行；第二，使用中检院提供的国家药品标准物质软件管理系统，出入库记录及时、完整、准确，药品标准物质库存发生变化时，能够及时通过互联网予以更新；第三，毒性、麻醉、精神、放射、病原微生物类等特殊国家药品标准物质应设立专库专账，建立双人、双锁管理，并符合当地卫生、公安等部门的相关要求；第四，收集、整理使用者的意见和需求，并定期向中检院反馈；第五，严格按照全国统一价格销售国家药品标准物质；第六，及时结清中检院供应的国家药品标准物质款项，不得使用其他企事业单位的账户、资金进行结算；第七，根据全国药检系统工作需要，积极配合中检院做好国家药品标准物质的应急调配、调剂和供应工作；第八，未经允许，不得向其他国家及我国大陆以外的地区销售国家药品标准物质。

国家药品标准物质供应目录通过中检院网站公布，每天更新，确保用户及时购买和使用。国家药品标准物质实行全国统一零售价格，并通过中检院网站予以公布。国家药品标准物质更换批号、停止使用及撤销的品种，经国家药品标准物质委员会批准后，及时向社会公布。

中检院向二级供应单位发放国家药品标准物质采取邮寄和自取两种方式。毒性、麻醉性、精神性、放射性、病原微生物类标准物质必须采用自取的方式，自取时需提供单位介绍信及国家规定的有关批准证明文件原件。

国家药品标准物质的质量由中国食品药品检定研究院负责，但由于二级供应单位或用户储存、运输、使用不当造成国家药品标准物质质量变化的由相关单位负责。国家药品标准物质一经出库，原则上不予补、换货，但因中检院供应人员工作失误以及邮寄过程中出现包装意外破损影响正常使用的除外。

七、药品标准物质的申诉处理

用户在使用国家药品标准物质过程中，发现国家药品标准物质质量或相关问题，可通过信函、传真、电子邮件等方式，将申诉意见传达到中检院。中检院药品标准物质相关部门(标准物质与标准化研究所，简称标化所)收到用户反馈信息文件后，按用户信息反馈流程(图 7.5)处理。

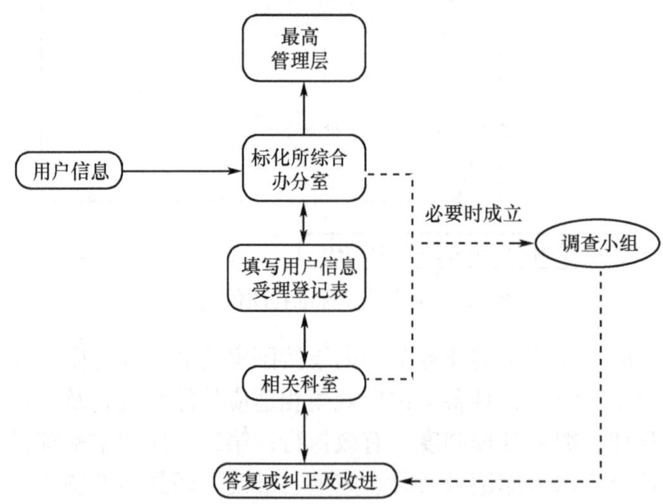

图 7.5　国家药品标准物质用户信息反馈流程

涉及标准物质的有效性和准确性的投诉，对标准物质标定、分装工作的全过程进行检查，包括：查阅原始记录，核对标定、分装所用的仪器设备、实验方法、实验条件、数据处理和计算、结果判定等。

经调查确定投诉不成立的，记录投诉不成立的原因，经科室质量负责人签字备案。属于用户储运或保管不当而造成的质量问题，需用户自己负责。

经调查确定投诉成立的，立即采取纠正措施：属于药品标准物质本身的质量问题，相关科室应重新进行标定工作，出具正确的研制报告，并出具一份关于更改使用说明的公函。对

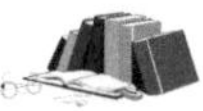

存在问题的标准物质实施召回。相关科室对造成结果错误的原因进行认真分析并改进。

正确处理客户反馈信息后，整理处理记录，建立客户反馈信息档案，定期并入相应品种标准物质档案。标准物质管理处定期总结客户信息处理情况，向最高管理层汇报。

八、小　　结

本模块主要介绍了国内外药品标准物质的基本情况、我国药品标准物质的原材料选择、制备、标定、审核、外包装、仓储、对外供应、稳定性工作及药品标准物质的申诉处理情况。通过学习，对我国药品标准物质情况有一个全面的了解，并熟悉了国际药品标准物质的概况。

（中国食品药品检定研究院　马玲云）

思　考　题

1. 什么叫国家药品标准物质？我国药品标准物质分为哪几类？
2. 国家药品标准物质的作用有哪些？
3. 我国目前大约能提供多少种药品标准物质？
4. 国际化学对照品及生物标准物质分发单位分别是什么机构？
5. 一批标准物质最好一次完成冷冻干燥，如条件不许可，亦可分批冷冻，但必须保证一批标准物质在几次冷冻干燥过程中的条件基本一致。（判断对错）
6. 国家药品标准物质是否设定有效期？
7. 对于毒性、麻醉、精神、放射、病原微生物类等特殊国家药品标准物质，应如何仓储、供应与分发？
8. 国家药品标准物质用户信息反馈的流程是如何进行？

参 考 文 献

1. 药品管理法.2001. 中华人民共和国主席令第四十五号.
2. 药品注册管理办法. 2007. 国家食品药品监督管理局局令第 28 号.
3. 医疗器械监督管理条例.2000. 中华人民共和国国务院令第 276 号.
4. 关于印发体外诊断试剂注册管理办法（试行）的通知.国食药监械[2007]229 号.
5. 李慧义，丁丽霞. 2007. 药品检验用化学标准物质的研究及技术要求.中国药师，10（2）.
6. 马双成，丁丽霞. 2005. 用于植物药质量控制的中药标准物质的技术要求和选择原则. 中国药师，8（3）.
7. 丁丽霞，周海钧. 2007. 生物标准物质的研究和技术要求. 中国药师， 10（3）.
8. 标准样品工作导则（7）标准样品生产能力的通用要求，GB/T 15000.7—2001
9. 马玲云，宁保明，陈国庆，等. 2010. 国家药品标准物质研制技术要求的介绍. 药物分析杂志，30（10）：1990-1992.
10. 曹丽梅，马双成，马玲云，等. 2010. 中检所药品、医疗器械标准物管理新模式 从分散多头管理走向集中统一管理. 药物分析杂志， 30(10)：1933-1934.

模块八 试 剂 管 理

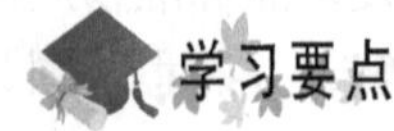

了解化学试剂的基础知识，学习实验室对化学试剂的管理要求，包括化学试剂的采购、储存、使用和废弃等过程的要求，以保证所用试剂的合规性和有效性，从而保证检验结果的准确性。

一、化学试剂基本知识介绍

（一）化学试剂的定义

早期的化学试剂只是指“化学分析和化学试验中为测定物质的组分或组成而使用的纯粹化学药品”。后来又被扩展为“为实现化学反应而使用的化学药品”。现在的“化学试剂”所指的化学药品早已超出了这一范畴。现在比较普遍的定义是：在化学试验、化学分析、化学研究及其他试验中使用的各种纯度等级的化合物或单质。

（二）化学试剂的分级

化学试剂的纯度较高，根据纯度及杂质含量的多少，可将其分为以下几个等级。

1. 优级纯试剂

亦称保证试剂，为一级品，纯度高，杂质极少，主要用于精密分析和科学研究，常以 GR 表示。

2. 分析纯试剂

亦称分析试剂，为二级品，纯度略低于优级纯，杂质含量略高于优级纯，适用于重要分析和一般性研究工作，常以 AR 表示。

3. 化学纯试剂

为三级品，纯度较分析纯差，但高于实验试剂，适用于工厂、学校一般性的分析工作，常以 CP 表示。

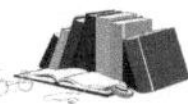

4. 实验试剂

为四级品，纯度比化学纯差，但比工业品纯度高，主要用于一般化学实验和合成制备，常以 LR 表示。

以上按试剂纯度的分类法已在我国通用。根据化学工业部颁布的“化学试剂包装及标志”的规定，化学试剂的不同等级分别用各种不同的颜色来标识，见表 8.1。

表 8.1　化学试剂分类及标识

级别	中文名称	英文名称	标签颜色
一级	优级纯	GR	绿
二级	分析纯	AR	红
三级	化学纯	CP	蓝
四级	实验试剂	LR	黄色

本书中所指的化学试剂包括溶剂、微生物培养基、固态、液态和气态物质以及除标准物质或对照物质之外的制备物质，如试液、指示液、滴定液等。

二、试剂管理的内容

试剂的管理包括从购买/制备到使用以及废弃的整个过程的管理，主要包括以下方面的内容。

(一)供应商的资质评价

试剂采购部门应对供应商进行管理、质量、价格、信誉、售后服务等方面的评估、考察，选择质量、信誉好的商家作为合作单位。对供应商的评价过程及评价报告均应有文字记录，评价报告与有关资料一并存档备案。

试剂使用部门应及时将物品的使用情况反馈给采购部门，以备对供应商进行再评价，再评价应定期进行。

(二)试剂接收

1)接收试剂时，必须有确认文件，包括管理文件(如发票、送货单)和技术文件(包括试剂标签上描述的质量方面检查的文件或对质量进行要求的合格证书)。

2)应确保试剂在使用前密封完好，同时对运输条件进行确认(主要针对需要特殊保存的品质)。

3)应对产品标签进行核对，包括品名、生产商、批号和有效期等信息，以确保所购试剂能满足实验需求。

(三)试剂的存放

按安全管理之需，危险化学试剂传统上分为 6 类：爆炸品、易燃品、强氧化剂、强腐蚀剂、剧毒品及放射性试剂。化学试剂在存放时，首先应关注安全性，其次还应考虑方便取用等要求。存放时一般应满足下述要求。

1）易燃易爆试剂应储存于铁柜中，柜的顶部有通风口。严禁在化验室存放 20 L 的瓶装易燃液体。易燃易爆药品不要放在冰箱内（防爆冰箱除外）。

2）相互混合或接触后可以产生剧烈反应、燃烧、爆炸、放出有毒气体的两种以上的化合物称为不相容化合物，不能混放。这种化合物系多为强氧化性物质与还原性物质。

3）腐蚀性试剂宜放在塑料或搪瓷的盘或桶中，以防因瓶子破裂造成事故。

4）要注意化学药品的存放期限，一些试剂在存放过程中会逐渐变质，甚至形成危害物。醚类、四氢呋喃、二氧六环、烯烃、液体石蜡等在见光条件下若接触空气可形成过氧化物，放置越久越危险。乙醚、异丙醚、丁醚、四氢呋喃、二氧六环等若未加阻化剂（对苯二酚、苯三酚、硫酸亚铁等），存放期不得超过一年。

5）药品柜和试剂溶液均应避免阳光直晒及靠近暖气等热源。要求避光的试剂应装于棕色瓶中或用黑纸或黑布包好存于柜中。

6）发现试剂瓶上的标签掉落或将要模糊时应立即贴好标签。无标签或标签无法辨认的试剂都要当成危险物品重新鉴别后小心处理，不可随便乱扔，以免引起严重后果。

7）剧毒品应锁在专门的毒品柜中，建立双人登记签字领用制度。

（四）试剂的标签管理

1. 试剂

一般情况下，供应商提供的试剂均具有标签，上面包括物质名称、生产商或供货商、批号、纯度（含量）、储存条件等信息。使用者领用后，还应在试剂瓶上增加一个开瓶标签，标签上必须包括以下内容：收到日期及开启日期；开启人；有效期/复验期；其他相关信息（可选）。

一次性使用完毕的试剂可不粘贴开瓶标签，但应在原始记录中详细记录该试剂的主要信息。

2. 试液

试液应有专人管理，并专门存放，并应有制备记录，并归档留存。同时，试液应在瓶上粘贴统一标签，标签上注明“溶质、溶剂、浓度、配制人、配制日期及有效期”等。名称填写化学名，缓冲液的名称后要注明溶液的 pH；溶液浓度可以用物质的量浓度、质量浓度、质量分数、体积分数等表示；当溶剂是水时不必写出，溶剂为非水物质时，应写出溶剂。

3. 滴定液

滴定液应由具有资质的人员严格按照药典或其他规定要求制备和标定，并将标化记录存档管理。装有滴定液的容器上应加贴明显的标签，标签上应包括滴定液名称、浓度、配制日期和配制者姓名、标化日期和标化者姓名。

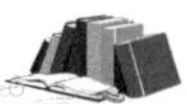

（五）试剂的有效期确定

1. 化学试剂有效期

化学试剂在储存、运输和销售过程中会受到温度、光辐照、空气和水分等外在因素的影响，容易发生潮解、霉素、变色、聚合、氧化、挥发、升华和分解等物理化学变化，使其失效而无法使用。因此要采用合理的包装，适当的储存条件和运输方式，保证化学试剂在储存、运输和销售过程中不变质。化学试剂的有效期随着化学品的化学性质的改变，有着很大的区别。一般情况下，化学性质越稳定的物质，保存有效期就越长，保存条件也简单。化学试剂的有效性，首先要根据化学试剂本身的物理化学性质作出基本判断，再对化学试剂的保存状况进行表观观察，然后根据具体需要来作出能否使用的结论。

1）试剂有出厂规定的有效期的按出厂规定填写。

2）未规定有效期的，但以往经验证明相对稳定的试剂，有效期可为购入后 5 年。

3）既未规定，又不十分稳定的试剂，由试剂管理者根据相关资料设定试剂的有效期，一般可为 1～5 年。

2. 试液/滴定液有效期

对于标准/方法有要求的，按标准/方法执行。实验室常用溶液自配之日起有效期为 3 个月；标准溶液有效期一般为 2 个月；易变质溶液，如缓冲溶液、NaOH、HCl、$Na_2S_2O_3$ 等有效为 1 个月；培养基等生物制剂的有效期一般为 3 个月。以上溶液的有效期也可根据使用者的具体需要设定，需在配置记录中说明。

3. 超过有效期的试剂的处理

试剂超过效期，原则上应不得使用。但如果根据经验可知该试剂比较稳定，且所进行的实验仅作为一般性了解，可直接使用，但应在记录中注明；但如用于出具报告或数据时，应对该过期试剂的性能进行确认后在考虑下一步的实验，并将确认结果在标签上明示。

（六）废弃化学试剂的处理

1）超过有效期或在有效期内性质发生改变（如潮解、结晶、凝固等现象）的试剂，可在包装密封后按医疗废弃物处理规定进行集中处理处置。

2）废液应分门别类装在带有标签的适宜的容器中合并，并由相关部门集中处理。

三、实验室安全注意事项

为安全起见，在使用化学试剂前必须对其安全性——是否易燃易爆，是否有腐蚀性、强氧化性等有一个全面的了解，并针对性地采取一些安全防范措施。以下列出了一些常见化学试剂的安全使用注意事项及事故处理方法。

1. 酸

注意事项：稀释硫酸时应将硫酸缓慢倒入水中，不可反操作。挥发性的酸如盐酸、醋酸、硝酸、三氟乙酸、三氟甲磺酸、高氯酸等应在通风橱操作，并戴上口罩、防护镜。

事故处理：被酸灼伤时，先用大量水冲洗，再用 3%～5%碳酸氢钠溶液清洗，再用水冲洗。严重者请速就医。

2. 碱

注意事项：氢氧化钠、氢氧化钾、氨水等在使用时请穿白大衣并戴手套。NaOH 和 KOH 应用玻璃器皿称量，氨水应在通风橱中操作。

事故处理。皮肤接触：立即用水冲洗至少 15 分钟。若有灼伤，就医治疗。眼睛接触：立即提起眼睑，用流动清水或生理盐水冲洗至少 15 分钟或用 3%硼酸溶液冲洗，严重者就医。

3. 三氯甲烷

注意事项：中等毒性，对皮肤、眼睛、黏膜和呼吸道有刺激作用。它是一种致癌剂，可损害肝和肾。它也易挥发，避免吸入挥发的气体。操作时戴合适的手套和安全眼镜并始终在化学通风橱里进行。

事故处理。眼睛接触：立即提起眼睑，用大量流动清水或生理盐水彻底冲洗。吸入：迅速脱离现场至空气新鲜处，保持呼吸道通畅。起火：在上风处灭火，灭火剂可用二氧化碳、沙土。

4. 乙酸或甲酸

皮肤接触：立即用水冲洗至少 15 分钟。眼睛接触：立即提起眼睑，用流动清水或生理盐水冲洗至少 15 分钟。

5. 易燃化学品事故处理

以下几种情况不能用水灭火：

1) 金属钠、钾、镁、铝粉、电石、过氧化钠着火，应用干沙灭火。
2) 比水轻的易燃液体，如汽油、苯、丙酮等着火，可用泡沫灭火器。
3) 有灼烧的金属或熔融物的地方着火时，应用干沙或干粉灭火器。
4) 电器设备或带电系统着火，可用二氧化碳灭火器或四氯化碳灭火器。

（中国食品药品检定研究院　黄海伟）

思　考　题

实验室试剂管理应重点关注哪些方面?

模块九　实 验 用 水

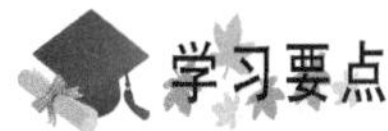

了解实验用水在实验室内的管理要求，掌握实验用水的质量评价要求和方法。

一、实验室常见水的种类介绍

水是最常用的一种试剂，按纯度分，在药品检验实验室中，最常使用的水有两种：纯水和超纯水。纯水可由原水(通常为自来水)通过蒸馏、离子交换、反渗透等方式制备得到，因此纯水有时也细分为蒸馏水、去离子水和反渗水。

(一) 蒸馏水

蒸馏水(distilled water)是实验室最常用的一种纯水，虽设备便宜，但极其耗能和费水且速度慢，今后的应用会逐渐减少。蒸馏水能去除自来水内大部分的污染物，但挥发性的杂质无法去除，如二氧化碳、氨、二氧化硅及一些有机物。新鲜的蒸馏水是无菌的，但储存后细菌易繁殖；此外，储存的容器也很讲究，若是非惰性的物质，离子和容器的塑形物质会析出造成二次污染。

(二) 去离子水

去离子水(deionized water)应用离子交换树脂去除水中的阴离子和阳离子，但水中仍然存在可溶性的有机物，可以污染离子交换柱从而降低其功效，去离子水存放后也容易引起细菌的繁殖。

(三) 反渗水

反渗水(reverse osmosis water)生成的原理是水分子在压力的作用下，通过反渗透膜成为纯水，水中的杂质被反渗透膜截留排出。反渗水克服了蒸馏水和去离子水的许多缺点，利用反渗透技术可以有效地去除水中的溶解盐、胶体、细菌、病毒、细菌内毒素和大部分有机物等杂质，但不同厂家生产的反渗透膜对反渗水的质量影响很大。

(四)超纯水

超纯水(ultra-pure grade water)系指以纯水为水源，再经离子交换、膜分离[反渗透(RO)、超滤(UF)、膜过滤(MF)、电渗析(ED)]除盐及非电解质，使纯水电解质几乎完全除去，又将不溶解胶体物质、有机物、细菌、SiO_2等去除到非常低的程度。

二、实验用水质量控制及检测方法

(一)质控指标

国内外药典对制药用水有详细的要求，在药典正文中也收载了不同水的质量标准，但对实验用水的质量要求没有明确的规定。因此，每个实验室应根据自身对实验用水的使用需求建立相应的标准和方法，并以文件的形式进行规定。

通常情况下，质控指标的要求可参照 GB/T 6682—2008(分析实验室用水规格和试验方法)以及中国药典制药用水的相应要求制定。纯水和超纯水均应符合 GB/T 6682—2008 中三级水和一级水的质控要求。推荐的技术要求如表 9.1 所示。

表 9.1 实验用水质控要求

项目	超纯水	纯水
外观	目视观察应为无色透明液体	
pH 范围(25℃)	—	5.0 ~ 7.5
电导率(25℃)，μS/m	≤0.1	≤5.0
可氧化物质(以 O 计)，mg/L	—	≤0.4
吸光度(254 nm，1cm 光程)	≤0.001	—
蒸发残渣(105 ± 2)℃，mg/L	—	≤2.0
可溶性硅(以 SiO_2 计)，mg/L	≤0.01	—

注“—”表示不进行测定。

(二)分析方法

在检测方法中，各项检测必须在洁净环境中进行，并采取适当措施，以避免对试样的沾污。检测中均使用分析纯试剂和相应级别的水。

1. pH 的测定

量取适量水样，依法测定(现行版《中国药典》二部附录)。

2. 电导率的测定

(1)仪器

用于超纯水测定的电导仪：配备电极常数为 0.01～0.1cm^{-1} 的“在线”电导池，并具

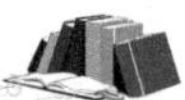

有温度自动补偿功能。若电导仪不具温度补偿功能，可装“在线”热交换器，使测量时水温控制在(25 ± 1) ℃。

用于纯水测定的电导仪：配备电极常数为 0.1～1cm^{-1}的，并具有温度自动补偿功能。若电导仪不具温度补偿功能，可装恒温水浴槽，使待测量水样温度控制在(25 ± 1) ℃。

(2) 操作步骤

超纯水的测量：将电导池装在水处理装置流动出水口处，调节水流速，赶净管道及电导池内的气泡，即可进行测量。

纯水的测量：取 400 mL 水样于锥形瓶中，插入电导池后即可进行测量。

3. 可氧化物质限量试验

(1) 试剂

硫酸溶液(20%)：量取 80 mL 水，慢慢加入 20 mL 浓硫酸，摇匀。

0.02 mol/L 高锰酸钾溶液。

(2) 操作步骤

量取 200 mL 蒸馏水，注入烧杯中。加入 1.0 mL 硫酸溶液(20%)，混匀。在上述已酸化的试液中，分别加入 0.5 mL 高锰酸钾溶液(0.02 mol/L)，混匀、盖上表面皿，加热至沸腾并保持 5 min，溶液的粉红色不得完全消失。

4. 吸光度的测定

取水样，照紫外可见分光光度法(现行版《中国药典》二部附录)，采用 1 cm 光程的石英比色池，于 254 nm 波长处测定水样的吸光度。

5. 蒸发残渣的测定

(1) 仪器

旋转蒸发器，配备 500 mL 蒸馏瓶。

恒温水浴。

蒸发皿：材质可选用铂、石英、硼硅玻璃。

电烘箱：温度可保持在(105 ± 2) ℃。

(2) 操作步骤

水样预浓集：量取蒸馏水 500 mL。将水样分几次加入旋转蒸发器的蒸馏瓶中，于水浴上减压蒸发(避免蒸干)。待水样最后蒸至约 50 mL 时，停止加热。

测定：将上述预浓集的水样，转移至一个已于(105 ± 2) ℃恒重的玻璃蒸发皿中，并用 5～10 mL 水样分 2～3 次冲洗蒸馏瓶，将洗液与预浓集水样合并，于水浴上蒸干，并于(105±2) ℃的电烘箱中干燥至恒重。残渣质量不得大于 1.0 mg。

6. 可溶性硅的限量试验

(1) 试剂

二氧化硅标准溶液（10 μg/mL）：精密量取二氧化硅标准溶液（100 μg/mL）10.0 mL，至 100mL 容量瓶中，加水稀释至刻度，摇匀。转移至聚乙烯瓶中，临用前配制。

硫酸溶液（20%）：量取 80 mL 水，慢慢加入 20mL 浓硫酸，摇匀。

钼酸铵溶液（50 g/L）：称取 5.0 g 钼酸铵[$(NH_4)_6Mo_7O_{24}\cdot 4H_2O$]，加水溶解，加入 20.0 mL 硫酸（20%）溶液，加水稀释至 100 mL，摇匀，储于聚乙烯瓶中。发现有沉淀时应弃去。

对甲氨基酚硫酸盐（米吐尔）溶液（2 g/L）：称取 0.20 g 对甲氨基酚硫酸盐，溶于水，加 20.0 g 焦亚硫酸钠，溶解并稀释至 100 mL。摇匀储于聚乙烯瓶中。避光保存，有效期两周。

草酸溶液（50 g/L）：称取 5.0 g 草酸，溶于水稀释至 100 mL。储于聚乙烯瓶中。

(2) 仪器

铂皿容量为 250 mL，或旋转蒸发仪。

比色管容量至少为 25 mL。

水浴可控制恒温为约 60℃。

(3) 操作步骤

量取 520 mL 超纯水，注入铂皿或旋转蒸发仪中。在防尘条件下，亚沸蒸发至约 20 mL 时，停止加热。冷至室温，加 1.0 mL 钼酸铵溶液，摇匀。放置 5 min 后，加 1.0 mL 草酸溶液摇匀。放置 1 min 后，加 1.0 mL 对甲氨基酚硫酸盐溶液，摇匀。转移至比色管中，加水样稀释至刻度，摇匀，于 60℃水浴中保温 10 min。目视观察，试液的蓝色不得深于标准。

另取 0.50 mL 二氧化硅标准溶液，加入 20 mL 水样后，从加 1.0 mL 钼酸铵溶液起与样品试液同法操作。

（三）检测周期

实验用水应定期检测，检测周期应以文件的形式进行规定。检测周期可参照表 9.2 设定。

表 9.2 项目及检测周期

项目	超纯水	纯水
pH 范围（℃）	—	制备当天
电导率（25℃），mS /m	三个月	制备当天
可氧化物质【以 O 计】，mg/L	—	一个月
吸光度（254 nm，1 cm 光程）	三个月	—
蒸发残渣（105 ± 2）℃，mg/L	—	一个月
可溶性硅【以 SiO_2 计】，mg/L	一年抽查	—

注：每年抽查的超纯水出水点(至少 3 个出水点)检测可溶性硅。

当电导率和吸光度指标出现异常时，增加检测频率。

“—”表示不进行测定。

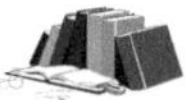

三、实验用水管理要求

(一)标签要求

实验用水容器上应用标签标示，包括名称和品质等级(如 HPLC 纯、蒸馏水等)；制备日期或从制备设备中取用日期；从制备设备中取水人的姓名；有效期。

(二)有效期

超纯水应临用新制，纯水应使用专门的聚乙烯容器或玻璃容器储存，有效期规定一般不超过 5 天。

(三)其他要求

在水的供应、储存和配送的过程中应采取预防措施避免污染。

储水容器应定期清洁，可采用下述步骤进行，也可采用其他经验证的清洁步骤。①新购置的专用容器首次使用前，先注满自来水，旋紧桶盖，放置 2 小时，然后将自来水倾出。取 2 L 蒸馏水于容器，先用洁净的刷子刷洗容器内壁，将废液倾出，再用蒸馏水清洗三次，每次用量不低于 2 L。②日常使用的专用容器，每次取水前用蒸馏水荡洗容器三次。

每半年做一次彻底清洗，方法：用 0.01 mol/L 的氢氧化钠溶液浸泡专用容器 2 小时，然后用自来水漂洗数次，直至 pH 试纸显中性，再用蒸馏水清洗三次，每次用量不低于 2 L。

如采用的水处理设备自带电导率测定，可采用该结果作为电导率测定结果，但需保证该结果的准确性，应定期对自带电导仪进行校准测试。

可采用 TOC(总有机碳)测定法替代易氧化物测定，总有机碳限度可参照《中国药典》2010 年版制药用水项下的限度设定(500 ppb)，也可根据实验使用目的设定其他的限度。

实验用水的使用应有记录。

(中国食品药品检定研究院 黄海伟)

思考题

1. 实验用水管理关键点有哪些？

参考文献

1. 《中华人民共和国药典》. 2010. 分析实验室用水规格和试验方法.
2. PA/ PH/官方药品检定实验室(11)175 5R. 试剂管理. 欧洲理事会的官方药品检定实验室网络系统质量保证文件.
3. 世界卫生组织. 2010. 药品质量控制实验室良好操作规范.

模块十　仪器设备管理及性能验证

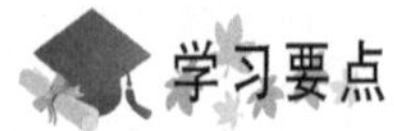

学习要点

掌握设备需要开展性能验证的依据，仪器设备性能验证管理模式的流程和仪器设备期间核查的管理，并会绘制常用设备量值溯源图。

了解仪器设备管理的流程，掌握仪器设备管理注意事项。

一、基 本 定 义

计量　实现单位统一、量值准确可靠的活动。

检定　查明和确认计量器具是否符合法定要求的程序，它包括检查、加标记和(或)出具检定证书。

校准　在规定条件下的一组操作，第一步是确定由测量标准提供的量值与相应示值之间的关系，第二步是用此信息确定由示值获得测量结果的关系，这里测量标准提供的量值与相应示值都具有测量不确定度。

强制检定　根据《计量法》第九条的规定，强制检定是指对社会公用计量标准器具，部门和企业、事业单位使用的最高计量标准器具，以及用于贸易结算、安全防护、医疗卫生、环境监测四个方面的列入强制检定目录的工作计量器具，由县级以上政府计量行政部门指定的法定计量检定机构或者授权的计量技术机构，实行定点、定期的检定。

确认　通过检查和提供客观证据表明一些针对某一特定预期用途的要求已经满足的认可。

期间核查　是指为保持对设备校准状态的可信度，在两次检定之间进行的核查，包括设备的期间核查和参考标准器的期间核查。

设计认证(design qualification，DQ)　是指实验室基于仪器设备预期用途，对仪器设备的功能、操作标准和选择供应商标准做出规定，并留下记录的过程。

安装认证(installation qualification，IQ)　指收到的仪器与设计和指定的仪器相符，仪器在选定的环境中正确安装，并且该仪器在这种环境中运行和使用时是合适的。

运行认证(operational qualification，OQ)　是指在所有仪器设备预期操作范围内，实验室都能提供文件化的正常操作鉴定过程材料。

性能认证(performance qualification，PQ)　是指实验室提供文件化的鉴定过程，

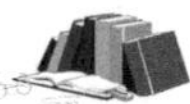

来表明仪器设备持续稳定运行且一定时间内仪器性能参数再现性满足技术规范要求。

二、仪器设备管理的重要性

药品安全关系到人民群众的切身利益，药品检测是保证药品安全、有效、均匀、合格的必要手段，而仪器设备是开展药品检测的前提和基础，是开展检测工作必不可少的物质条件，任何药品的分析测试，其目的都是为了获得稳定、可靠和准确的数据，这一目标能否实现，仪器设备的正常与否起着非常重要的作用，因此仪器设备管理成为任何药品检测实验室质量管理规范的一部分。仪器设备的管理也是其他影响因素的基础，它通过收集数据，证明仪器设备能按预定目标正常进行，并且受到恰当的维护和校准。因此药品的检测必须与仪器设备的管理有机结合起来，通过加强、规范药品检测实验室的仪器设备管理，保证药品检测结果的统一性和准确性。

三、国内外仪器设备管理法规介绍

（一）国家法律法规要求

仪器设备采购要符合《中华人民共和国政府采购法》和《中华人民共和国招标投标法》，同时要符合地方财政管理对大型仪器设备采购的要求。仪器设备采购主要依据计划采购仪器经费来源和金额，确定采购方式，采购流程确保符合上述两个法律文件要求。《中华人民共和国政府采购法》中的政府采购，是指各级国家机关、事业单位和团体组织，使用财政性资金采购依法制定的集中采购目录以内的或者采购限额标准以上的货物、工程和服务的行为。该法规定了采购的原则，采购单位的要求，采购的方式，采购的程序，合同的签订，监督检查、法律责任等要求。《中华人民共和国招标投标法》是为了规范招标投标活动，保护国家利益、社会公共利益和招标投标活动当事人的合法权益，提高经济效益，保证项目质量而制定，仪器设备招标过程要符合此法律的要求。

仪器设备计量管理需要符合《中华人民共和国计量法》，该法第九条规定了对部门、企事业单位最高计量标准，以及贸易结算、安全防护、医疗卫生、环境监测四个方面工作计量器具实行强制检定。1987 年国务院发布了《中华人民共和国强制检定的工作计量器具检定管理办法》（以下简称《办法》），规定用于贸易结算、安全防护、医疗卫生、环境监测四个方面的工作计量器具 55 项 111 种需强制检定。对于具体强检形式、适用范围，应参照《办法》附件《强制检定的工作计量器具强制检定形式及强检适用范围表》执行。药品检测属于医疗卫生体系，因此列入《办法》中的仪器设备必须进行强制性检定，以上制度确定了现行的仪器设备计量检定的法源和基础。

（二）药检及质量规范中仪器设备管理相关文件

《中国药典》是我国药品检测的基础和依据，而《美国药典》、《欧洲药典》在国际上比较通用，各国要点在仪器设备方面的要求见表 10.1。

表 10.1　各国药典对仪器设备管理要求汇总

药典名称	涉及仪器设备条款	重点内容
中国药典	附录 5 至附录 10	对药品检测用仪器设备的技术指标提出具体要求
欧洲药典	附件 1 至附录 7	对药品检测用仪器设备的技术指标提出具体要求，并提出设备软件的认证
美国药典	USP<1058>	明确提出仪器设备 4Q 管理，并对认证中模糊的概念进行归纳，解释

仪器设备的管理是实验室质量管理规范中重要的一部分，在食品药品检测实验室中，尽管在法律和官方的指南中有不同的表述，但是在国际标准化组织的质量管理标准 ISO 17025 中、WHO《药品质量控制实验室良好操作规范》(GPCL) 中及我国实验室资质认证中都对仪器设备管理流程基本一致，只是在某些细节方面有所差异，详细情况见表 10.2。

表 10.2　国内外检测实验室法规对仪器设备管理要求汇总

法规名称	涉及仪器设备条款	条款内容总结
实验室资质认定评审准则	5.2、5.4、5.5	对仪器设备购买、应用、运行管理尤其是计量认证有明确要求
检测和校准实验室能力的通用要求	5.3、5.5、5.6	对检测实验室的仪器设备从购买、维护、校准、记录都有具体要求
药品质量控制实验室良好操作规范	8、12、13	对药品检测实验室中仪器设备购买、校准、维护、记录、变动等有具体要求

通过对比可以看出，不管以何种方式表达，检测实验室的仪器设备管理建议从设备的采购、验收、运行、性能四个方面进行管理。

四、仪器设备管理注意事项

(一) 采购管理

药品检验机构根据采购要求，建议建立相应的《仪器设备采购管理规定》。在该规定中首先要求程序合法化，采购既要符合我国法律法规的要求，又要符合地方财政要求；其次，要知道“买什么”，通常仪器设备购买者根据需求对仪器设备参数提出具体要求，包括功能需求、配置需求；最后，要编写采购仪器设备的参数；另外，仪器设备购买者要根据自身情况对供应商进行评估，评估的内容包括公司实力、资信状况、专业技术服务能力等的综合评价。

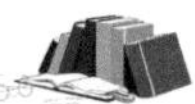

(二)验收管理

验收指收到的仪器与拟采购的仪器相符，仪器在选定的环境中正确安装，并且该仪器在这种环境中运行和使用是合适的。验收主要考察以下几个方面：一是对待安装的仪器设备的环境进行检查，判断其是否满足供应商有关仪器设备环境条件的技术参数并对重要参数进行确认；二是将接收到的仪器设备与购买合同或装箱单比较，并检查设备是否损坏；三是按照供应商的建议进行安装仪器，证实仪器设备硬件和软件安装正确并做好记录。验收结果要落实到纸面上，一般填写仪器设备安装运行验收单。

(三)运行管理

仪器设备日常运行需注意以下几个方面，一是要填写仪器设备使用维护记录；二是仪器设备在运行过程中出现的维修维护，要及时记录和处理；三是涉及仪器设备的采购、验收、运行、性能材料要及时归档；四是仪器设备报废，要符合我国法律法规的要求。目前中检院的报废程序如下：首先是科室根据设备情况提出申请，经领导审批后将设备及相关材料交于设备处，设备处进行销账处理后由相关专家进行鉴定，完毕后报国家食品药品监督管理总局审批后完成整个的报废处置。

五、仪器设备的性能验证管理

为了保证食品药品检验检测结果准确可靠，检验检测仪器设备可以分为计量仪器设备和功能仪器设备，计量仪器设备指对检测结果有影响的设备，如酸度计、天平、液相色谱仪、气相色谱仪等；功能设备指对检验检测结果没有影响或影响非常小，可以忽略不计的仪器设备，如搅拌机、加热器、制冰机、油浴锅等。计量仪器设备是我们重点管理的设备，这里主要从计量要求、实施程序、量值溯源、期间核查、仪器设备五个方面进行管理。

(一)仪器设备性能验证(计量)相关要求及判定依据

计量仪器设备管理需要符合《中华人民共和国计量法》、《实验室资质认定评审准则》及相关法律法规要求。哪些设备需要计量，根据上述法律法规总结如下。

1)列入《中华人民共和国仪器设备强制检定目录》的必须按照周期进行计量。根据《中华人民共和国计量法》和《中华人民共和国强制检定的工作计量器具检定管理办法》(以下简称《办法》)，凡列入《中华人民共和国强制检定的工作计量器具目录》并直接用于贸易结算、安全防护、医疗卫生、环境监测方面的工作计量器具必须实行强制检定。满足以上两个条件的仪器设备，必须进行强制检定。对于具体强检形式、适用范围，应参照《办法》附件《强制检定的工作计量器具强制检定形式及强检适用范围表》执行。

药品检测属于医疗卫生体系，因此列入《办法》中的仪器设备必须进行强制性检定。而在实际工作中，药品检测的仪器设备品种多，计量管理比较复杂，因此参考《全国药品检验机构基本仪器配置标准(2011-2015)》中仪器设备的种类，将药品检测系统中列入《中华人民共和国强制检定的工作计量器具目录》的仪器设备总结如表 10.3 所示，供仪器设备计量管理参考。

表 10.3　药品检测中强制检定仪器设备目录

序号	《办法》对应项目	《办法》项目序号	仪器设备名称
1	尺	1	套管尺、钢卷尺
2	玻璃液体温度计	3	玻璃液体温度计
3	热量计	7	热量计
4	砝码	8	砝码
5	天平	9	天平
6	秤	10	台秤
7	密度计	19	密度计
8	流量计	24	液体流量计、气体流量计、蒸气流量计
9	压力表	25	压力表
10	血压计	26	血压计、血压表
11	心、脑电图仪	36	心电图仪
12	活度计	39	活度计
13	声级计	42	声级计
14	酸度计	45	酸度计
15	测汞仪	47	汞蒸气测定仪
16	火焰光度计	48	火焰光度计
17	分光光度计	49	可见光分光光度计、紫外分光光度计、红外分光光度计、荧光分光光度计、原子吸收分光光度计
18	比色计	50	滤光光电比色计、荧光光电比色计
19	血球计数器	54	电子血球计数器

2)对检验检测结果有重要影响的仪器设备如液相色谱、气相色谱、酶标仪等必须定期进行计量。

3)对检验检测结果可能有影响的仪器设备或环境监控设备，如冰箱、温度计、玻璃器皿等，根据影响程度选择是否计量。

(二)性能验证实施程序

1. 计量计划

使用部门根据仪器设备种类，每年 12 月 31 日前上报仪器设备管理处或相关部门

形成仪器设备计量计划。仪器设备管理处或相关部门审核汇总生成仪器设备计量计划，报上级部门备案。计量计划中一般包含以下内容：设备编号、设备名称、出场编号、测量范围、规格型号、溯源方式、联系人/电话、使用部门、精密度、最近一次检定时间、周期、检定单位、检定人、证书编号、检定结论、有效期至、存放位置。在形成计量计划时，尽可能的详细和全面，最好科室确认一下，为以后顺利地开展计量打下基础。

2. 计划的实施

(1) 计量机构的选择

由仪器设备管理处或相关部门委托具有检定/校准资质的计量检定机构或者设备供应商实施。其中：依据国家检定规程计量的称为检定，依据国家校准规范和行业检定规程的称为校准或测试。如果实验室已通过或正在申请实验室认可，在选择计量机构时建议签订服务协议。根据地市所的特点，建议与计量检测机构签订服务协议。

(2) 计量方法的选择依据

在计量过程中，仪器设备使用部门根据仪器设备的用途与计量检定机构协商计量过程依据，依次采用国家检定规程、校准规范、行业检定规程，也可采用国际标准如 EDQM 标准等进行性能验证。当需要采用国际标准如 EDQM 标准时，应比较国家检定规程与国际标准 EDQM，当两者的标准一致时，采用国家检定规程，当标准不一致时，采用较高的标准来进行性能验证。目前，地市所的设备大都采用国家检定规程或校准，但是在温度类设备计量时要注意提出自己常用的温度点。

(3) 计量过程

根据计量检定机构工作程序分为来检和送检，对于大型来检设备，使用部门需指定人员协助计量人员开展工作，检定完毕后，计量人员需在仪器设备使用记录中签字。在计量过程中，建议大型仪器设备如液相色谱、气相色谱等科室人员陪同检定，这样在计量过程中如果有问题可以随时沟通。送检设备，建议根据设备种类每年固定送检时间，分批次送检，尽量不要来了设备就送，要有计划性。

(4) 结果确认

计量结束后，计量检定机构出具仪器设备的检定、校准、测试证书，使用部门根据仪器设备的证书结果与实验要求进行比对，确定仪器设备是否满足实验要求，并有书面结果确认凭证。仪器设备性能验证结果确认表见表 10.4。在这里，介绍一下检定和校准的区别：①法制性：校准不具法制性，是企业自愿溯源行为；检定具有法制性，属计量管理范畴的执法行为。②评定性：校准主要确定测量仪器的示值误差；检定是对测量仪器的计量特性及技术要求的全面评定。③依据：校准的依据是校准规范、校准方法，可做统一规定，也可自行制定；检定的依据是检定规程。④合格性：校准不判断测量器具合格与否，但当需要时，可确定测量器具的某一性能是否符合预期的要求；检定是要对所检的测量器具做出合格与否的结论。校准结果通常是发校准证书或校准报告；检定结果合格的发检定证书，不合格的发不合格通知书。

表 10.4　仪器设备性能验证结果确认表

使用部门：　　　　　　　　　　　　　　　　　　　确认日期：

设备名称		主要附件	
设备编号		规格型号	
品牌/生产商		仪器设备位置	
检定/校准/核查/测试日期		证书编号	
管理人员		管理人员电话	
性能验证结果			
结果确认	1、□符合 JJG 要求 2、□符合 EDQM 要求 3、□符合 ChP 要求 4、□符合仪器提供商说明书要求 5、□不符合实验要求		
不符合实验要求详细情况			
备注			

注：1. 科室核对“性能验证结果”后，根据实验要求在“结果确认”的“□”中填写“√”。

2. 结果确认可以多选。

3. 当性能验证结果不符合要求时，应启动不符合工作控制程序。

(5) 张贴标识

仪器设备管理处或相关部门根据证书结果，发放绿色合格标识、黄色准用标识（降级使用）或红色停用标识。使用部门领取仪器设备状态标识后，填写完整标识并张贴到对应仪器设备的正面、一般右上角容易看见的位置。

(6) 其他

对于没有计量检定规程或校准规范的仪器设备计量，使用部门需按仪器说明书或参考其他仪器设备计量标准，起草仪器设备性能验证规程并根据设备使用情况规定检定周期，经专家审核后自行开展仪器设备计量，开展该类设备所需的计量标准器具需定期检定/校准，以达到量值溯源的目的。此类仪器设备也需要申报计量计划、进行结果确认、张贴状态标识。此类设备的校准周期可以参考相关的国家检定规程或者校准规范实施，如果仪器设备使用不频繁，使用机构可以根据使用情况按照 JJF 1139—2005《计量器具检定周期确定原则和方法》进行校准周期选择，可以参考国家发布的校准规范，但是一般不超过 2 年。如定氮仪、水分测量仪、PCR 仪等均规定为小于 2 年。

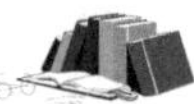

(三)量值溯源

1. 范围

量值溯源性是通过一条具有规定不确定度的不间断的比较链，使测量结果或测量标准的值能够与规定的参考标准联系起来的一种特性。用于药品检验检测的对检测和抽样结果的准确性或有效性有显著影响的检测设备，包括辅助测量设备(如用于测量环境条件的设备)，除非已经证实校准带来的贡献对检测结果总的不确定度几乎没有影响，在投入使用前应进行检定或者校准。实验室应制定设备检定或校准的计划和程序。该计划应当包含一个对测量标准、用作测量标准的标准物质(参考物质)以及用于检测和校准的测量与检测设备进行选择、使用、校准、核查、控制和维护的系统(图 10.1)。

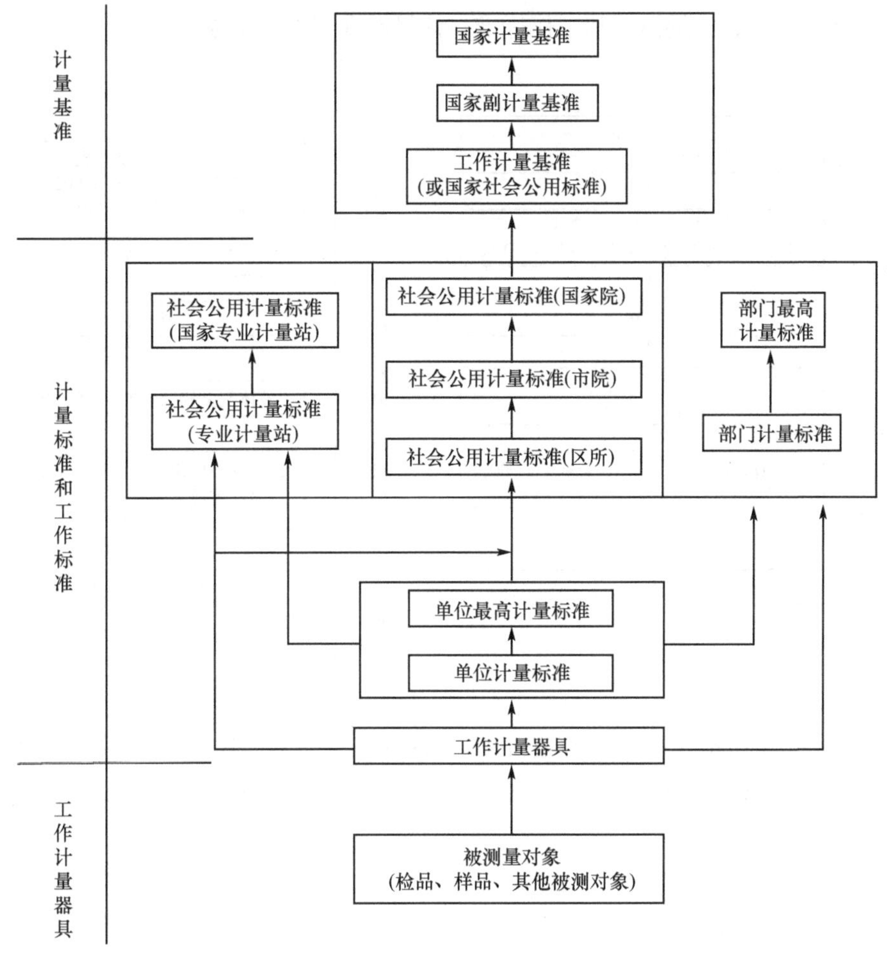

图 10.1　中检院量值溯源体系框架图

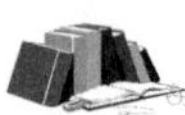

2. 要求

使用部门人员应能够针对检定证书/校准证书/测试报告的数据进行确认，即根据证书的结果判定是否能满足实验需求，并对检测结果有重要影响的仪器设备能够正确绘制量值溯源图。

按《中华人民共和国计量法》规定属于强制检定管理的测量设备，应按规定检定，并统一溯源到国家基准或国际标准。

测量无法溯源到 SI 单位或与之无关时，要求测量能够溯源到诸如有证标准物质(参考物质)、约定的方法和/或协议标准。

3. 常用仪器设备量值溯源图

常见仪器设备量值溯源图如图 10.2～图 10.7 所示。仪器设备量值溯源图的绘制一般包括工作计量器具、计量标准和工作标准、计量基准三部分组成。

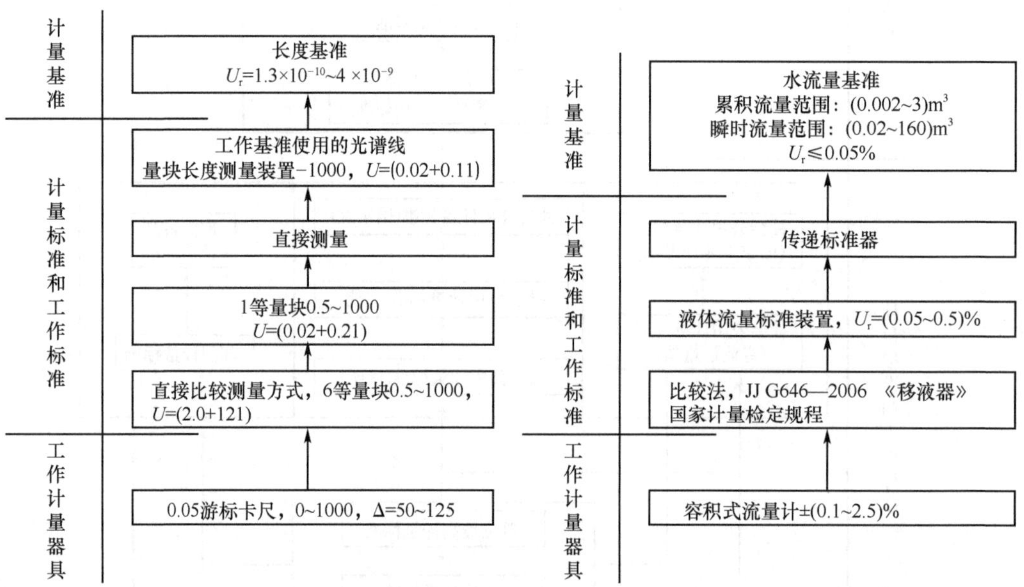

图 10.2 长度类(游标卡尺、直尺等)量值溯源等级框架图

图 10.3 液体流量类(如移液器)计量器具量值溯源等级框架图

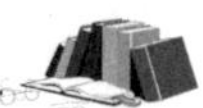

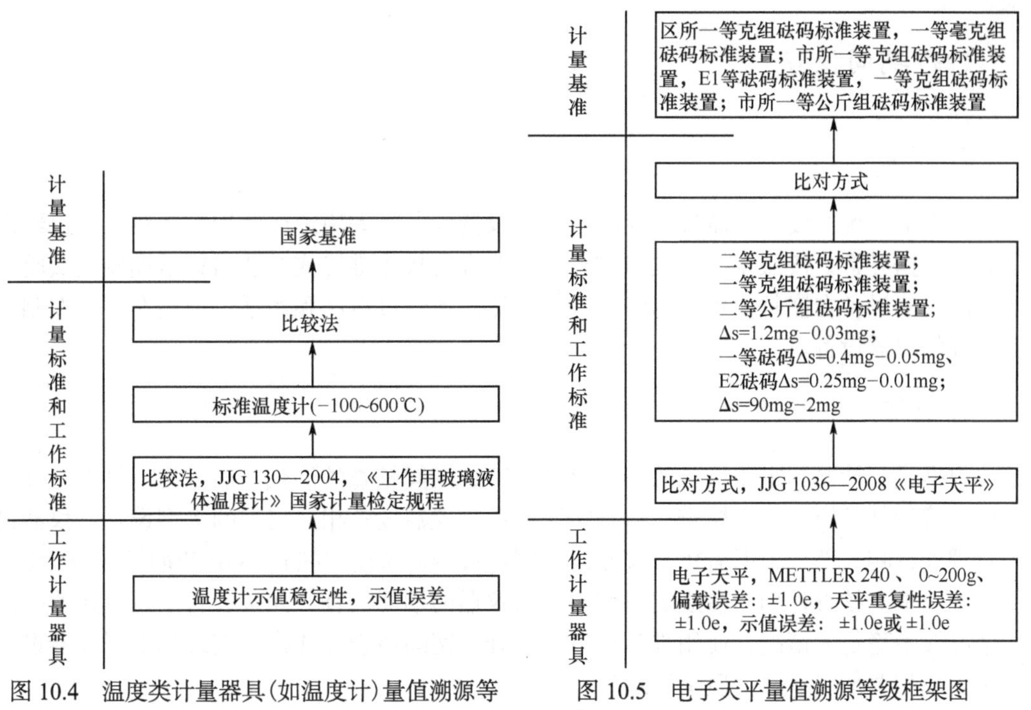

图 10.4　温度类计量器具(如温度计)量值溯源等级框架图

图 10.5　电子天平量值溯源等级框架图

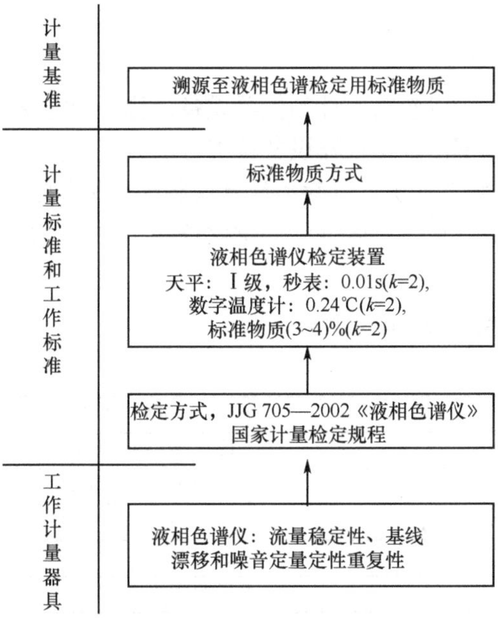

计量基准	溯源至液相色谱检定用标准物质
计量标准和工作标准	↑ 标准物质方式
	↑ 液相色谱仪检定装置 天平：Ⅰ级，秒表：0.01s(k=2)， 数字温度计：0.24℃(k=2)， 标准物质(3~4)%(k=2)
	↑ 检定方式，JJG 705—2002《液相色谱仪》国家计量检定规程
工作计量器具	↑ 液相色谱仪：流量稳定性、基线漂移和噪音定量定性重复性

图 10.6　液相色谱仪量值溯源等级框架图

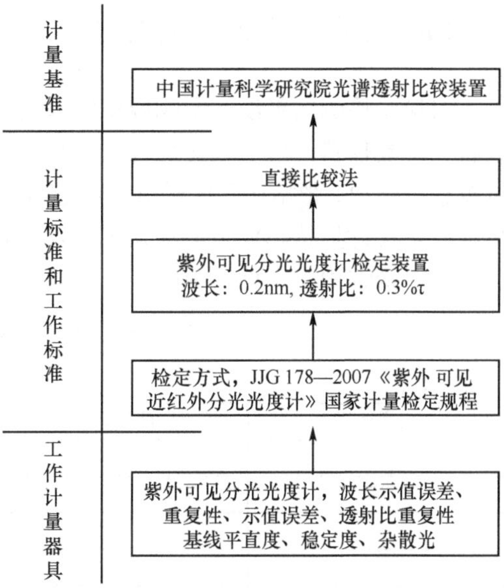

计量基准	中国计量科学研究院光谱透射比较装置
计量标准和工作标准	↑ 直接比较法
	↑ 紫外可见分光光度计检定装置 波长：0.2nm，透射比：0.3%τ
	↑ 检定方式，JJG 178—2007《紫外 可见近红外分光光度计》国家计量检定规程
工作计量器具	↑ 紫外可见分光光度计，波长示值误差、重复性、示值误差、透射比重复性 基线平直度、稳定度、杂散光

图 10.7　紫外-可见分光光度计量值溯源等级框架图

(四)期间核查

1. 范围

对以下情况的设备，需进行期间核查：仪器设备不太稳定或使用频次较高；仪器设备导出数据异常；按照年核查次数进行；仪器设备故障维修或改装后；常期脱离实验室控制的仪器设备在恢复使用前(如外界)；仪器设备经过运输和搬迁；使用在中心控制范围以外的仪器设备。

2. 方法

根据设备情况制定该设备的期间核查 SOP，期间核查的形式一般分为两种，一种是由设备管理部门统一组织核查，这种情况适用于仪器设备相对集中的大型设备，仪器设备管理处或相关部门根据需核查仪器设备制定仪器设备期间核查 SOP 和期间核查计划。使用部门根据核查计划，在规定时间内进行仪器的期间核查，如果设备出现上述范围内的情况或不稳定的情况，使用部门可以自行开展期间核查，并将核查结果上报仪器设备管理处或相关部门，并报质量管理处备案。

期间核查发现仪器设备不符合要求时，使用部门立刻停用该设备并根据情节严重程度开展纠正预防措施程序。

(五)功能仪器设备的管理

对检验检测结果没有影响或影响非常小，可以忽略不计的仪器设备，称为功能仪器设备，功能仪器设备一般无需计量，但是使用部门根据仪器设备核查方法，定期核查，依据核查结果，张贴功能仪器设备状态标识，状态标识可以参考计量仪器设备状态标识，目前我院在计量状态标识上加盖了“功能仪器”章，以区分于计量设备。功能仪器状态及标鉴申报领用表，见表 10.5。

表 10.5　功能仪器状态及标签申报领用表

使用处室：

序号	设备编号	设备名称	功能仪器状态
			□ 正常　□ 不正常
			□ 正常　□ 不正常
			□ 正常　□ 不正常
			□ 正常　□ 不正常
			□ 正常　□ 不正常
			□ 正常　□ 不正常
			□ 正常　□ 不正常
			□ 正常　□ 不正常

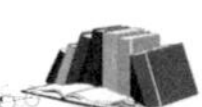

续表

序号	设备编号	设备名称	功能仪器状态
			□ 正常　□ 不正常
			□ 正常　□ 不正常
			□ 正常　□ 不正常
			□ 正常　□ 不正常
			□ 正常　□ 不正常
			□ 正常　□ 不正常
共计	绿标签：张 红标签：张		

领取人：　　　　日期：

经办人：　　　　日期：

（中国食品药品检定研究院　王冠杰）

思 考 题

1. 检定和校准的区别是什么？
2. 仪器设备性能验证的管理方式有哪些？哪些设备必须计量？无需计量的设备是不是不需管理？
3. 什么是期间核查？哪些设备需要开展期间核查？

参 考 文 献

1. 计量器具检定周期确定原则和方法，JJF 1139—2005.
2. 检测和校准实验室能力认可准则，ISO / IEC 17025.
3. 满铭辉，汪玮东，夏杨. 2007. 浅述药品检验机构实验室认可的重要意义. 安徽医药，11(11)：1050-1051.
4. 全国药品检验机构基本仪器配置标准(2011-2015). 2010.
5. 沈继武，张跃鑫. 2011. 药品生产与计量. 医药工程设计. 32(1)：27-28.
6. 通用计量名词及定义，JJG 1001—91.
7. 王冠杰，季士伟，陈为，等. 2012. 药品检测用仪器设备的强制性和非强制性检定.中国药事，26(8)：868-870.
8. 王冠杰，田利，祁景琨，等. 2012. 国内药品检测用仪器设备系统化管理模式的完善与应用.中国药学杂志，47(21)：1773-1774.
9. 王冠杰，田利，项新华，等. 2013. WHO 药品预认证中仪器设备管理经验总结.中国医药导报，10(2)：156-157.
10. 中华人民共和国计量法. 1985.
11. 中华人民共和国计量法实施细则. 1987.
12. 中华人民共和国强制检定的工作计量器具检定管理办法. 1987.
13. 周仰青，胡伟明. 2008. 严格计量管理，保障和促进企业 GMP 的有效实施. 海峡药学，20(5)：127-128.

模块十一　分析方法验证、转移和确认

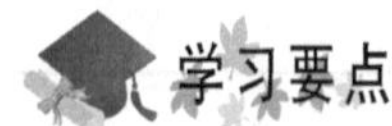

掌握药品分析方法验证、转移和确证的概念和适用范围，能够在日常药品检验工作中根据需要，正确地进行方法验证、转移和确认，以保证方法可行，检验结果准确可靠。

分析方法验证、转移和确认的目的是证明所采用的分析方法适合于相应检测要求和目的，被测样品质量可控，保证得到一致、可靠和准确的测定结果，同时也证明检验人员有能力操作分析方法。方法学验证、转移和确认是建立和重现一个好的分析方法不可缺少的重要组成部分，通过方法学验证、转移和确认，可以对采用该方法所得到的检测结果的质量和可靠性进行判断。

一、分析方法验证、转移和确认相关指导原则和概念解析

（一）分析方法验证、转移和确认相关指导原则

目前国内外和分析方法学有关的指导原则和技术文件中，大部分都是阐述分析方法验证的内容，很少有专门阐述分析方法转移和确认的文件。美国、欧盟、日本、澳大利亚、中国等国家和地区的药品监管机构，以及“人用药品注册技术要求国际协调会”(International Conference on Harmonization of Technical Requirements for Registration of Pharmaceuticals for Human Use，ICH)、世界卫生组织(World Health Organization，WHO)、国际标准化组织(International Organization for Standardization，ISO)等国际组织都有专门的关于方法学验证的指导原则。其中美国食品药品监督管理局(U.S. Food and Drug Administration，FDA)在2000年和2001年分别发布了《化学药品分析步骤和分析方法验证指导原则》和《生物分析方法验证指导原则》；欧洲药品监督管理局(European Medicines Agency，EMEA)于2004年发布的GMP指导原则对分析方法验证有明确的要求，并于2011年7月21日发布了《生物分析方法验证指南》(*Guideline on Bioanalytical Method Validation*)，2012年2月1日生效，用于药代动力学和毒代动力学研究中生物样品定量测定的分析方法验证。

ICH在1995年和1996年分别发布了Q2A“分析步骤验证－定义和术语”和Q2B“分

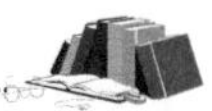

析步骤验证－方法学”；ISO/IEC 17025 于 2005 年发布的《检测和校准实验室通用要求》“5.4.5”节中对分析方法验证提出了非常具体的规定和要求。另外，美国药典(U.S. Pharmacopoeia，USP)、欧洲药典(European Pharmacopoeia，EP)、日本药局方(Japanese Pharmacopoeia，JP)和中国药典(Chinese Pharmacopoeia，ChP)都有专门的附录收载分析方法验证指导原则。

关于方法学确认，ISO17025：2005 通篇只在“5.4.2”节中有一小段描述：“……在进行检测或校准之前，实验室应确认能够正确操作这些标准方法。如果标准方法发生了变化，应重新进行确认。”最早发布相应技术文件来专门阐述方法确认的是欧洲药品质量控制实验室联盟(European Official Medicine Control Laboratories Network，OMCL)。他们在 2005 年发布的质量保证技术文件“分析方法验证”中指出，ICH 分析方法验证的指导原则主要是针对制药企业而制定的，要求制药企业在制定药品分析方法时需要验证有关参数，用于向药品监管机构证明该方法可行，产品质量可控。而欧洲各国的官方药品质量控制实验室从事的日常工作主要是根据药典方法或者标准方法来进行药品检测分析，药典方法或标准方法都是经过验证的方法，药品检验实验室在操作时，没有必要对方法再次进行验证。但是药品检验实验室需要证明药典方法或标准方法对本次检验所测品种的适用性，即要进行方法确认。方法确认的具体内容和方法的检验类型有关，不同的检验类型(鉴别、杂质分析、含量测定等)方法确认的内容不同。OMCL 的这个技术文件中较为详细地列出了不同检验类型以及方法确认需要进行的内容。值得注意的是，该文件中把方法确认称为“method transfer check”，注意不要把这个词与人们常说的方法转移(method transfer)弄混淆。文件里也进一步说明，这里的“method transfer check”等同于“verification of suitability”，即方法(适用性)确认。同时也声明该文件的内容也适用于生物检测方法。

第一次完整提出方法确认这个概念的是《美国药典》(*U.S. Pharmacopoeia*，USP)。USP 32 版附录〈1226〉中收载了一个新的指导原则“药典分析方法确认”(verification of compendial method)，对方法确认的概念、什么时候需要进行方法确认进行了详细阐述，至于方法确认需要具体有哪些内容，美国药典没有详细说明，只是给出了以下指导意见：

1)通过系统适用性试验证明实验室的操作能力和检验系统的适用性；

2)判断方法的复杂程度；

3)确定方法操作的关键步骤和影响检验结果的关键方法学参数；

4)根据方法的复杂程度，选择最为关键的几个方法学参数进行考察。

从 USP 的阐述可以看出，系统适用性实验是一个重要的方法学确认内容，通过系统适用性实验来证明实验室的操作能力和检验系统的适用性，但是方法确认仅仅做系统适用性实验还不够，完整的方法确认是实验人员根据方法的复杂程度，样品的特性及试验人员对该方法操作的熟练程度，除了系统适用性实验外，还要选择几个认为对试验结果最容易产生影响的方法学参数进行验证。

美国分析化学家协会(Association of Official Analytical Chemists，AOAC)在 2007 年发布了一个指导原则《如何达到 ISO 17025 对方法确认的要求》(*How to Meeting ISO 17025 Requirement For Method Verification*)，这是目前为止最为详细的方法确认需要进行

的内容的指导性文件。该指导原则专门针对 ISO 17025 中“5.4.2”节中关于方法确认的一小段描述，把化学检验方法按照检验目的和被测物在样品中的含量高低分为 6 类，详细阐述了每类检验方法需要验证的内容和程度，同时另外还专门阐述了微生物检验方法确认需要进行的内容。这 6 类检测方法包括：①鉴别检查；②被测物在低浓度水平下的定量测定；③被测物浓度在最低定量限浓度附近的测定(限度检查)；④被测物在高浓度水平的测定；⑤被测物在特定高浓度附近的测定(通常也叫限度检查)，但这个特定浓度要远远高于定量限浓度；⑥定性分析。AOAC 的这个指导原则相当于 ISO 17025 中对方法确认要求的一个实施细则，在具体工作中具有很强的指导意义。

分析方法转移这个概念最早是药品生产行业提出的。企业进行药品研发时，随着一个品种研发过程的不断深入，其质量控制方法也在不断地优化和调整，到最后产品研发成功，形成了一个经过充分验证、能够保证产品质量可控的检验方法。当产品由研发部门转到生产部门进行大规模生产时，质量控制部门需要按照研发部门建立的检验方法对产品进行出厂前放行检验，这就牵涉到分析方法由研发实验室和向生产部门检验实验室的转移问题。检验实验室要有能力操作研发实验室建立的方法，同一批样品的检验结果要和研发实验室的检验结果一致。随着全球化的进展，许多国际大型制药企业在很多国家和地区都建立了工厂，这也涉及到药品分析方法在不同工厂之间的转移问题。这些企业为了保证质控部门检验实验室能够成功的操作分析方法，对产品质量进行控制，企业内部均制定了方法转移的标准操作规范(standard operation procedure，SOP)，针对每个品种的分析方法都制定了详细的方法转移步骤。由于这些都是企业内部文件，药检所药品检验人员很少能看到公开的关于方法转移的指导原则和技术文件。

目前来说，很少有一个官方指导原则来具体阐述药检所药品检验工作中方法转移的具体操作步骤。最早关于方法转移的一个公开文件是 2009 年美国药典(USP)附录专家委员会在 USP 论坛上发表了一篇题为《分析方法转移 – 新附录的建议》(Transfer of Analytical Methods – A Proposal for a New General Information)的论述性文章，后来 Agilent 公司的 Ludwig Huber 博士在《分析方法验证》一书中也对分析方法转移有简短的阐述，目前关于分析方法转移的唯一的公开性指导文件是 USP 从 35 版开始收载的附录〈1224〉“分析方法转移”(transfer of analytical procedures)。该文件的适用范围是化学药品分析方法转移，不包括生物分析方法和微生物检测方法。

(二)分析方法验证、转移和确认概念解析

各国药品监管机构发布的指导原则以及 ISO17025 的规范性文件中关于方法学验证的内容中，一般都会提到三个概念：方法验证、方法转移(method transfer)和方法确认(method verification)三者既相互联系又有区别，都是为了保证检验方法适合于检验、被检样品质量可控，同时确保检验人员有能力操作方法；但由于检验目的、检验人员、检验环境等因素的不同，以上三个概念的内涵和侧重点又有所不同。由于国内关于方法学验证、转移和确认的内容大部分都是由英文版本翻译而来，不同检测领域的译者和专家在翻译过程中理解程度和术语用词都不尽相同，另外，除方法学验证外，目前国内外很少

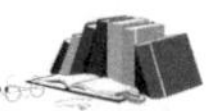

有专门阐述方法转移和方法确认的公开指导原则和技术文件。以上原因导致国内药检系统实验室质量管理人员和检验人员对方法验证、转移和确认的概念不清，理解混乱，尤其是方法确认，各地药检人员在实际工作中缺乏明确统一的指导，具体做法不尽一致，造成了很多不必要的重复劳动，且浪费资源。本章就结合国际上有关的指导原则对这 3 个概念进行解析。

1. 方法验证

WHO、FDA、USP 和 ISO 17025 对于分析方法验证的定义和解释基本一致，其核心是实验室通过试验设计和测试，证明被验证的方法适用于该方法拟定的检测用途。从这个定义可以看出，方法验证主要由方法建立者进行，即“谁建立方法谁负责验证”，方法建立者必须要证明所建立的方法能够满足期望的检测用途。由于大部分药品质量控制方法是由生产企业建立，因此方法学验证的工作大部分是由企业的分析方法研发部门来进行。制药企业在研发产品的过程中，随着产品研发过程的不断深入，产品的质量控制方法也在根据产品的变化而不断进行调整和优化，最终形成一个终产品质量控制方法，企业的研发部门在建立质量控制方法时，需要对该方法进行充分的验证，以证明所建立的质量控制方法能够达到对本产品质量控制的目的。在方法验证的过程中，为了证明方法可行，就要对方法学涉及的相关参数进行验证，具体验证哪些参数和方法的用途有关。

本章第二部分会对方法验证内容进行详细阐述。

2. 方法转移(method transfer)

一个实验室建立好分析方法并经过验证后，当其他实验室(方法接收实验室)在使用这个方法进行检验检测时，这就牵涉到方法在两个不同实验室之间的转移问题，接收方法的实验室需要证明其能够成功地在本实验室中运行该方法，这就是所谓的方法转移。常见的方法转移情况有：分析方法由公司的研发实验室转移到质控实验室；由于生产线转移使分析方法从 A 生产地点转移到 B 生产地点；分析方法由某公司转移到合同公司；由于 X 公司购买了 Y 公司的产品，方法由 Y 公司转移到 X 公司。目前来说，很多大型跨国制药企业都建立了其内部的方法学转移指导文件和规程，但没有一个官方指导原则来具体说明接收方法的实验室是如何来具体进行操作的。唯一比较有名的一个指导性文件是 2009 年美国药典附录专家委员会在美国药典论坛上发表了一篇题为《分析方法转移－新附录的建议》的论述性文章。

方法转移这个概念包含 3 个要素，即方法建立实验室、方法接收实验室和比对性测试。所谓的转移，就必须至少包括 2 个实验室，即方法建立实验室和方法接收实验室。方法建立实验室负责分析方法的建立和验证，当其他实验室需要按照已经建立好的方法进行检验检测时，这些实验室统称为方法接收实验室。方法接收实验室需要证明其能够成功地在本实验室中操作该方法，最常用的方式就是比对性测试，如果接收实验室采用该方法对样品测定的结果与方法建立实验室测定的结果两者之间比对的结果符合转移之前确定的相关接受标准，那么就说明方法接收实验室能够和方法建立实验室一样有能力成功地操作此方法，方法转移成功。被测样品的数量与方法的重要性、复杂性和接受实验室此前是否有操作此类方法的经验有关。在方法转移之前，要注意确保方法接收实验室的工作人员对方法中涉及的关键参数有详细的了解。另外很重要的是建立一份详细的转移步骤程序、方法操作详细步骤和双方实验室有关人员之间建立良好的沟通。转移程序上要说明检测内容和双方实验室的职责，同时要确定各参数的转移可接收范围。

比对性测试中考虑的因素包括：被测样品的数量、批次(比如 2~5 批)；被测样品的浓度级别(比如 1~3 个浓度)；重复测定次数(比如 4~6 次)；被分析物个数(比如 1~2 个)；分析时间(比如 2~5 d)；来自 1 个或多个企业的分析仪器(2 个实验室都用相同的仪器)。

对于中检院来说，涉及方法转移的一项日常工作就是进口药品质量标准复核。根据我国《进口药品注册管理办法》规定，当国外药品申请在中国注册上市时，需要报送 3 批样品在中检院或各口岸所进行进口药品质量标准复核，同时提交相应的分析方法、方法学验证资料以及 3 批样品的出厂检验结果。在复核的过程中通常是在对 3 批样品进行分析检验的基础之上来判断企业的分析方法是否可行，产品质量是否可控，提出具体复核意见，最终制定出药品进口注册质量标准。对于有些处方成分较多，分析方法复杂的品种，在制定进口注册质量标准中的某些检验项目时(比如含量测定或有关物质测定)，会按照企业质量标准起草进口注册标准中的检验方法，不做改动。这种情况就是方法转移过程，涵盖了方法转移的 3 个要素。方法建立实验室是生产企业的研发实验室或质控实验室，方法接收实验室是进口药品质量标准复核实验室，在复核的过程中有一个很重要的步骤就是复核实验室将 3 批样品测定的结果与企业的测定结果进行比对，一方面证明方法在不同实验室对产品质量的可控性，另一方面证明方法的可行性(即复核实验室能够成功地操作企业建立的分析方法)。

3. 方法确认(method verification)

在日常检验工作中，经常将方法确认和方法转移以及方法验证这三个概念相混淆，尤其是方法确认，大家的理解参差不齐，做法各异。方法确认的核心有三点：①方法确认必须是对药典分析方法或者法定分析进行确认；②证明药典分析方法或法定分析方法适用于被测样品，被测样品的质量可控，方法可行；③证明方法使用人员有能力成功地操作药典分析方法或者法定分析方法。

关于方法确认，目前，世界卫生组织、ISO/17025、美国 FDA，以及 USP 发布的指导原则对于上述第一点是非常一致的，只要说到方法确认，一定是对药典分析方法或者法定分析方法进行确认。对于第二点和第三点来说，WHO 和美国的定义在侧重点方面各有不同。WHO 在药品质量控制实验室操作规范(good practice for quality control laboratory，GPCL)中明确指出：方法确认是证明一个药典方法或者经过验证的方法适用于本次检验的过程(process by which a pharmacopoeial method or validated analytical procedure is demonstrated to be suitable for the analysis to be performed)。WHO 的定义侧重于强调第二点，即证明药典分析方法对产品的适用性。ISO/17025，美国 FDA 和 USP 对方法确认的定义基本上可以总结为：检验实验室和方法使用者应该证明其对药典方法有充分的了解并且有能力重现药典方法(the laboratory shall confirm that it can properly operate standard methods before introducing the test; users should have the appropriate

experience，knowledge，and training to understand and be able to perform the compendial procedures as written）。可见，ISO/17025，美国 FDA 和 USP 对方法确认的定义侧重于第三点，即强调检测实验室和检验人员操作药典方法的能力。如果将世界卫生组织和美国的定义结合起来，就是一个相对比较全面完整的方法学确认的定义了，即：方法确认的目的是证明药典分析方法或法定分析方法适用于被测样品，被测样品的质量可控，方法可行；同时还证明方法使用人员有能力成功地操作药典分析方法或者法定分析方法。

通过以上概念的解析可以看出，药品检验实验室在采用药典分析方法或者法定分析方法进行检验时，不需要再对方法进行验证，但是需要进行方法确认，以证明承检实验室能够正确地操作药典方法。具体确认需要进行哪些内容，这个没有一个统一明确的规定，根据方法本身的特点和检验人员对方法操作的熟练程度由检验实验室自己来确定。USP 在其附录〈1226〉“药典分析方法确认(verification of compendial methods)”中对药典分析方法确认需要确认哪些内容给出了以下指导意见：①通过系统适用性试验证明实验室的操作能力和证明系统符合方法要求；②判断方法的复杂程度；③确定方法操作的关键步骤和影响检验结果的关键方法学参数；④根据方法的复杂程度，选择最为关键的几个方法学参数进行验证。

从 USP 的阐述可以看出，系统适用性实验是一个重要的方法学确认内容，通过系统适用性实验来证明实验室的操作能力和证明系统符合方法要求，但是方法确认仅仅做系统适用性实验还不够，完整的方法确认相当于对方法的适用性进行考察，就是实验人员根据对方法的理解，除了系统适用性实验外，还要选择几个认为对该方法来说最为关键的几个方法学参数进行考察。方法验证、方法转移和方法确认的联系与区别见表 11.1。

表 11.1　方法验证、方法转移和方法确认的联系与区别

	主要目的	主要内容	负责方	适用范围
方法验证	证明方法适用于拟定用途，被测样品质量可控	按照方法的用途，对方法学验证参数进行全部或部分验证	方法建立实验室	首次建立的方法；有问题需要重新进行验证的方法
方法转移	证明方法接收实验室能够成功的操作方法建立实验室建立的经过验证的方法	方法接收实验室选择典型批次的样品进行检测，并与方法接收实验室检测结果进行比对	方法接收实验室	某些进口药品质量标准复核，企业内部分析方法由研发部门转移到质控部门；企业位于不同地点的生产工厂之间的方法转移；委托检验（A. 企业委托;B. 公司检验）
方法确认	证明药典方法或法定方法适用于被测样品的质量控制；证明检验人员有能力正确操作药典方法或法定方法	根据方法的用途和方法的复杂程度，选择性地选择对检测结果影响最大的关键方法学参数进行考察	药品检验实验室（药检所）	按照药典方法或法定方法进行的药品质量检验

二、分析方法验证参数以及验证过程中所考虑的影响因素

分析方法的验证过程是在实验室完成的。实验室通过试验设计和测试，来确定被验证的方法是否能够满足该方法拟定检测用途的要求。在第一部分中我们提到了许多国家和地区的药品监管机构、国际组织都有各自的分析方法验证指导原则，这些指导原则中要求的验证参数也不尽相同，而且不同指导原则对有些参数的定义也存在差异，为了能够有一个统一的术语和定义，来自欧盟、美国和日本药品监管机构和制药工业的专家组成ICH工作小组制定了方法学验证参数定义、验证要求的相关ICH指导原则，该原则是目前方法学验证最具代表性的一个指导原则。表11.2中列出了ChP、USP、EP和ISO 17025中定义和要求的方法学验证参数。

表11.2　不同国际组织要求的方法学验证参数

参数	机构
专属性	USP，EP，ChP，ICH
选择性	ISO 17025
精密度	USP，EP，ChP，ICH
重复性	ICH，ChP，ISO 17025
中间精密度	ICH，ChP
重复性	ICH，ChP，USP，ISO 17025
准确度	USP，EP，ChP，ICH，ISO 17025
线性	USP，EP，ChP，ICH，ISO 17025
范围	USP，ChP，ICH
检测限	USP，EP，ChP，ICH，ISO 17025
定量限	USP，EP，ChP，ICH，ISO 17025
耐用性	USP，EP，ISO 17025
粗放性	USP，ChP，ICH

（一）专属性/选择性

ICH对专属性的定义：专属性是指可能存在某些组分（如杂质、降解物、基质等）时，对被分析物准确、可靠测定的能力。ChP和USP对专属性的定义与ICH保持一致。ISO 17025和其他一些国际学会（如国际纯粹与应用化学联合会IUPAC和国际分析化学家协会AOAC）采用“选择性（selectivity）”来替代“专属性（specificity）”一词，因为他们认为专属性是指被分析物是单一组分的情况，而选择性则包括了多组分样品。

鉴别反应、杂质检查和含量测定方法，均应考察其专属性。如方法不够专属，应采用多个方法予以补充。

1）鉴别反应应能显示区分可能存在的结构十分相关的化合物的能力。用含有被分析物质的正反应（与已知对照品对照）加上不含被测物质样品的负反应进行确证，并确证正反应不是与被分析物结构相似或十分相关的物质产生的。

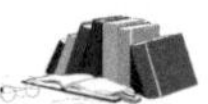

2）杂质检查：进行的所有分析方法能给出被测物质中杂质的精确的量（如有关物质检查、重金属限度检查、有机挥发性杂质检查）。

3）含量测定：给出正确结果，样品中被分析物含量或效价的准确结果。

含量测定分析方法，其专属性应能显示该分析方法不受杂质或基质存在的影响。实际做法是可向检测物中加入适量杂质，或相应基质作为空白对照检测，看测定结果是否受这些杂质或基质的影响。

如果得不到杂质或降解产物，可将对含有杂质或降解产物的样品的测定结果与用另一种已确证了的方法所测定的结果进行比较（如药典方法或其他经验证过的方法），以说明其专属性。而且这种结果的比较应该包括对储存在相应苛刻条件下的样品测定结果的比较（如光、热、湿度、酸或碱水解以及氧化）。含量测定分析方法，应比较分析这些结果；色谱纯度检查应比较杂质的检出情况。

ICH 有关文件说明，当使用色谱分析方法时，验证资料中应附代表性色谱图，以显示其选择性好坏，应标明各个峰。采用有二极管阵列检测器（UV-visible diode array detector，DAD）可以对峰纯度进行检测。一般的做法是在被检测色谱峰的上升阶段和下降阶段各取一个时间点（尽量对称）截取相应的光谱图，如果两张光谱图显示一致，那么就表明该色谱峰是纯的，只含有单一组分；如果不一致，那么该色谱峰就是不纯的，至少含有两种以上组分。现代的色谱工作站能够对色谱峰自动进行峰纯度检测，并且给出纯度因子，采用目视检查和峰纯度检查相结合的方法，基本上就可以满足峰纯度判断的要求。但是对于有些化学结构十分相近的物质，尤其是化合物的代谢产物，与母体化合物结构十分相似，如果这些物质存在共出峰的情况，那么二极管阵列检测器就很容易得出假阴性的结果（即光谱显示色谱峰是纯的，但实际上存在共出峰现象）。对于这种情况，就要采用选择性更高的质谱检测器。判断的方法跟二极管阵列检测器基本上一致，即在被检测色谱峰的上升阶段和下降阶段各取一个时间段比对相应的分子离子峰，就很容易判断出峰纯与否。

对于分析生物来源的样品，验证专属性的时候还要考虑到生物基质的干扰效应。通常的生物基质包括尿、血、土壤、水或者食物。优化样品前处理过程可以最大程度地消除生物基质对被分析物测定的干扰。对于一个定量方法来说，至少要测定五份不同来源的基质对照，才能够说明不存在基质干扰作用。

（二）精密度

ICH 对精密度的定义：分析方法的精密度指的是规定条件下对均质样品多次取样进行一系列检测，其结果的接近程度（离散程度）。精密度可以从三个层次考虑：重复性、中间精密度、重现性。精密度考察应使用均质的、可信的样品。如果得不到，可用人为配置的样品或样品溶液进行研究。分析方法的精密度通常以多次测量结果的变异性、标准偏差或变异系数来表达。

在相同条件下，由同一个分析人员测定所得结果的精密度称为重复性；在同一个实验室，不同时间由不同分析人员用不同设备测定结果之间的精密度称为中间精密度；在不同实验室由不同分析人员测定结果之间的精密度称为重现性。

含量测定和杂质的定量测定应考虑方法的精密度。

(1) 重复性

在规定范围内，至少用 9 个测定结果进行评价。例如，设计 3 个不同浓度，每个浓度各分别制备 3 份供试品溶液进行测定，或将相当于 100%浓度水平的供试品溶液，用至少测定 6 次的结果进行评价。

(2) 中间精密度

为考察随机变动因素对精密度的影响，设计方案进行中间精密度试验。变动因素为不同日期、不同分析人员、不同设备。

(3) 重现性

法定标准采用的分析方法，应进行重现性试验。例如，建立药典分析方法时，通过协同检验得出重现性结果。协同检验的目的、过程和重现性结果均应记载在起草说明中。应注意重现性试验用的样品本身的质量均匀性和储存运输中的环境影响因素，以免影响重现性结果。

(4) 数据要求

均应报告标准偏差、相对标准偏差和可信限。

(三) 准确度和回收率

ICH 对准确度的定义：分析方法的准确度指的是真实值或认可的参考值与测量值之间的相近程度。准确度有时也称真实度，一般用回收率(%)表示。准确度应在规定的范围内测试。

在计算含量测定方法的准确度时，可用已知纯度的对照品或供试品进行，或用本法所得结果与已知准确度的另一个方法测定的结果进行比较。

如该分析方法已经测试并求出了精密度、线性和专属性，在准确度也可推算出来的情况下，这一项可不必再做。

在规定范围内，至少用 9 个测定结果进行评价。例如，设计 3 个不同浓度，每个浓度各分别制备 3 份供试品溶液，进行测定。应报告已知加入量的回收率(%)，或测定结果平均值与真实值之差及其相对标准偏差或可信限。

(四) 线性和校准曲线

ICH 对线性的定义：分析方法的线性是指在给定的范围内检测结果与样品中被分析物的浓度(量)成比例关系的能力。

应在规定的范围内测定线性关系。可用一储备液经精密稀释，或分别精密称样，制备一系列供试样品的方法进行测定，至少制备 5 份供试样品。以测得的响应信号作为被

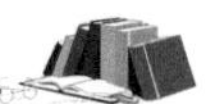

测物浓度的函数作图，观察是否呈线性，再用最小二乘法进行线性回归。必要时，响应信号可经数学转换，再进行线性回归计算。

数据要求：应列出回归方程、相关系数和线性图。

(五)范围

ICH 对范围的定义：分析方法的范围是指样品中被分析物的较高浓度(量)和较低浓度(量)之间的一个区间，并已证实在此区间内，该方法具有合适的准确性、精密度和线性。

范围应根据分析方法的具体应用和线性、准确度、精密度结果和要求确定，不同方法以及不同的检测样品其范围的要求不同。

(六)检测限

ICH 对检测限的定义：某一分析方法的检测限是指样品中的被分析物能够被检测到的最低量，但不一定要准确定量。

常用的测定检测限的方法如下。

(1) 目视法

用已知浓度的被测物，试验出能被可靠地检测出的最低浓度或量。

(2) 信噪比法

用于能显示基线噪声的分析方法，即把已知低浓度试样测出的信号与空白样品测出的信号进行比较，计算出能被可靠地检测出的最低浓度或量。一般以信噪比(S/N)为 3∶1 或 2∶1 时相应浓度或注入仪器的量确定检测限。

(3) 数据要求

应附测试图谱，说明测试过程和检测限结果。

(七)定量限

ICH 对定量限的定义：某一分析方法的定量限是指在合适的准确性和精密度下，能够定量测定样品中被分析物的最低量。它是样品中含量低的化合物定量测定的参数，特别适用于杂质/降解产物的测定。

常用信噪比法确定定量限。一般以 S/N 为 10∶1 时相应浓度或注入仪器的量确定定量限。

(八)粗放性(ruggedness)

ICH 中没有采用粗放性这个词，而是采用了重复性来替代了粗放性的含义，这里两者所代表的内容相同。在 USP 中粗放性定义为：在不同的条件下(如不同的实验室、不同的分析人员、不同的分析仪器、不同的试验环境、不同的材料等）试验结果的重现程度。粗放性是考察试验条件在正常预期的实验室之间和分析操作人员之间的变动范围之内试验结果的重现程度。通常是采用不同实验室在均质样品中分别取样检测的方法来评价一个分析方法的粗放性。

（九）耐用性（robustness）

ICH 对耐用性的定义：某一分析方法的耐用性是指在试验参数被故意地发生细小改变时，检测不受影响的能力，用于说明方法正常使用时的柔韧性（皮实性）。在分析方法开始建立时，就应该考虑其耐用性。如果测试条件要求苛刻，应该在方法中写明注意事项。典型的变动因素有：被测溶液的稳定性、样品的提取次数、时间等。液相色谱法中典型的变动因素有：流动相的组成和 pH、不同厂牌或不同批号的同类型色谱柱、柱温、流速等。气相色谱法变动因素有：同厂牌或不同批号的同类型色谱柱、固定相、不同类型的固定液、柱温、分流比、进样口和检测器温度等。

经试验，应说明小的变动能否通过设计的系统适用性试验，以确保方法有效。

（十）稳定性

样品在被注入色谱仪进行分析之前会经过一个供试品溶液制备过程，包括提取、转移、在进样小瓶中储存等。在这些制备过程中样品可能会发生降解，从而会影响测定结果的准确性。在这种情况下，在方法学验证过程中就应该考虑供试品溶液和对照品溶液的稳定性问题。一般会采用同一个供试品溶液每隔 1 小时进样直到 26 小时，通过检查检测结果的一致性来判断供试品溶液的稳定性。

稳定性考察对于确定供试品溶液开始制备到进样之间最长的允许时间非常重要，同时对于评价分析方法是否具有检测出样品中微量降解产物的能力也十分重要。稳定性考察试验一定要按照样品真实的储存条件来进行，因为被分析物的降解程度直接与其储存条件、化学特性、样品基质和包装系统的稳定性相关。稳定性实验应该考察样品在接收后并在实际储存条件下长时间存放（当储存条件为冷冻储存时）、短时间存放（室温下连续测定几批样品后）并经过冻融周期后的稳定性。稳定性试验研究中设立的试验条件一定要反映样品真实的处理和储存条件。

稳定性试验中，一定要用对照品储备液来配制一系列对照品溶液进行测试，用于判断供试品溶液的稳定性。对供试品溶液和内标溶液来说，要评价其在室温条件下至少 6 小时的稳定性，然后将其信号相应与新鲜配制的溶液信号进行比对。采用重复进样供试品溶液计算信号响应 RSD 的方法来进行系统适用性试验，如果 RSD 不超过短期系统精密度的 20%，那么就认为系统适用性试验成立。如果发现随着时间的推移供试品溶液的含量有所下降，那么需要计算出供试品溶液保持温度的最长允许时间。

ICH 指导原则中还推荐了采用强制降解产生降解产物的方法（这些方法包括：高温、高湿、光降解等）来评价方法的专属性，这么做的目的是人为在供试品溶液中产生预期样品中会存在的杂质。一般来说，强制降解的条件强度为 5%～20%的被分析物产生降解为宜。

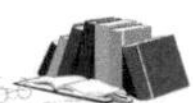

另外，推荐考察在不同冻融周期条件下的稳定性(长期和短期储存)。以下是生物分析中的一些常用试验条件。

(1)冻融稳定性

应该在三个冻融周期后评价被分析物的稳定性。各至少三份的低浓度和高浓度样品储存在规定的储存温度下 24 小时，然后自然融解。

(2)短期温度稳定性

各至少三份的低浓度和高浓度样品在室温下融解后放置 4～24 小时(根据实际测试分析过程中该样品要在室温下存放多长时间来确定)后进行测定。

(3)长期稳定性

长期稳定性的评价持续时间应该超过第一批样品接收开始到最后一个样品分析完毕之间的时间跨度。各至少三份的低浓度和高浓度样品与被研究样品存放在相同的条件下，然后对其进行分析以评估长期稳定性。所有稳定性样品的浓度都应该与反推出的长期稳定性开始第一天时对照品溶液浓度的平均值进行比对。

(4)供试品溶液的稳定性

供试品溶液的稳定性考察，应该将进样小瓶在自动进样器上放置的时间考虑在内。供试品溶液稳定性考察的时间应该比整批样品全部分析时间要长，然后根据最初的校准曲线来计算供试品溶液的浓度以评估稳定性。

三、验 证 步 骤

在实验室进行方法学验证的时候，应该采用与该方法今后拟定常规测定的样品相类似的样品进行。验证步骤应该事先按照先后顺序一步步地写好，验证过程中严格按照验证步骤来进行。

(一)分析方法的生命周期

就像分析仪器的确认和计算机系统的验证一样，分析方法的验证并不是一个独立的事件。方法学验证开始于某个实验人员想建立一个新的分析方法，结束于该方法不再使用。一个典型的方法学验证过程包括：确定方法的检测范围；确定验证标准；开始进行验证；方法用于常规质控分析。

方法学验证的第一步是确定方法的检测范围，这其中包括：被测物的浓度范围、样品基质、使用的仪器和方法、使用的地点。当我们确定了检测范围后就可以确定验证参数和可接受的限度范围。接下来就是制定详细的验证程序步骤，包括所有的实验细节。所有的实验操作都要严格按照所制定的验证步骤来进行，验证完成后将验证数据与可接受的限度范围进行比较。最后，建立常规质量控制方法，该方法中要包括系统适用性试验和质控样品分析。所有的实验条件和验证数据都要在最终的验证报告中体现出来。

(二)验证计划

一个成功的方法学验证需要不同部门之间良好的合作，包括：注册事务部、质量保证部、质量控制部以及分析方法研发部。因此，我们就需要事先建立一个周密的验证计划。该计划应该具体包括以下内容。

1)目的和范围。

2)词汇表。

3)不同相关部门的职责。

4)方法参数和验证方法。

5)验证步骤。

6)验证结果接受标准。

7)系统适用性试验方法和参数。

8)方法修改和再验证。

9)药典方法确认。

10)方法转移。

11)涉及的 SOP 目录。

12)批准过程，相关档案。

13)项目计划、实验步骤和验证报告模板。

(三)方法使用范围和验证标准

在方法验证的早期就应该确定方法使用范围和相关的验证标准。同样，方法使用范围的确定也需要不同部门之间的相互合作，包括市场部、分析部、质控和质保部，经常碰到的问题包括：

1)该方法检测什么样品？

2)该方法检测什么化合物？

3)被测物的目标浓度是多少？

4)样品基质是什么？

5)存在检测的干扰物吗？如果存在，需要对其进行检测和定性吗？

6)有相关的法律和注册方面的要求吗？

7)哪些是需要定量测定，哪些是需要定性测定的？

8)最低检测限和最低定量限是多少？

9)目标浓度范围是多少？

10)期望的精密度和准确度是多少？

11)期望的耐用性有多强？

12)应该采用哪种分析仪器？该方法是只适用于一台特定仪器还是适用于相同型号的所有仪器？

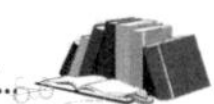

13）该方法只适用于一个特定的实验室还是适用于全球所有相关实验室？

14）操作这个方法对分析人员有什么特殊要求？

验证开始之前确定方法使用范围对验证内容的确定非常重要。举例来说，如果一个方法是想适用于不同仪器生产商提供的同一种仪器，那么验证的工作量就会很大，如果事先确定了该方法只适用于一台特定的仪器，那么就不需要对其他仪器生产商的仪器进行验证，验证的内容就会大大减少并真正落在方法需要验证的内容上。

（四）确定验证参数和限度范围

对于一个高效的验证过程来说，非常重要的一点是确定正确的验证参数和这些参数的限度范围。需要根据方法的使用用途来确定验证的参数。对于一个特定的分析方法来说，没有必要对所有的方法学验证参数都要逐个进行验证。例如一个对痕量物质进行定性检测的方法，就没有必要验证该方法的定量限和全浓度范围内的线性。ICH 在指导原则中列出了不同检验目的需要验证的参数，见表 11.3。

表 11.3　ICH 指导原则中规定的不同检验目的需要验证的参数

参数	鉴别	杂质测定		含量测定
		定量	限度	
准确度	–	+	–	+
精密度	–		–	
重复性	–	+	–	+
中间精密度	–	+	–	+
重复性	–	+	–	+
专属性	+	+	+	+
检测限	–	–	+	–
定量限	–	+	–	–
线性	–	+	–	+
范围	–	+	–	+

（五）验证准备和执行

一旦验证内容和标准范围确定下来，就要根据验证步骤详细地准备验证并执行验证实验，进行完整记录。

（1）验证准备

良好的准备工作对验证的有效实施至关重要，准备过程中需要注意的是使用合格的实验材料、合格的分析仪器和合格的分析人员。

（2）执行验证

目前没有一个正式的官方指导原则规定验证过程中参数的具体验证顺序。以下是 HPLC 方法常见的验证顺序。

1）专属性/选择性。

2）保留时间和峰面积重现性。

3）线性，最低定量限，最低检测限和范围。

4）不同浓度水平的准确度。

5）中间精密度。

6）重复性。

通常将耗时最长的项目（中间精密度和重复性）放到最后进行验证。有时候有些参数可以同时进行验证，如峰面积精密度的数据可以用来进行线性计算。

（六）验证报告和其他文件

当分析方法建立好并通过验证后，应该起草一个验证报告。验证报告应该包括足够的信息使得其他实验人员根据这个报告能够重现这个验证过程。验证报告中一般包括以下内容。

1）目的和方法使用范围。

2）方法学总结。

3）被分析化合物和样品基质。

4）所有实验过程中使用的化学试剂、标准物质、质控样品的名称、纯度、来源和具体配制过程。

5）安全警示。

6）验证参数和详细的验证操作过程。

7）数据处理过程。

8）QC 样品分析程序和系统适用性试验步骤和标准限度。

9）典型色谱图、回归曲线。

10）验证参数可接受范围。

11）总结和结论。

12）实验人员和批准人员。

四、方法转移

分析方法转移的目的是证明一个实验室在采用另一实验室建立并经过验证的分析方法来检测样品时，该实验室有能力成功地操作该方法，其检验结果与方法建立实验室检验结果一致。分析方法转移是保证检验结果质量，保证不同实验室之间得到一致、可靠和准确检验结果的一个重要环节，同时也是对实验室检验能力的一个重要评估。

（一）分析方法转移的基本流程和原则

分析方法转移途径的选择和转移实验的具体设计可以选择风险评估的方式，需要考

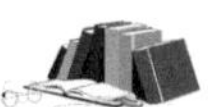

虑接收实验室以往的检验经验和检验能力、相关的仪器设备使用经验、分析方法的复杂程度以及被测样品的特点。图 11.1 定义了方法转移的基本流程。

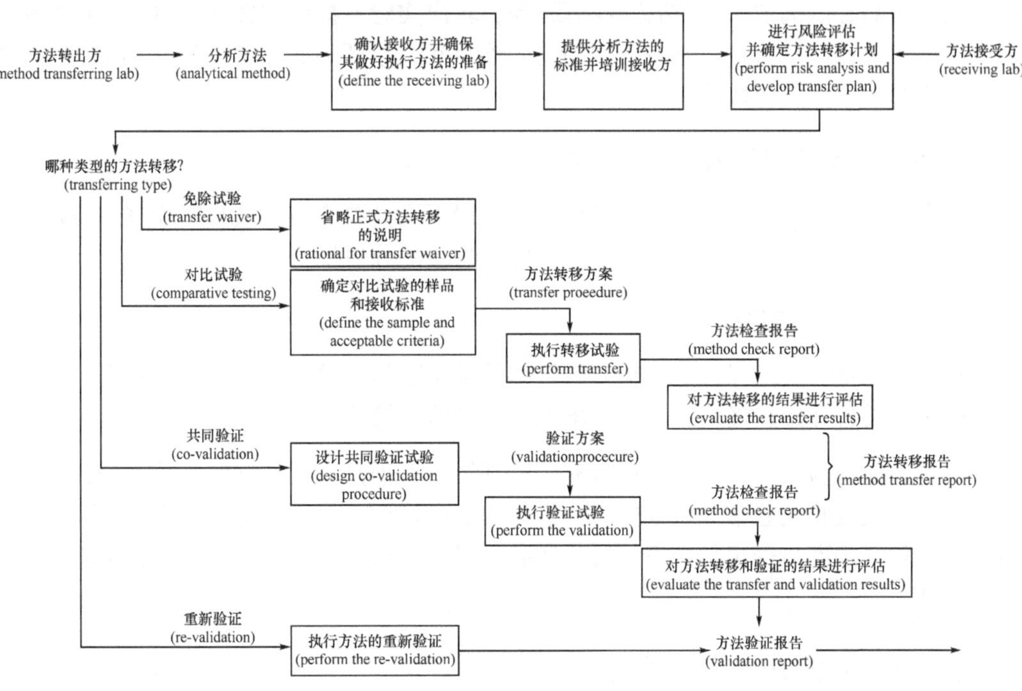

图 11.1 方法转移流程

药典收载的分析方法在原则上不需要进行转移。药典分析方法需要在接收实验室的实际检验条件下进行方法确认，对某些关键的方法学参数进行考察，例如专属性、精密度、溶液稳定性等，以证明药典方法对本次所检品种的适用性。

典型的方法转移按照分类通常涉及 1～3 批样品的检验。如果被测样品有多个规格，则原则上方法转移需涵盖样品的几个规格(如最高及低规格)。样品的批次及规格选择应由方法转出和接收实验室协商决定。

如果相同的检验方法被用于样品的不同检验项目，例如含量测定和含量均匀度检查，则可以只做含量测定方法转移而不需要再额外进行含量均匀度检查方法的转移。另外需要注意的是，如果对照品溶液和供试品溶液的制备略有差别，如提取溶剂的量和容量器具的规格相应缩放，而其他步骤和操作都是相同的，那么这些分析方法也被认为是相同的而不需要进行方法转移(参见 4.4 节项内容)。

1. 转移方案

在方法转移之前，首先要制定方法转移方案。通常情况下，方法转出实验室负责转移方案的起草。根据被测样品的稳定性、样品的检验结果、方法学验证数据来制定转移方案。方案中应规定样品的选择、检验批数及每次检验所需制备的样品份数，以及接受标准。方法转移方案必须得到转出实验室和接收实验室的同意。方案必须在转移前得到批准，在方法转移方案中需要明确以下细节：文件号；转移的目的和范围；转出实验室和接收实验室的名称和信息；样品信息(如剂型、规格、批号、储存条件、运输条件等)；被转移的分析方法(名称、标识号、版本号等)；测试的批数和每批重复次数；转移方法所需实验用品和试剂清单(包括标准物质)等；转出实验室提供的文件清单；转移方法所需的设备清单；计划的检验步骤；需要检验的项目和结果评估的标准；报告结果的要求(如结果的修约、小数点位数等)。

2. 与接收实验室相关文件的交接

在进行分析方法的转移前，如条件允许，以下文件要交接给接收实验室：需转移的分析方法；标准物质的证书和来源信息；标准物质的分析报告；方法验证报告。

3. 接收实验室的准备工作

接收实验室负责确保做好分析方法转移的准备工作。接收实验室需要做到：具备所需要的仪器设备并经过确认；有经过培训和有经验的检验人员。

需要确保检验人员对分析方法有充分的理解。培训是方法转移的关键部分，转出实验室有责任向接收实验室提供分析方法操作相关的培训。培训内容及培训方式取决于分析方法的复杂程度。理想状态下，转出实验室可以派出一名检验人员到接收实验室进行现场培训。

(二)分析方法转移的类型

分析方法的转移通常可以通过以下四个途径来实现：①比对相同批次的样品检验结果；②通过转出和接收实验室之间的共同验证来考察实验室之间方法操作的精密度(重复性/重现性)，由于转出和接收实验室都参与了分析方法的精密度验证，说明转出和接收实验室都有能力执行该方法；③接收实验室对方法进行再验证，因为接收实验室通过再验证可以获得相应的知识和技能来进行所需的检验，证明了接收实验室有能力操作该方法；④在某些特定的情况下可以通过免除试验的途径来完成方法转移。

1. 通过比对检验进行方法转移

比对检验就是方法转出实验室和接收验室对同一批或多批样品进行检验，然后比对检验结果。需要检验的样品批数和每批样品需要检验的次数根据被测样品的特性和检验方法的类型来确定。

通常，转出实验室需要评估检验结果的平均值和偏差(如计算中间精密度)来确认接收实验室有足够的能力来操作分析方法，检验结果能达到一定的准确度和精确度。

2. 通过共同验证进行方法转移

分析方法在转移前原则上已经过验证。然而，可以将分析方法的验证和转移合并在一起来满足一个转出实验室向一个或多个接收实验室进行方法转移的要求。在这种情况

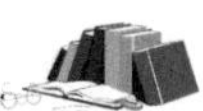

下，转出实验室应参与接收实验室的内部试验来获得方法重现性数据并评估实验室间差异(如不同仪器、不同检验人员、不同经验和检验能力)。可以选择一批或多批样品由两个或两个以上实验室的多个检验人员在不同时间进行多次检验。该批样品必须要有代表性，如对于杂质测定来说，该批样品至少包含所有相关的杂质。对于具有不同规格的样品，通常每个规格需要检验一批。如果规格平均分配，则至少需要包括最低和最高规格的批次。转出实验室和接收实验室的检验人员应尽量使用相同/等同的检验设备(如分析仪器、色谱柱等)。

对于数据分析和评估，每个实验室需要计算总体平均值(每个实验室所有结果的平均值)和单个平均值(每个检验人员所有结果的平均值)。通过统计学方法如方差分析(ANOVA)或其他任何合适的统计学方法计算每个实验室的总标准偏差(中间精密度)，来考察不同检验人员之间、不同检验日期之间、不同批次/规格样品之间、不同仪器之间，以及不同进样之间的差异。

总体来说，转出实验室和接收实验室共同验证的实验结果都应符合方法转移的接受标准。以下是几个需要评估的参数：每个实验室不同检验人员间的差异；转出实验室和接收实验室的总体平均值的差异；每个实验室总体重复性(中间精密度)。

3. 通过再验证进行方法转移

分析方法转移的另一种方式是接收实验室重复部分或所有的方法学验证试验。如验证试验顺利完成并符合接受标准，则接收实验室即被认为有能力操作该分析方法。再验证的方法学参数根据将要转移的方法的特点和复杂程度来确定。例如，含量均匀度检查主要是由方法准确性及精密度决定的，因此方法接收实验室至少要对方法的准确度和精密度做再验证。

4. 通过免除实验进行方法转移

免除实验的方法转移是一种不需要或可以减少比对检验项目的方法转移方式。方法接收实验室可不预先进行检验结果比对而直接用分析方法进行正式检验。如采取免除实验进行方法转移，一定要有记录并说明原因。一些可能的原因举例如下：接收实验室已经检验过这个样品或类似样品，并且对检验步骤很熟悉；新剂型与接收实验室以前检验过的剂型有类似的活性组分和含量；分析方法与已在应用的方法类似或相同；接收实验室对别的样品分析方法验证时已包括此类新方法；建立分析方法的检验人员加入了接收实验室；新方法与以前已转移的方法之间只有微小的变更；接收方检验人员与转出方检验人员的技术水平相当。需要转移的方法为通用的检验方法并且接收实验室具有足够的经验。

（三）接收标准和结果评估

药品生产企业在制定方法转移接收标准时，不同生产企业和不同的产品之间的接收标准会发生很大的变化。表 11.4 中列举了某一特定样品的分析方法转移标准作为一个基本的参考。表 11.4 中列举的接收标准会因样品规格、生产工艺、分析方法及产品的质量标准而变化。有些特殊的分析方法或质量控制参数没有包含在表格中，接收标准可以根据情况而定并在方法转移方案中明确说明。

表 11.4　通过比对试验进行某样品（原料药或制剂）相关分析方法转移的接受标准示例

检验项目	样品数[1]	原料药（或功能性辅料）	制剂
外观(目测)	1	不适用	应符合标准要求
溶液澄明度	1		
溶液颜色	1		
溶液吸收值	1	Δ≤0.03 或者(Δ≤0.03 or)Δ≤0.03 或者 Δ≤标准的 50%，选择小的数值	Δ≤标准的 50%
熔点	3	Δ≤2℃ 或视项目而定	不适用
鉴别(红外分光光度法)	1	应符合标准要求	
鉴别(液相色谱法、紫外分光光度法、薄层色谱)	1	应符合标准要求	
干燥失重(热失重仪、干燥箱、红外分光光度法) 水分(卡尔费休法)	2	平均值偏差Δ： RT ≤ X ≤ 0.5%： ≤ 0.1% abs0.5% < X≤5.0%：≤15% rel S_{rel}(中间精密度，n=4)[2]： 0.1%≤X≤0.2%：≤50% 0.2% < X≤0.5%：≤40% 0.5% < X≤5.0%：≤15%	平均值偏差Δ： 0.1%≤X≤0.5%：≤0.1% abs 0.5% < X≤5.0%：≤20%rel s_{rel}(中间精密度，n=4)[2]： 0.1%≤X≤0.2%：≤50% 0.2% < X≤0.5%：≤40% 0.5% < X≤5.0%：≤15%
杂质(如相关物质、对映体、降解产物、溶剂残留)	2 或 3	平均值偏差 Δ： RT≤X≤0.5%：≤0.1% abs 0.5% < X≤2.0%：≤0.2% abs S_{rel}(中间精密度，n=6)[2]： X < 0.1%：≤40% 0.1%≤X≤0.2%：≤30% 0.2% < X≤0.5%：≤15% 0.5% < X≤2.0%：≤10%	平均值偏差 Δ： RT≤X≤0.5%：≤0.1% abs 0.5% < X≤1.0%：≤0.2% abs X > 1.0%：≤0.3% abs S_{rel}(中间精密度，n=6)[2]： X < 0.1%：≤40% 0.1% < X≤0.2%：≤30% 0.2% < X≤0.5%：≤20% 0.5% < X≤2.0%：≤10%
纯度(DSC)	2	平均值偏差Δ≤0.3% abs和/或项目另有规定	不适用
溶出度	6、12 或 24[3]	不适用	平均值偏差： Δ≤5.0% abs at Q value 或 50≤f_2≤100
重金属(ICP-OES，AAS)	1	应符合标准要求	不适用
比旋光度	2	平均值偏差Δ： X > 10°：≤2.0% 相对值 X≤10°：项目标准 S_{rel}(中间精密度，n=4)[2]： X > 10°：≤3.0%	不适用
含量测定(HPLC、GC、CE)	2 或 3	平均值偏差 Δ≤2.0% abs S_{rel}(中间精密度，n=6)[2]：≤2.0%	平均值偏差 Δ≤2% abs S_{rel}(中间精密度，n=6)[2]：≤2.0%
含量测定(滴定法)	2	平均值偏差 Δ≤1.0% abs	平均值偏差 Δ≤1.0% abs S_{rel}(中间精密度，n=4)[2]：≤1.0%

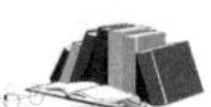

续表

检验项目	样品数[1]	原料药(或功能性辅料)	制剂
含量均匀度(HPLC、UV、片重差异)	10 或 30	不适用	双方结果均符合含量均匀度要求(USP/JP/EP)；对于每个实验室，10 个单元的平均值在含量测试平均值的±3%内；如其中 1 个实验室 S_{rel}>4%，那么 S_{rel}(接收实验室)/s_{rel}(转移实验室) ≤2

Δ：转出实验室和接收实验室的平均值绝对偏差

RT：报告阈值

1：每批样品需要配制的供试品溶液数

2：中间精密度，如 n=4，则是在转移实验室和接收实验室进行的 2 个重复测定的相对标准偏差

3：根据 USP、EP 和 JP 制定

方法转出实验室和接收实验室的检验数据要根据方法转移方案中的接收标准进行评估，并在方法转移报告中汇总比较。如多个实验室参与方法转移，则每个方法接收实验室的结果都要和方法转出实验室的结果做比较。

如在方法转移中出现以下情况，需要进行进一步调查：如有结果不符合接收标准，接收实验室在转出实验室的协助下调查分析根本原因；如果实验中发现重大偏差，接收实验室需要在转移过程中及时通知转出实验室，并撰写偏差报告。小偏差需要在方法转移报告中备注并解释；如果不稳定样品没有在规定的时间内完成检验，接收实验室需调查原因及评估该偏离对整个方法转移的影响，并在方法转移报告中说明；如果有任何的异常结果，那就必须对产生异常结果的实验室根据 SOP 进行调查并形成调查报告；确认在接收实验室有全套批准的分析方法并有相关质量管理体系文件；接收实验室获的分析结果；任何在接收实验中产生的异常结果的调查分析；任何在接收实验室中发生的偏差及解释说明；被转移的检验方法适应性的评估和任何能提高方法效率的建议。

方法转移结果应符合规定并由接收实验室的分析专家进行签字确认，并得到审核部门的批准。

（四）方法转移报告

方法转移报告由接收实验室的检验人员汇总转出实验室的和接收实验室的检验结果，并根据方法转移方案中的接收标准对整个方法转移做出评估及总结。如果分析方法需要进行任何变更，转出实验室应在方法转移总结报告中提出分析方法变更的细节和评估变更后的方法是否需要再验证。如果是共同验证或再验证，接收实验室的结果由转出实验室的检验人员根据最后阶段验证报告进行核对。共同验证的结果须放在方法转移报告中，保证可追溯性。

如果接收实验室需要使用不同的供试品溶液制备方法，如使用自动样品制备系统代替手动样品制备，方法转移中需要说明这个变化仍能适用于实验目的的理由，变化产生的相关结果和结论需要在方法转移报告中详细记录。

转出实验室和所有参与的接收实验室都要审核方法转移报告并由所有相关实验室的审核部门批准。

转移报告可能包括以下内容：被测样品名称；转移的分析方法(名称，版本号)；方法转移方案；接收实验室人员的培训记录；责任(如方法转移总结报告的审核和批准)；转移中使用的仪器、器具和试剂；转出实验室及接收实验室的检验结果；评估方法转移报告中的偏差及异常结果的调查；根据接收标准评估数据；后续的工作安排(如果适用)；总结和结论。

五、方法确认

方法确认是药检所在采用药典方法或者法定方法进行检验时必不可少的一个环节。通过合适的方法确认，证明检验人员有能力操作药典方法或法定方法以及证明方法对品种的适用性。目前国内外关于药品分析方法确认的相关指导原则和技术文件很少，导致在日常检验工作中，经常将方法确认和方法转移及方法验证这三个概念相混淆。尤其是方法确认，大家的理解参差不齐，做法各异。我国药品检验检测机构在接受国际认证和国内实验室认证认可机构的评审检查时，方法确认是一个重点要求和检查的内容。由于这些实验室认证认可机构检查时采用的规范性文件中关于方法确认的内容非常的简单和笼统，造成药品检验实验室不知在何种情况下需要进行方法确认，和需要具体做哪些工作。

（一）method validation 和 method verification 的翻译问题和概念解析

国际上关于方法学验证和方法学确认这两个词有非常清楚的使用范围，即 method validation(方法验证)是对方法学参数进行全面验证，以证明方法适用于拟定检验用途。而 method verification(方法确认)是根据方法的复杂性和特点，对药典方法或法定方法中关键的方法学参数进行有选择性的考察，以证明方法对所测样品的适用性，也证明方法操作人员有能力成功的操作药典方法或法定方法。根据国外指导原则的解释，verification 在相当程度上等同于 confirmation。

国内对分析方法学指导原则的翻译文本中，基本上可以分为两个系统，一个是实验室认证认可系统(包括国标)的翻译，另一个是药品监管和药品检验系统的翻译(包括《中国药典》，《药品生产质量管理规范》和中国药检体系的技术文件)。

实验室认证认可系统翻译的文本中，将“method validation”翻译为“方法确认”，而将“method verification”翻译为“方法验证”，这其中代表性的文件有《检测和校准实验室能力认可准则》、《检测和校准实验室能力认可准则在化学检测领域的应用说明》和《GB/T 19000-2000 质量管理体系 – 基础和术语》等文件。

而药品监管和药品检验系统的翻译正好相反，通常将“method validation”翻译为“方法验证”，而将“method verification”翻译为“方法确认”，这其中代表性的指导文件和国家标准有《药品注册的国际技术要求》、中国药典和《药品生产质量管理规范(2010年修订)》等文件。

方法验证和方法确认相关的术语和文件的源语言都是英文，在翻译的过程中，由于

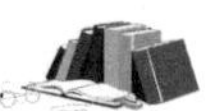

译者的工作背景不同，专业术语用词的习惯不同，造成不同翻译用词是可以理解的。对此，国内还有人专门撰写文章讨论这两个词的翻译问题，结果是引起更大的理解上的混乱。validation 和 verification 这两个词中文翻译成什么都无所谓，关键是要了解他们的具体含义，了解翻译词汇所对应的源语言词汇以及用词的上下语境，这样才能够准确把握语言所传递的信息和含义，才能够对我们的实际工作发挥指导作用。

根据对国内外文件的理解和把握，以及为了保持跟国内药品监督和检验系统的文件的一致性，“method validation”和“method verification”分别译为“方法验证”和“方法确认”比较合适。

关于方法确认，目前，世界卫生组织、ISO17025、美国 FDA、以及 USP 发布的指导原则有一点是非常一致的，只要说到方法确认，一定是对药典分析方法或者法定分析方法进行确认。对于具体含义来说，WHO 和美国的定义在侧重点方面各有不同。WHO 在 GPCL 中明确指出：方法确认是证明 1 个药典方法或者经过验证的方法适用于本次检验的过程(process by which a pharmacopeial method or validated analytical procedure is demonstrated to be suitable for the analysis to be performed)。WHO 的定义侧重于强调证明药典分析方法对被测样品的适用性。ISO17025，美国 FDA 和 USP 对方法确认的定义基本上可以总结为：检验实验室和方法使用者应该证明其对药典方法有充分的了解并且有能力重现药典方法(the laboratory shall confirm that it can properly operate standard methods before introducing the test； Users should have the appropriate experience，knowledge，and training to understand and be able to perform the compendial procedures as written)。可见，ISO17025，美国 FDA 和 USP 对方法确认的定义侧重于强调检验实验室和检验人员操作药典方法的能力。如果将世界卫生组织和美国的定义结合起来，就是一个相对比较全面完整的方法学确认的定义了，即：方法确认的目的是证明药典分析方法或法定分析方法适用于被测样品，被测样品的质量可控，方法可行；同时还证明方法使用人员有能力成功地操作药典分析方法或者法定分析方法。

通过以上概念解析可以看出，方法确认的核心有三点：①方法确认的对象是药典分析方法或者法定分析方法；②证明药典分析方法或法定分析方法适用于被测样品；③证明方法使用人员有能力成功地操作药典分析方法或者法定分析方法。

药品检验实验室在采用药典分析方法或者法定分析方法进行检验时，没有必要再对方法进行验证，但是需要进行方法确认，以证明承检实验室能够正确地操作药典方法。具体确认需要进行哪些内容，与方法的复杂程度、检验目的和检验人员对方法操作的熟练程度和工作经验有关。

（二）方法确认具体内容和步骤

一般来说，如果没有特别说明不适用测定某个样品，药典中所收载的基本检验方法不要求进行方法确认。这些基本检验方法包括：干燥失重、炽灼残渣、重金属、热分析法等，和各种湿法化学分析(如酸值测定)，以及用简单的仪器进行的检验(如 pH 测定)等。

在参考欧洲OMCL的《分析方法验证》、AOAC的《如何达到ISO 17025对方法确认的要求》，以及美国药典附录〈1226〉的基础之上，并结合我国药品检验实际工作内容，把常规药品检验方法按照被测化合物的浓度高低分为三类，列出了方法学确认需要进行的具体内容，以期为广大药品监管和检验工作者提供一个具体的参考。

1. 鉴别检查

鉴别检查是药典分析方法中最常见的一个检验项目。由于鉴别检查的目的是为了判断被检测物是否是目标检测物，因此，对于鉴别检查来说最重要的一个方法学参数就是专属性。关于鉴别检查方法确认的具体内容见表11.5。

表11.5　鉴别检查

方法学参数	是否进行方法确认	方法确认内容	进行方法确认的理由
专属性	不需要(如果实验室样品与药典方法样品相同,并且检验仪器之间的差别不会对方法专属性产生影响	无	如果方法的专属性是基于化学反应,并且实验室样品与药典方法样品具有相同的基质,那么专属性就不会受到影响
	需要(如果实验室样品与药典药品不同)	与方法验证中对专属性验证的要求相同	
	需要(如果检验仪器之间的差别会对专属性产生影响)	需要对分析仪器之间的不同之处进行验证	仪器之间的不同会对方法的专属性产生影响

2. 被测物浓度在定量限附近的限度检查

对于药典方法中收载限度检查来说，有一部分限度检查是被测物浓度在定量限附近的检测，此类检测最为常见的一类就是残留溶剂检查法，各国药典附录中都收载有残留溶剂检测法。此类限度检查方法确认的具体内容见表11.6。

表11.6　在定量限附近的限度检查

方法学参数	是否进行方法确认	方法确认内容	进行方法确认的理由
检测限	需要	在检测限附近测定1份样品	检测限很容易受到样品基质和分析仪器的影响
定量限	需要	在定量限附近测定1份样品	定量限很容易受到样品基质和分析仪器的影响
专属性	不需要/需要	如果实验室样品与药典方法样品相同，并且检验仪器之间的差别不会对方法专属性产生影响，则不需要考察，否则就需要考察	如果方法的专属性是基于化学反应,并且实验室样品与药典方法样品具有相同的基质,那么专属性就不会受到影响

3. 较高浓度的限度检查和含量测定

药典中收载品种的各论项下的有关物质检查很多都是被测物浓度较高的限度检查，另外还有水分测定、2-乙基己酸测定等很多特定检测项目都属于此类检验。由于被测物

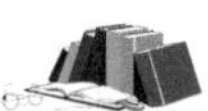

浓度相对较高，从方法学确认的角度来说，此类检验与含量测定属于同一个类别。关于较高浓度的限度检查和含量测定方法确认的内容详见表 11.7。

表 11.7　较高浓度的限度检查和含量测定

方法学参数	是否进行方法确认	方法确认内容	进行方法确认的理由
准确度	需要	如果是较高浓度的限度检查或者是最高浓度与最低浓度之差小于 1 个数量级的含量测定，在 1 个浓度水平测试加样回收率，否则在高浓度，中等浓度和低浓度水平分别测试加样回收率	在比较窄的浓度范围内，方法的准确度和精密度差异不会很大，因此进行 1 个浓度的验证即可。否则，需要在高、中、低 3 个不同浓度水平验证
精密度	需要	进行 1 次重复性考察。如果方法最高浓度和最低浓度的之差大于 1 个数量级，那么重复性验证就要包括高、中、低 3 个浓度水平	在比较窄的浓度范围内，方法的准确度和精密度差异不会很大，因此进行 1 个浓度的验证即可。否则，需要在高、中、低 3 个不同浓度水平验证，同时还要进行中间精密度验证，以保证不同分析人员有能力正确的操作方法
专属性	不需要/需要	如果实验室样品与药典方法样品相同，并且检验仪器之间的差别不会对方法专属性产生影响，则不需要考察，否则就需要考察	如果方法的专属性是基于化学反应，并且实验室样品与药典方法样品具有相同的基质，那么专属性就不会受到影响

另外，除了上述阐述的每类方法确认的具体要求之外，要成功的进行方法确认，还要保证实验室具有符合 ISO 17025 的质量管理体系，方法操作人员应该具备相应的知识、经验和培训以保证能够成功地操作检验方法；另外，方法确认应该有计划，确认过程要有记录，确认完成后要有完整的方法确认报告，这些都是用来证明实验室能够正确的操作检验方法的依据。

实验室和方法确认的有关文件因该包括：①确认计划；②被确认方法的详细描述；③需要进行确认的方法学参数的详细描述；④确认结果的判断标准；⑤对偏差的合理解释。

六、方法验证举例

(一)他克莫司软膏剂含量测定方法学验证

他克莫司(Tacrolimus)，也称普乐可复(Prograf)，代号 FK506，是一种高效低毒的新型免疫抑制剂。1984 年日本藤泽药品有限公司(Fujisawa Healthcare, Inc.)首次从土壤“筑波链霉菌”的肉汤发酵物中提取出 FK506，其化学结构属 23 元环大环内酯类抗生素，类似于红霉素。该药 1989 年开始用于临床，1995 年经美国 FDA 批准后开始使用。他克莫司通过在体内与内源性受体结合，抑制了磷酸酶的活性，进一步影响钙调蛋白和 T 细胞的活化，具有很强的免疫抑制作用，他克莫司的问世，使器官移植进入了一个新时代。最初他克莫司的剂型主要有胶囊和注射剂，软膏剂是近几年研发的他克莫司的新剂型，有两种规格，30g：0.03%/支和 30g：0.1%/支，主要应用于过敏性皮炎(atopic dermatitis)的治疗。软膏剂的含量测定和含量均匀度采用反相 HPLC 法，由于两个规格(30g：0.03%和 30g：0.1%)的他克莫司软膏中活性成分 FK506 的含量很低，而且供试品溶液的制备过程较为复杂，涉及有机溶媒提取和水浴冰浴过程，如何对方法进行充分的验证，从而保证方法质量可控性就显得尤为重要。

1. 他克莫司软膏剂含量测定方法

(1)高效液相色谱法

用十八烷基硅烷键合硅胶为填充剂；以水-异丙醇-四氢呋喃(5∶2∶2)为流动相，柱温 55℃，流速为 1.0mL/min，检测波长 220 nm。理论塔板数按他克莫司计算应不低于 3000，拖尾因子不得超过 1.5%，他克莫司与异构体Ⅱ的分离度应符合规定。以他克莫司峰面积计，重复进样，其相对标准差(RSD)不得超过 2.0%。

(2)稀释剂

稀释剂为水-无水乙醇-四氢呋喃(2∶1∶5)。

(3)供试品溶液的制备

将一管样品的内容物转移至一预先冲洗过的广口玻璃瓶中，混匀。准确称取约 1 g 软膏(相当于 0.1%软膏：1 mg 他克莫司；相当于 0.03%软膏：0.3 mg 他克莫司)，置一 50 mL 量瓶中，加入 12 mL 四氢呋喃，水浴加热至约 60℃，同时缓慢搅拌至软膏溶解，加入 4.0 mL 水，小心振摇至形成混旋液，量瓶冰浴 10 分钟，取出，平衡至室温，加入 4.0 mL 无水乙醇，剧烈振摇 30 秒，以孔径不大于 0.5 μm 的滤膜过滤，弃去初滤液并收集滤液，室温静置 4 小时，作为供试品溶液，48 小时外不能使用。

(4)对照品溶液的制备

另精密称取他克莫司对照品约 25 mg，置于 50 mL 容量瓶中，用四氢呋喃溶解并稀释至刻度，摇匀，作为对照品储备液，于冰箱保存。

0.1%软膏的工作对照品溶液：精密移取 5.0 mL 对照品储备液，置 50 mL 容量瓶中，用稀释剂稀释至刻度并混匀，室温静置 4 小时，作为对照品溶液，48 小时外不能使用。

0.03%软膏的工作对照品溶液：精密移取 3.0 mL 对照品储备液，置 100 mL 量瓶中，用稀释剂稀释至刻度并混匀，室温静置 4 小时，作为对照品溶液，48 小时外不能使用。

(5)测定法

分别精密量取供试品溶液和对照品溶液各 20 μL 注入液相色谱仪，记录色谱图。按外标法以峰面积计算供试品中他克莫司($C_{44}H_{69}NO_{12}$)的含量。

他克莫司对照品溶液和供试品溶液色谱图如图 11.2 和图 11.3 所示。

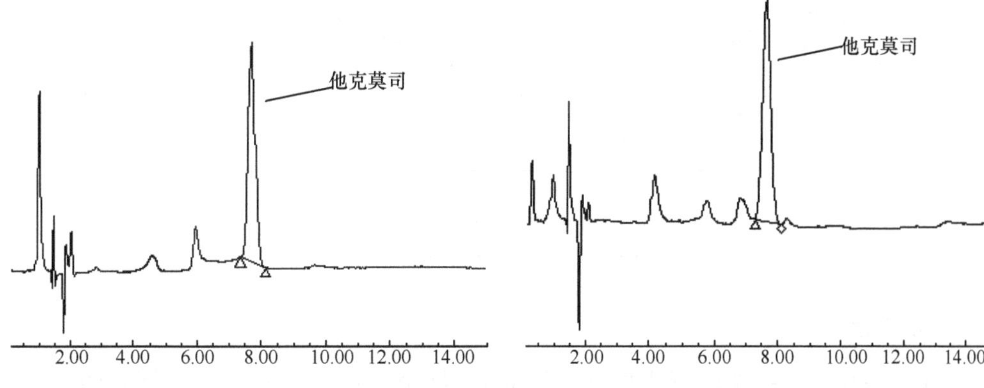

图 11.2　他克莫司对照品溶液色谱图　　　　图 11.3　他克莫司样品溶液色谱图

2. 他克莫司软膏剂含量测定方法学验证

(1) 选择性

根据他克莫司样品溶液的 HPLC 光谱图，他克莫司主峰的纯度角为 0.412，比纯度阈值(2.048)小，可见他克莫司主峰是纯的。

(2)线性

对两种规格的软膏分别考察了浓度范围为其含量测定浓度的 50%～150%之间的线性关系(图 11.4 和图 11.5)，其中，规格为 30 g，0.03%/支的线性方程为：y=6995488x – 64.2，r=0.9999，浓度范围为：0.0075～0.225 mg/mL；规格为 30 g，0.1%/支的线性方程为：y=6989786x+105.4，r=0.9999，浓度范围为：0.025～0.075 mg/mL。

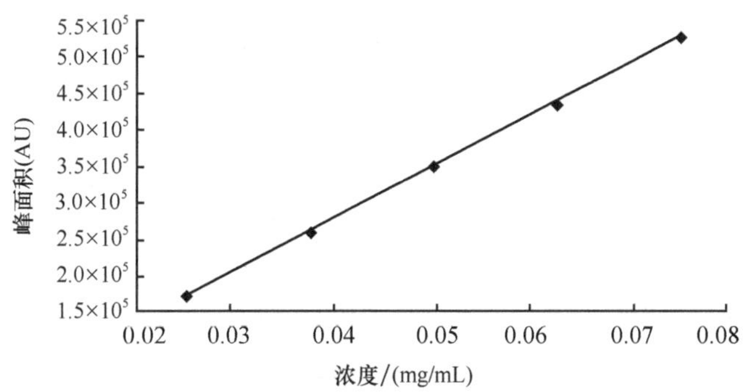

图 11.4　线性关系考察(0.03%)

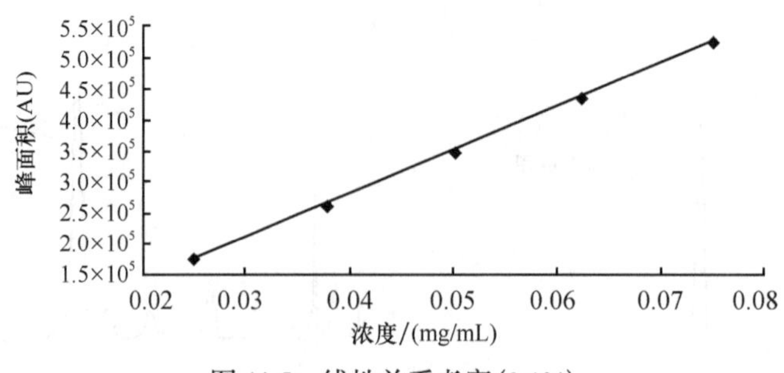

图 11.5　线性关系考察(0.1%)

(3) 准确度

采用测定绝对回收率的方法判断其准确度。向空白软膏基质中加入已知量的他克莫司对照品，按照含量测定方法进行回收率测定。每个规格分别测定相当于标示浓度的80%，100%和120%共三个浓度的回收率，每个浓度平行三份。结果见表 11.8。

表 11.8　回收率结果

规格	加入对照品的量/%(相对于标示量)	*n*	回收率/%	平均回收率/%	RSD/%
0.03%	80	1	100.4	100.6	0.4
		2	101.1		
		3	100.3		
	100	1	98.9	100.2	1.6
		2	99.7		
		3	101.9		
	120	1	97.0	98.7	2.3
		2	97.8		
		3	101.3		
0.1%	80	1	98.8	99.3	0.5
		2	99.9		
		3	99.2		
	100	1	100.1	100.8	0.6
		2	100.8		
		3	101.4		
	120	1	99.2	99.3	0.7
		2	100.1		
		3	98.7		

(4) 精密度

进行重复性和中间精密度(日间)的考察。在一天之内，对于 2 种规格的软膏(0.03%，批号：12711；0.1%，批号：13041)分别连续进行 6 次含量测定，6 次结果之间的 RSD 分别为 0.94%(n=6)(规格：0.03%)和 0.68%(n=6)(规格：0.1%)。中间精密度的考察是连

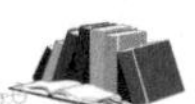

续 3 天测定 2 种规格软膏(0.03%，批号：12711；0.1%，批号：13041)的含量，每种规格每天平行测定 3 份。3 天之间测定结果的 RSD 分别为 1.3%(n=9)(规格：0.03%)和 1.1%(n=9)(规格：0.1%)。

(5)检测限和定量限

他克莫司的检测限为 0.002 mg/mL(信噪比为 3：1)，定量限为 0.006 mg/mL(信噪比为 10：1)。

(6)溶液的稳定性

据文献报道，他克莫司在极性溶剂(如水和甲醇)中容易异构化而产生异构体(异构体Ⅰ和异构体Ⅱ)，在极性溶剂中他克莫司与其异构体之间的转变在数小时之内可达到平衡，并且在一段时间内是稳定的。我们考察了在室温(25℃)条件下，同一他克莫司对照品溶液在不同进样时间(0h，1h，2h，3h，4h，6h，12h，24h，48h，60h，72h)的主峰面积(图 11.6)，试验结果显示：在本方法的溶解条件下(以水-无水乙醇-四氢呋喃(2：1：5)作为溶剂，室温放置)，在溶液配制后 0 小时到 1 小时之间他克莫司异构化迅速，他克莫司主峰面积下降了 27%，在溶解 2 小时后他克莫司与其异构体之间的异构化达到平衡，2 小时到 48 小时之间 7 次进样峰面积之间的 RSD 为 1.1%，48 小时后异构化失去平衡，他克莫司主峰面积开始下降，72 小时后峰面积下降为 48 小时峰面积的 67%。

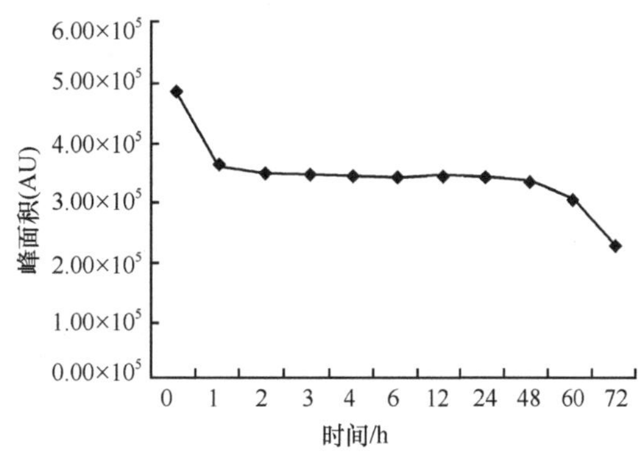

图 11.6　他克莫司溶液的稳定性

(7)含量及含量均匀度测定

按照所验证的方法，分别测定了两个规格共 6 批样品的含量和含量均匀度，结果见表 11.9 和表 11.10。

表 11.9　含量测定结果

规格	批号	含量/%
0.03%	12711	103.1
	13041	102.4
	13131	102.1
0.1%	12741	100.1
	12761	100.8
	12771	99.2

表 11.10　含量均匀度测定结果

规格	批号	No	含量/%	RSD/%
	12711	1	100.2	1.5
		2	101.4	
		3	101.8	
		4	103.8	
0.03%	13041	1	101.5	0.7
		2	102.7	
		3	102.0	
		4	103.4	
	13131	1	100.1	1.2
		2	101.0	
		3	101.2	
		4	102.9	
	12741	1	99.4	1.7
		2	98.3	
		3	101.4	
		4	101.9	
0.1%	12761	1	100.2	0.7
		2	100.7	
		3	99.8	
		4	101.5	
	12771	1	100.8	1.3
		2	99.5	
		3	99.7	
		4	102.4	

(8) 结果与讨论

方法学验证结果显示，他克莫司的色谱峰与其他杂质峰能够较好地分离，柱理论板数按他克莫司峰计为 5000，规格为 30 g：0.03%/支的软膏的 80%平均回收率为 100.6%(RSD=0.5%，n=3)，100%平均回收率为 100.2%(RSD=1.6%，n=3)，120%平均回收率为 98.7%(RSD=2.3%，n=3)；规格为 30 g：0.1%/支的软膏的 80%平均回收率为 99.3%(RSD=0.5%，n=3)，100%平均回收率为 100.8%(RSD=1.6%，n=3)，120%平均回收率为 99.3%(RSD=0.7%，n=3)；0.03%规格的线性方程为 y=6995488x−64.2，r=0.9999，浓度为 0.0075~0.225 mg/mL；0.1%规格的线性方程为 y=6989786x+105.4，r=0.9999，浓度为 0.025~0.075 mg/mL。他克莫司的检测限为 0.002 mg/mL，定量限为 0.006 mg/mL。本方法专属性强，样品回收率高，重现性好，可用于他克莫司软膏剂(0.03%，0.1%)的含量测定，能够对药品质量进行控制。

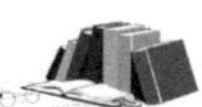

(二)欧洲药典核酸扩增法测定支原体方法学验证

在医药和生物技术行业，大家关注的支原体污染主要是出于支原体可导致人类疾病和影响细胞培养。在培养过程中，支原体通常会改变哺乳动物细胞的增殖和减少重组蛋白的产量。因此生产用细胞培养基的支原体污染检测是非常重要的。支原体污染通常来源于细胞培养的组分，如血清，或者受感染的操作者。不像通常的细菌感染，支原体感染非常难以检测且需要专门的技术。《欧洲药典》、《英国药典》、《中国药典》以及 FDA 法规都明确了生物医药生产过程中需要支原体检测。要求在主细胞库、工作细胞库、病毒种子批、对照细胞以及临床治疗用细胞进行支原体检查时，应同时进行培养法和指示细胞培养法(DNA 染色法)。病毒类疫苗的病毒收获液、原液采用培养法检查支原体，必要时，亦可采用指示细胞法培养筛选培养基。培养法(culture method)和指示细胞培养法(indicator cell method)是测定支原体的经典方法。培养法的特点是为保证能检测试样中很少量的支原体，需要同时在固体和液体培养基中进行检测。该方法需要几次继代培养，且需要较长的时间，通常为 28 天。指示细胞培养法也叫 DNA 染色法，是将样品和 VERO 细胞一起培养，经过一段时间培养后，将样品用 DNA 荧光染料(hochest)进行染色，然后用荧光显微镜观察。如果 VERO 细胞被支原体感染，在荧光显微镜下看到细胞核周围细小的荧光颗粒即为支原体。

自 2011 年开始，《欧洲药典》和《英国药典》开始收载核酸扩增法(nucleic acid amplification techniques，NAT)检测支原体。通常采用两种策略：直接检测和预扩增后检测。该检测技术相比培养法和指示细胞培养法要节省非常多的时间，但是 EP 和 BP 要求该方法与经典方法进行严格的验证和比对实验。

1. 核酸扩增法测定支原体方法学验证

(1)方法使用范围

核酸扩增法可以用于定量或者定性测定核酸。对于疫苗或者细胞提取物等样品中污染的支原体进行检测时，可以进行定量检测，也可以作为限度检查来进行。在进行方法学验证时，有两个参数需要重点进行验证，一个是专属性，另外一个是检测限度。除此之外，还需要对检测方法的耐用性进行验证。

如果检测过程中使用了商业试剂盒，试验人员可以试剂盒生产商提供的验证数据来替代验证，但是试验人员需要对试剂盒的性能进行确认(如检测限、对其他微生物的交叉检测等)。

核酸扩增法可以作为一种补充检验方法(如检测细胞毒性病毒混悬液)或者用于过程控制检测，另外，也可以作为法定方法(培养法或指示细胞培养法)的替代方法。

(2)方法学验证

对核酸扩增法测定支原体方法进行验证时，需要对三个参数进行验证，专属性、检测限和耐用性。

1）专属性：专属性是指方法能够从被测物中准确检测出目标核酸的能力。核酸扩增法的专属性与引物的选择、探针的选择以及扩增和检测的具体试验条件有关系。需要采用一组标准支原体株（如 EDQM 提供的标准菌株）来进行专属性的验证。由于核酸扩增法一般采用混合引物，不推荐按照数据库来对引物和探针进行理论分析，因为试验结果的分析会比较复杂，而且分析的结论也不一定能够反映真实的试验结果。另外，由于引物也有可能检测出其他菌属的微生物，在验证时也需要对交叉检测进行验证。像革兰氏阳性菌这种与支原体种属关系非常接近的其他菌属的微生物最适合来进行交叉验证，这些菌属还包括：梭菌、乳酸菌和链球菌。但不仅仅只是这些菌属，具体情况还要看核酸扩增法的引物和探针的具体序列来决定是否还要包括其他微生物。

如果专属性验证的结果显示专属性比较差（如同时检测出了非支原体细菌的核酸），那么方法学验证步骤中就要列出具体的方案，来对阳性结果进行合适的分析和评价，如可以采用另外一个专属性更强的方法来进行第二次检测，或者采用法定方法。

2）检测限：方法的检测限是指样品中能够测出的最低目标核酸量，这个不需要给出定量的值。确定检测限时，需要确定一个核酸的阳性检出界值（positive cut-off point）。阳性检出界值是每单位体积被测样品中，95%的检测能够检测出最小目标核酸序列拷贝的数目。阳性检出界值与支原体染色体在被测样品中的分布和诸如酶效率等因素有关。

将内控菌株或者 EDQM 标准菌株进行倍比稀释，在不同时间进行检测，以确定测定阳性检出界值。

在验证最低检测限时，考虑到污染出现频率和种属关系，以下菌属可以作为选择：莱氏无胆甾原体（*A. laidlawii*），发酵支原体（*M. fermentans*），猪鼻支原体（*M. hyorhinis*），口腔支原体（*M. orale*），肺支原体或鸡毒支原体（*M.pneumoinae or M. gallisepticum*），滑液囊支原体（*M. synoviae*），精氨酸支原体（*M. arginini*）和解脲支原体（*S. citri*）。

每个菌株至少要独立测试三份，每份 10 倍系列稀释，每份稀释溶液要保证足够的平行测定次数，要保证每份稀释溶液有 24 份测定结果，以满足结果分析的统计学需要。例如，一个实验室可以在不同的时间（天）内测定 3 份系列稀释溶液，每份测定 8 次，或者在不同的时间（天）内测定 4 份系列稀释溶液，每份测定 6 次，或者在不同的时间（天）内测定 6 份系列稀释溶液，每份测定 4 次。为了保证稀释倍数在合适的范围之内，需要进行预试验，以初步确定阳性检出界值，也就是说确定能够检出核酸的最大溶液浓度。可以在预先确定的阳性检出界值点周围设定稀释倍数范围。对 95%测试中能够检测出的支原体浓度（菌落数或者拷贝）采用合适的统计学方法进行分析和计算。这个结果也可以用来评价分析方法的变异性。

3）耐用性：分析方法的耐用性是指当人为地在小范围内改变分析参数时方法不受影响的能力，通常用来说明方法在正常使用过程中的可靠性。

在建立分析方法的阶段就要开始考虑方法的耐用性，需要证明方法在分析参数小范围内变动情况下的可靠性。对于核酸扩增方法来说，分析参数的微小变动就会对检测产生巨大的影响。但是，在方法建立阶段，就需要测试在试剂浓度（如氯化镁、引物

或者脱氧核糖核酸）发生微小变化时方法的耐用性。也可以对提取试剂盒、提取步骤或者热循环类型对方法的影响进行评价。最后，可以通过协作研究的形式来评价方法学的耐用性。

（3）方法比对试验

核酸扩增法可以替代培养法和指示细胞培养法这两种法定方法。在这种情况下，需要进行方法比对试验。比对的内容主要包括不同方法的检测限，但也可以包括专属性的比对（支原体的检测，推定的假阳性）。

以下是检测限比对试验结果的接受标准：①如果核酸扩增法用于替代培养法，那么新方法必须要有能够检测出 10 CFU/mL 的支原体的能力；②如果核酸扩增法用于替代指示细胞培养法，那么新方法必须要有能够检测出 100 CFU/mL 的支原体的能力。

对以上两种情况来说，需要采用合适的参比标准品，以保证核酸拷贝数和 CFU 的准确测定，从而能够达到检测限接受标准的要求。应预先确定参比标准品核酸拷贝数和CFU之间的关系，从而可以比对核酸扩增法和法定方法的检测结果。

对于比对试验来说，可以采取以下两种策略中的一种：①同时采用核酸扩增法和法定方法对同一标准菌株样品进行平行测定，以比对两种方法的检测限；②将核酸扩增法的结果与法定方法以前测定的结果进行比对。在这种情况下，需要特别注意说明两次验证过程中使用的参比标准品的校正以及稳定性。

为了全面比对核酸扩增方法相对法定方法的优势和劣势，可以对 6.2.1 中所述的全部参数（专属性、检测限和耐用性）进行比对研究。

（中国食品药品检定研究院　许明哲）

思　考　题

1. 目前关于方法学验证、转移和确认都有哪些指导原则？
2. 方法转移和方法确认的区别是什么？
3. 建立一个新的 HPLC 含量测定方法时，一般需要验证的参数有哪些？
4. 对于药典分析方法来说，我们在方法确认时需要注意哪些事项？

参 考 文 献

1. 国家药典委员会. 2010.（2 版），中华人民共和国药典. 北京：中国医药科技出版社.
2. 许明哲，尹利辉，胡昌勤. 2005. HPLC 法测定他克莫司软膏剂含量及含量均匀度. 中国抗生素杂志，30（12）：748-751.
3. 许明哲,黄宝斌,杨青云，等. 2015.分析方法验证、转移和确认概念解析.药物分析杂志. 35（1）：169-175.
4. 许明哲,黄宝斌,杨青云，等. 2015.分析方法转移内容介绍. 药物分析杂志. 35（1）：176-182.
5. 许明哲,黄宝斌,杨青云，等. 2015.分析方法确认内容介绍. 药物分析杂志. 35(1)：183-189.
6. 药品注册的国际技术要求. 2006. 周海钧主译. 北京：人民卫生出版社.
7. EMA. 2003. Guidance on Validation of Analytical Procedures：Text and Methodology.
8. Eurpoean Pharmacopoeia. 2011. Directorate for the Quality of Medicines & HealthCare of the Council of Europe (EDQM).
9. ISO/IEC 17025. 2005. General requirements for the competence of testing and calibration laboratories.

10. Japanese Pharmacopeia. 2011. 16 Edition (JP 16), Ministry of Health, Labour and Welfare, Japan.
11. The International Pharmacopoeia 4th Edition. 2006. World Health Organization, 1211 Geneva 27, Switzerland.
12. U.S. FDA-Guidance for Industry. 2001. Bioanalytical Method Validation.
13. U.S. FDA-Guidance for Industry. 2000. Analytical Procedures and Methods Validation: Chemistry, Manufacturing, Controls and Documentation.
14. USP 36-NF31. 2013. General Chapter 1032, Design and Development of Biological Analysis.
15. USP 36-NF31. 2013. General Chapter 1033, Biological Assays Validation.
16. USP 36-NF31. 2013. General Chapter 1034, Analysis of Biological Assays.
17. USP 36-NF31. 2013. General Chapter 1225, Validation of Compendial Methods.
18. USP 36-NF31. 2013. General Chapter 1226, Verification of Compendial Method.
19. WHO Technical Report Series 937, Fortieth Report, 2006. WHO Expert Committee on Specifications for Pharmaceutical Preparations.

模块十二　软件验证

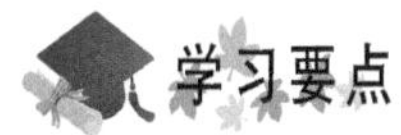

学习要点

了解检验结果计算软件验证的必要性，掌握计算软件的验证内容。

一、概　　述

对于药品质量控制实验室来说，检验完毕以后，我们需要通过计算公式，对原始数据采用相应的计算后得出检验结果。这个计算方式一般分为三类，一是采用计算器手动计算，二是采用分析仪器自带工作软件计算（如 HPLC 软件），三是采用其他的商业计算软件如 Excel 电子表格进行计算。如果采用 Excel 电子表格进行计算，那么我们在计算之前要对该软件进行验证，以保证软件的正常运行，从而最终确保计算的准确性。

二、软件验证举例

下面，根据欧洲药品质控实验室网络的关于计算软件的验证指导原则，我们举例说明 Excel 电子表格的验证。

（一）软件展示和一般信息

图 12.1 中显示的软件是用来计算一个疫苗滴定度的。从参考品测得的结果（4 个浓度的高度）即可得出一条校准曲线和它的公式。曲线和公式被用来根据待测疫苗测得的高度计算其浓度。

在图 12.1 中，填充有实验数据的灰色单元格是使用者唯一能改变的区域。所有含有公式的单元格均为锁定的（不能修改）。在校准区域中不能有超过一个单元格为空的，疫苗区域中所有单元格必须保证使用正确。

进入该软件时，需使用密码登录。需经常对数据进行备份以保障原始文档的正确保存。

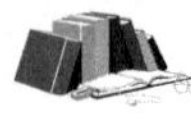

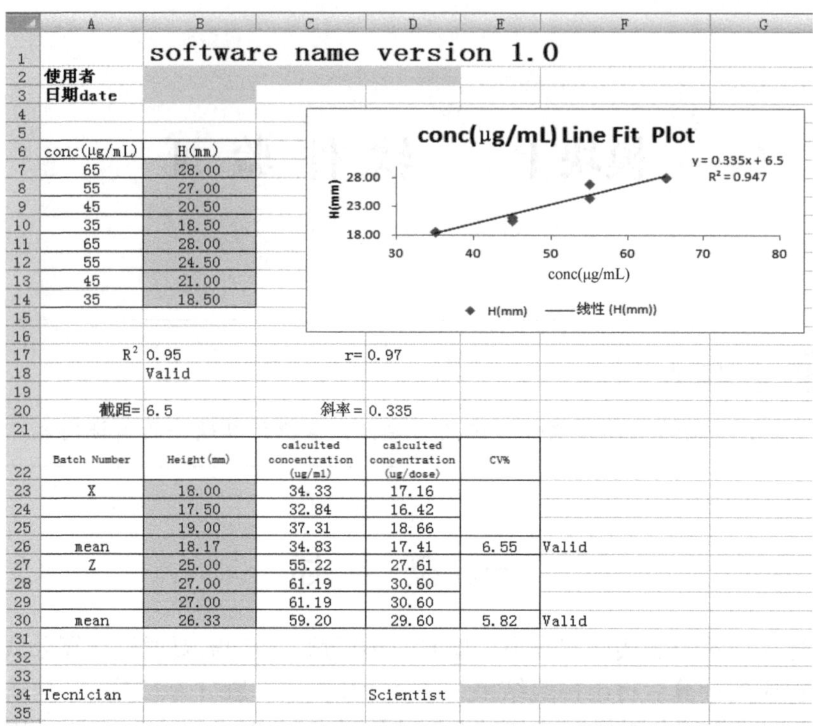

	A	B	C	D	E	F
1		software name version 1.0				
2	使用者					
3	日期date					
6	conc(μg/mL)	H(mm)				
7	65	28.00				
8	55	27.00				
9	45	20.50				
10	35	18.50				
11	65	28.00				
12	55	24.50				
13	45	21.00				
14	35	18.50				
17	R^2	0.95	r=	0.97		
18		Valid				
20	截距=	6.5	斜率=	0.335		
22	Batch Number	Height(mm)	calculted concentration (ug/ml)	calculted concentration (ug/dose)	CV%	
23	X	18.00	34.33	17.16		
24		17.50	32.84	16.42		
25		19.00	37.31	18.66		
26	mean	18.17	34.83	17.41	6.55	Valid
27	Z	25.00	55.22	27.61		
28		27.00	61.19	30.60		
29		27.00	61.19	30.60		
30	mean	26.33	59.20	29.60	5.82	Valid
34	Tecnician			Scientist		

图 12.1　软件界面展示

(二)确认阶段

确认的不同阶段有公式打印，计算的确认，确认证书，软件安装与存档。

1. 公式打印

为了对 Excel 电子表格进行确认，其上的公式需打印出来并保存到软件确认文档中(图 12.2 和图 12.3)。

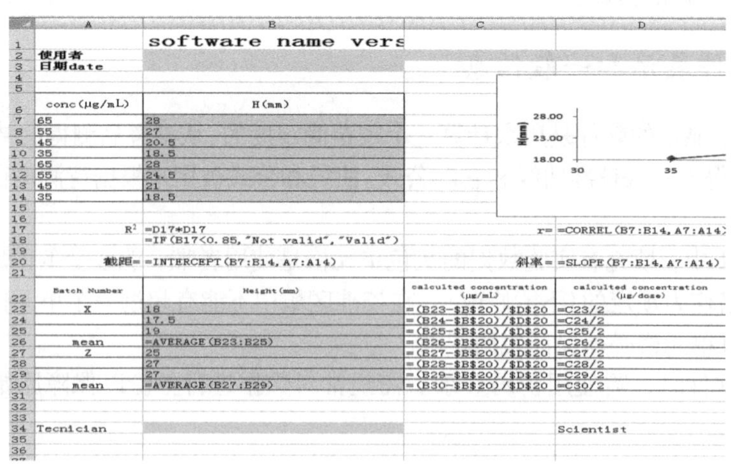

	A	B	C	D
1		software name vers		
2	使用者			
3	日期date			
6	conc(μg/mL)	H(mm)		
7	65	28		
8	55	27		
9	45	20.5		
10	35	18.5		
11	65	28		
12	55	24.5		
13	45	21		
14	35	18.5		
17	R^2	=D17*D17	r=	=CORREL(B7:B14, A7:A14)
18		=IF(B17<0.85, "Not valid", "Valid")		
20	截距=	=INTERCEPT(B7:B14, A7:A14)	斜率=	=SLOPE(B7:B14, A7:A14)
22	Batch Number	Height(mm)	calculted concentration (μg/mL)	calculted concentration (μg/dose)
23	X	18	=(B23-$B$20)/$D$20	=C23/2
24		17.5	=(B24-$B$20)/$D$20	=C24/2
25		19	=(B25-$B$20)/$D$20	=C25/2
26	mean	=AVERAGE(B23:B25)	=(B26-$B$20)/$D$20	=C26/2
27	Z	25	=(B27-$B$20)/$D$20	=C27/2
28		27	=(B28-$B$20)/$D$20	=C28/2
29		27	=(B29-$B$20)/$D$20	=C29/2
30	mean	=AVERAGE(B27:B29)	=(B30-$B$20)/$D$20	=C30/2
34	Tecnician			Scientist

图 12.2　软件计算公式的打印界面①

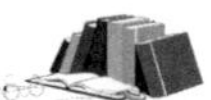

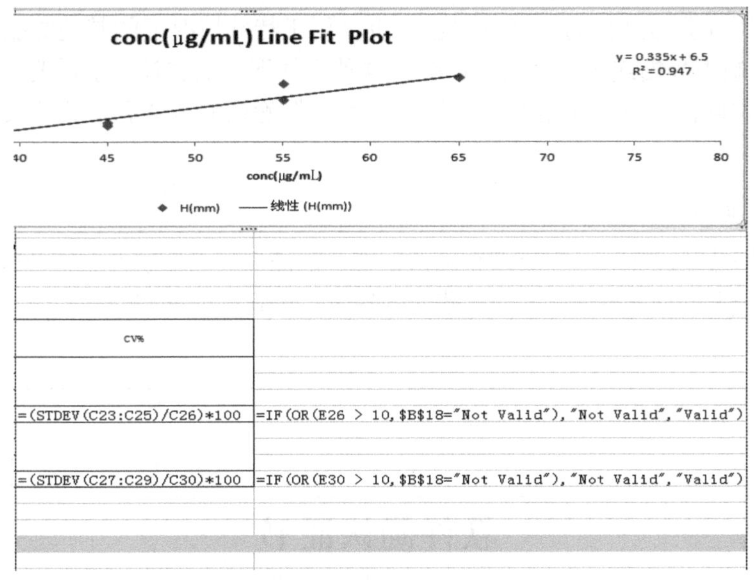

图 12.3 软件计算公式的打印界面②

2. 计算确认

所有计算都要用完全独立于本软件的系统进行验证。计算确认的方式分两部分，一部分是通过在商用软件上重新进行确认，另一部分是用计算器重新计算进行确认。这里我们只讨论用计算器重新计算进行确认。

对于另一部分的计算，就是使用计算器利用电子表格中的打印出的公式对浓度进行计算(图 12.4)，并与图 12.1 的结果进行比较。由于结果之间没出现差异，这部分数据的计算可认为是通过了确认。

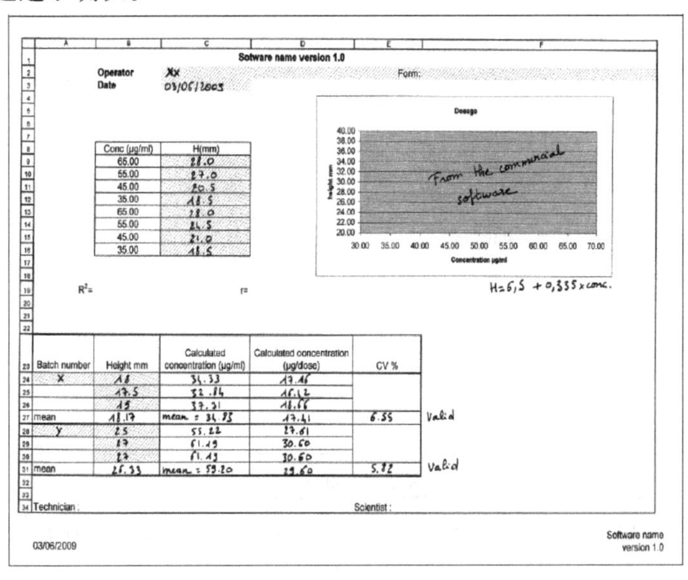

Software name version 1.0

Operator Xx Form:

Date 03/06/2005

Conc (μg/ml)	H(mm)
65.00	28.0
55.00	27.0
45.00	20.5
35.00	18.5
65.00	28.0
55.00	24.5
45.00	21.0
35.00	18.5

R^2= r=

H=6,5 +0,335×conc.

Batch number	Height mm	Calculated concentration (μg/ml)	Calculated concentration (μg/dose)	CV %	
X	18	34.33	17.16		
	17.5	32.84	16.42		
	19	37.31	18.66		
mean	18.17	mean = 34.83	17.41	6.55	Valid
Y	25	55.22	27.61		
	27	61.19	30.60		
	27	61.19	30.60		
mean	26.33	mean = 59.20	29.60	5.82	Valid

Technician : Scientist :

03/06/2009 Software name version 1.0

图 12.4 手工确认界面

另外，用计算器进行的计算过程也需重复用于特殊情况下的其他数据集，例如，OOS 结果、缺失数据或无意义的数据等。这种条件下的数据计算也需要进行确认。在这一阶段，本软件可以看作是经过确认了。为确保确认的可溯源性，应发布一个确认证书。

3. 确认证书

一旦软件已经过确认，它应该有确认证书。该证书应包括软件名字及版本、确认日期、确认责任人以及发布责任人和这些人的签名。该确认证书文件(图 12.5)存放在软件档案中。

实验室名称(name of the control lab):

软件确认证书

Certificate of software validation

软件名称(name of the software)：

确认版本(validated version):

确认日期(date of validation):

确认责任人(person responsible for the validation):

发放责任人(person responsible for the release for use of the software):

确认结论(conclusion of validation):

确认责任人签字 (Date and signature of person Responsible for the validation)	发放责任人签字 (Date and signature of person Responsible for the release For use of the software)

图 12.5　软件确认证书

本证书是一个确认格式的实例，也可以选择使用一个质量保证表格替代它。此外，负责确认的人与负责发布使用的人可以是同一个人

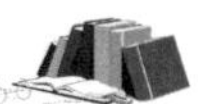

4. 软件安装与存档

软件确认后，就该进行具体安装。安装的操作者应签写软件有效期表格（life form）以证实安装正确。该表实际属于 QA 类文件，包括如下内容：软件名称、唯一标识、安装位置和该软件的具体负责人。该表也包括更新或遇到任何问题后的验证和其他说明（图 12.6）。在完成安装并以生命周期表格形式出具报告后，验证也随之完成。

软件有效期表格	软件名称：	表格序号：
唯一标识码：		制 造 商　：
		存放位置　：
		软件负责人：

日期	遇到的问题	采取的措施	下次措施的备忘	操作者	软件负责者的签字
30/04/2009		安装		XC	X
30/04/2009		验证	下次验证 30/10/2009	XC	X

AQ number: ELYO/XXX version Y 30/01/2007　　QA 经理登记确认人：ZZZ

图 12.6　软件有效期表格

另一种确保此 Excel 表安全的方法是安装在网络驱动器上，并采用严格的授权访问方式，只让有授权的职员在该驱动器上写入。软件使用者无权存储数据或该 Excel 表格，只有填写数据（在许可单元格中）和打印数据的权限。

（三）软件的定期验证

应定期（如每 6 个月）或每当有软件或硬件配置变化后对软件进行查验，以确定计算结果没有发生改变。验证可选用一个已知的数据集并与标准计算结果（图 12.1）进行比较。

为了帮助使用者，应有内含所需的信息的验证指导书（图 12.7）。

所验证的结果需要打印出来，其上应有日期和签字，并以有效期表格的形式保存。

每次验证都要以有效期表格（图 12.6）形式进行登记。其内需含有如下信息：操作使用日期，采取的措施（如验证）、备注及操作人员的签名。

验证指导书

（Verification instruments）

本文件给出了对下述软件的定期审查的指导意见

(This document provides instruments for the periodic review of the software described below)

原始文档的存放位置(localization)：C:\name of the software\name.xls

验证(verification)：　　　所有灰色的空格必须填充并与下面的模板进行比较

- **信息**（information）：　　　操作者的姓名，所用表格的编号和验证的日期
- **参考品数据**(reference product data)：　　高度
- **疫苗数据**(sample data)：　　　批号和两批的测定高度

结果(results)：打印、日期、签名和在软件文档中的结果

生命周期表格(Life form)：在软件的生命周期表格中登记验证过程

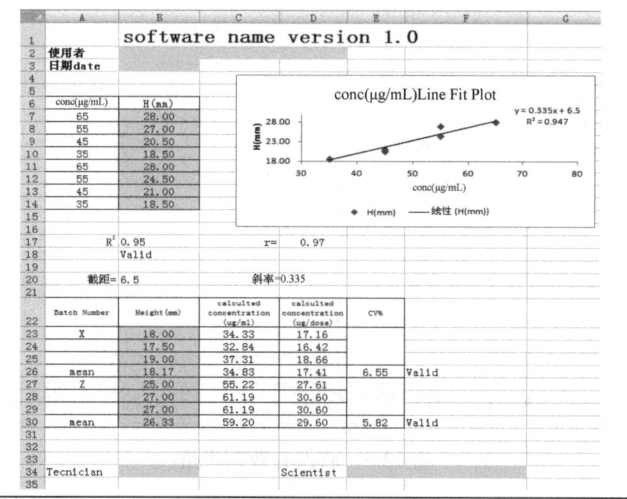

	A	B	C	D	E	F	G
1		software name version 1.0					
2	使用者						
3	日期date						
4							
5							
6	conc(μg/mL)	H(mm)					
7	65	28.00					
8	55	27.00					
9	45	20.50					
10	35	18.50					
11	65	28.00					
12	55	24.50					
13	45	21.00					
14	35	18.50					
15							
16							
17	R^2	0.95	r=	0.97			
18		Valid					
19							
20	截距=	6.5	斜率=0.335				
21							
22	Batch Number	Height(mm)	calculted concentration (ug/ml)	calculted concentration (ug/dose)	CV%		
23	X	18.00	34.33	17.16			
24		17.50	32.84	16.42			
25		19.00	37.31	18.66			
26	mean	18.17	34.83	17.41	6.55	Valid	
27	Z	25.00	55.22	27.61			
28		27.00	61.19	30.60			
29		27.00	61.19	30.60			
30	mean	26.33	59.20	29.60	5.82	Valid	
31							
32							
33							
34	Tecnician			Scientist			
35							

图 12.7　验证指导书

如果软件被安装在设有访问权限的网络驱动器上，这种定期验证要求仅为可选项。检查应包括验证该软件的本次存储日期是否与最初安装软件的日期一致。

（中国食品药品检定研究院　陈　华　许明哲）

思 考 题

1. 计算软件为什么要进行验证？
2. Excel 表软件验证要注意哪些环节？

参 考 文 献

1. 欧洲官方药品质量控制实验室网络技术指导原则——计算软件验证指导原则.

模块十三　药品检验原始记录的使用

一、原始记录的定义

从广义上来说，与药品检验相关的一些活动(包括质量相关内容及技术相关内容)都应该被记录下来，并且得到相应的确认与保存。在本教材范围内，原始记录仅包括与实验相关的内容。

二、对于原始记录的基本要求

国家药品监督管理局于2009年9月12日发布了《药品检验所实验室质量管理规范》(试行)，其中对检验记录提出了以下条款。

第三十一条　检验记录是出具检验报告书的原始依据。为保证药品检验工作的科学性和规范化，检验原始记录必须用蓝黑墨水或碳素笔书写，做到记录原始、数据真实、字迹清晰、资料完整。

第三十二条　原始检验记录应按页编号，按规定归档保存，内容不得私自泄露。

第三十三条　检验报告书是对药品质量作出的技术鉴定，是具有法律效力的技术文件，应长期保存。药检人员应本着严肃负责、实事求是的态度认真书写检验卡、检验报告书底稿，做到数据完整、字迹清晰、用语规范、结论明确。

世界卫生组织药品专业专家委员会于1999年采纳了WHO《国家药品质量控制实验室良好操作规范》，并作为世界卫生组织技术报告系列No.902，2002的附件3发布。在该规范中也对检验记录提出了相应的要求。

记　　录

1)实验室应该建立和维护鉴定、收集、取回、检索、存储、维护、处置、使用有关质量和技术记录的程序。

2)所有原始的观察值，包括计算和衍生数据、校准、验证和复核记录以及最后结果，应该根据国家的规定或合同的约定，选取较长的周期进行保存。记录包括技术人员以连续数字编码方式填写的检验记录应与包含相关附件(如色谱和光谱图)收集在一起。每一实验记录应包含足够的信息以备必要时实验能够重复或数据重新计算。记录应包括样品采样、制备以及检测等过程中相关人员的签字。法律程序中的样品记录应根据相关法律要求进行记录。

3)所有记录包括质量和技术记录(包括分析检测报告、分析鉴定和分析工作表)应该清晰易懂、易得，保存在不会被修改、破损、毁坏、丢失的地方。所有保存原始记录的地方应确保安全、保密，只有经过批准方可进入。电子保存和签字也可以，但是应符合电子记录的有关规定。

4)质量管理记录应包括所有内外审报告、管理评审报告、所有的投诉及调查情况，以及可能实施的整改和预防措施相关记录。

从上面的内容可以看出，不管国内、国外相关实验室的质量管理规范中都对检验记录提出了相应的要求，并将该部分内容作为现场考核的重要因素之一。虽然不同的管理规范表述不一，强调的侧重点也有所不同，但归根结底，有一个原则是必须遵守的，那就是，作为检验结果的支持性文件，检验记录的最终目的是保证实验可以得到重现，并且对于可能出现的问题保证可以进行追溯，因此检验记录必须具备可获得性(应保存在不会被修改、不会毁坏或丢失的地方)、可溯源性(记录的内容应该完整、真实)，并且应该具备一定的保密性(保存地点应确保安全保密，经过授权方可进入)。

三、原始记录的构成要素

1. 基本信息

(1)记录编号

原始记录作为受控文件的一个分类，每一份记录均应该有唯一的标识号，以便实验人员选择，并且确保其不会被误用。另外，在每一份记录的不同页面之间应该使用连续数字的方式进行编码。

(2)记录标题

记录应该有表达清晰的标题，表明每一份记录所涉及的实验内容。

(3)环境条件

环境条件会对实验数据产生明显的影响，因此有必要对实验进行时的环境条件进行记录，以便必要时实验能够重复。环境条件一般应包括：温度、湿度，以及会影响实验结果的其他必要条件。

(4)实验日期

实验日期作为一个索引项目，是进行数据完整性检查及数据溯源性的必须条件。

(5)检品基本信息

包括检品名称、批号、生产厂家、来源，以及在实验室内部的唯一标识号等信息。

(6)实验材料基本信息

为了保证实验的可重复性，并为在对实验结果产生怀疑时能够更好地进行分析，有必要对实验中使用到的各种材料信息进行记录，记录的信息应该包括：材料名称、批号、生产厂家及所使用到的对照品的相关信息。

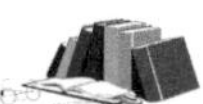

(7) 实验仪器信息及状态

记录的信息应该包括：仪器名称、在实验室内部的唯一标识号，以及运行状态等信息。

(8) 实验依据

实验依据是进行实验的基础，明确所使用的依据有助于对实验结果的判定。

2. 实验过程描述

(1) 溶液的制备

应包括供试品溶液的制备、对照品溶液的制备，以及实验中使用到的各种试液及流动相的制备方法，制备时各种材料的用量和 pH 等一些特征值的信息。

(2) 仪器参数

以常见的 HPLC 法为例，应包括色谱柱、色谱柱型号、编号、柱温箱温度、检测波长、流动相流速等关键信息，以保证实验可以得到重现。

(3) 实验方法

应对实验过程进行简略的描述，以便实验可以得到重现。

3. 计算表格与实验结果

(1) 系统适用性指标

只有整个实验系统得到验证后在该系统中生成的实验结果才具有可靠性，而对实验系统进行验证的指标即系统适用性指标，常见的指标包括理论塔板数、分离度、拖尾因子(对称因子)、重复性(RSD)、信噪比等。

(2) 数据计算表格

只有经过验证及恰当保护的电子表格才可以使用到原始记录当中。

(3) 有效数字的使用

在原始记录当中应当注意有效数字的位数及其修约(应与报告书中的要求及实验方法的精度相匹配)。

4. 实验结论及备注

(1) 实验结论

实验人员应该根据实验结果及实验依据中的相关要求，对待测样品的情况作出结论。

(2) 备注

如果实验中出现特殊说明的现象或实验方法的偏离等情况，实验人员应当在备注中予以列出。

5. 相关人员签字

实验人员及复核人员均应当在实验结论进行手写签名。

四、原始记录的书写原则

(1)机打与手写

记录中一次性的关键数据均应当采用手写而不是机打的方式进行记录，以表明记录的原始性。

(2)数据的修改

记录中所有的修改均应采用杠改的方式，注意保留原始信息，并在杠改处进行签章及加注修改日期。

(中国食品药品检定研究院　陈　华)

思 考 题

1.原始记录书写的最基本原则和注意事项是什么?
2.结合自身工作，谈谈原始记录规范书写的重要性。
3.原始记录保存和查阅的相关规定有哪些?

参 考 文 献

1. 国家药品监督管理局.2000.药品检验所实验室质量管理规范(试行).
2. 实验室内部软件验证规范(NIFDC-SOP-A-M-0014).
3. OMCL Network of the Council of Europe Quality Assurance Document.
4. WHO Good Practices for Pharmaceutical Quality Control Laboratories. 2010.

模块十四　试验结果分析与处理

一、试验结果评价的定义

试验结果评价是指对实验室的实验报告进行系统性核查，并对报告中所列出的最终结果进行评估的一个过程。

试验结果评价既是药检所实验规范的要求，也是对实验报告的正确性与否做出准确判断的重要依据，更是实验室管理者对受试样品做出试验结论的支持性文件之一。

二、试验结果评价的实施者

根据在实验室管理体系中所处位置与责任的不同，试验结果评价的实施者可以分为三个层面。

1. 实验人

实验人必须根据实验的要求，正确地选择试验用的样品、仪器、方法、试剂及记录工作单，同时应按照相关的规定规范填写原始记录。在试验完成后，对试验过程进行详细的自检，并根据试验结果给出初步的试验结论。

2. 复核人

复核人受实验室管理者的指派，在试验开始前或过程中及完成后，对实验人所选择的样品、仪器、方法、试剂及记录工作单进行核查，保证其正确地使用。在试验完成后还应该对整个试验过程进行系统性核查，并在此基础上，认真填写复核记录。

3. 质量负责人

实验室的质量负责人在全面了解复核人做出的复核记录的基础上，应对试验做出的试验结论进行最终的评估，并签署意见，送交实验室管理者签发实验报告。

三、试验结果评价的内容

检测和校准实验室能力的通用要求(GB/T 27025—2008)中对于保障实验室正常运行的管理要求共有 15 个要素，50 条要求；对于保障测量过程正常进行的技术要求共有 10 个要素，52 条要求。与试验结果评价相关的是技术要求，概括起来可以分为 5 个部分：人员、设备、材料、方法和环境，其中人员和环境(非技术参数部分)由实验室硬件条件所定，不属于本评价范围。

综上所述，试验结果评价主要可以分为以下几个部分。

1. 检测对象基本信息

主要包括检测样品信息、检测项目和检验用标准的选择等。

2. 仪器信息

主要包括仪器校验、运行状态、关键参数等。

3. 试剂信息

主要包括试剂名称、批号、有效期、试液和溶液的制备方法等。

4. 标准物质

主要包括来源、纯度(效价)、有效期等。

5. 检验操作

主要包括供试品和标准物质溶液的制备等。

6. 检测方法

主要包括系统适用性试验、色谱柱的选择、空白校正、积分条件等。

7. 原始记录和计算

主要包括检验数据记录/转移/杠改、计算公式的正确与否、结果的有效数字等。

8. 试验结果评价后的措施

根据对评价内容作出的判断，可采取的措施分为以下三类。

1)属于记录格式并不影响检验结果的应在核对表中记录并监督检验人员改正并审核改正后的有关项目。

2)对于可能影响检验结果的应报告科室质量负责人，根据质量负责人意见，采取相应的措施并做好记录。

3)对于严重的不符合/偏离项应报告科室质量负责人，根据质量负责人意见，采取相应的整改措施并做好相关记录。

(中国食品药品检定研究院　陈　华)

思　考　题

1. 试验结果合理分析的重要性是什么?
2. 试验结果合理分析和判断的关键点有哪些?
3. 试验结果分析和处理的正确流程是什么?

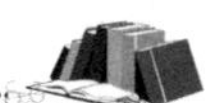

参考文献

1. NIFDC-SOP-A-M-0018 药品检验记录的复核规范：中国食品药品检定研究院
2. WHO Good Practices for Pharmaceutical Quality Control Laboratories.2010.
3. OMCL Network of the Council of Europe Quality Assurance Document.

模块十五　药品检验不合格结果处理程序

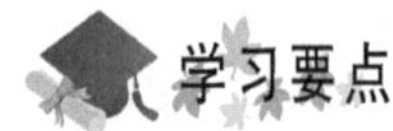

学习要点

掌握不合格结果各环节的定义和处理程序，明确实验室各岗位在处理程序中的职责，熟悉药品检验不合格结果调查的各节。

(一) 超标结果定义

不合格结果(out of specification，OOS)，是指实验结果不符合法定质量标准或企业内控标准的结果。OOS 结果可能由多个环节引起，如实验室检验环节、样品及取样过程、制造过程等。当发现 OOS 结果时应立即展开调查，调查的目的是确定引起 OOS 的原因，应确定是检验过程的异常还是产品质量常导致的 OOS 结果。为了使调查有意义，调查应是彻底的、及时的、没有偏见的，形成文件并经得起科学推敲。

OOS 调查的规范性文件源于 FDA 的《工业指导原则》，调查分为三部分：实验室调查、样品及取样过程调查、制造过程调查。这些调查是药品生产企业针对生产和质控的各个环节进行回顾的过程，以此来保证产品质量，但是对于药品检验机构来说仅进行了实验室检验的环节，因此药检机构在出现 OOS 结果时，对实验室环节进行调查就可以得出产品质量是否合格的可靠结论。

(二) 职责的确定

1. 首次检验人员

检验员首要责任是取得正确实验室检验结果。检验员应该意识到在实验过程中可能发生的潜在的问题和应该注意可能产生 OOS 结果的问题。检验员应使用经过批准的检验方法，保证使用经过校验和适当维护的仪器，保证使用现行的标准物质和合格的试剂、试液。某些分析方法有系统适应性要求，不符合要求的系统不能使用，例如，在色谱系统中，在进行色谱检测期间内间隔一段时间进样对照品溶液去测定漂移、噪声和重复性，如果对照品响应值显示该系统功能不正常，则在可疑的时间内收集的所有数据无效。

在丢弃样品制备液和标准制备液之前，检验员应确定数据是否符合标准，重新回顾实验过程，自查检验结果的准确性。如果不符合标准且没有明显的理由时，应该填写药品检验不合格结果调查记录表并通知科室负责人。立即开始评估检验结果的正确性并协

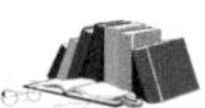

助检验复核人员完成程序调查。如果错误是明显的，如样品溶液有洒出或样品成分的未完全转移，检验员应该立即记录所发生的情况。

2. 检验复核人员

1）核对标准检测方法，确认首次检验人员按照 SOP 相关要求进行检验。

2）核实首次检验人员是否如实填写药品检验不合格结果调查记录表。

3）对 OOS 结果进行复核，对可能的原因进行客观及时的评估。

4）与检验员讨论检测方法，确认检验员知道并执行了正确的程序。检查分析的原始数据，包括色谱和光谱，并识别出反常或可疑的信息；确认仪器性能；确定使用了合适的参照标准品、溶媒、试剂和其他溶液，并且它们符合质量控制标准。

5）评估检验方法的执行情况，以保证是按照标准执行并有方法验证数据。

6）将调查结果及调查报告以书面形式汇报给科室负责人。

（三）科室负责人

1）审定调查结果及调查报告。

2）审定药品检验不合格结果调查记录表。

3）对药品检验不合格结果做出正确评估。如有必要可重新指派人员评估分析检验结果的准确性，并再次填写药品检验不合格结果调查记录表，也可指派其他检验人员重新检验。

（四）调查和结果评定

1. 首次检验人员结果调查

首次检验人员在检验中出现不合格检验结果时，应首先对检验过程按项目进行回顾，填写药品检验不合格结果调查记录表。

1）首次检验人员若未发现异常情况，将不合格结果上报检验科室负责人。

2）首次检验人员若能明确找出导致试验结果不合格的原因是由于试验操作等非供试品或质量标准因素造成的，应如实告知科室负责人。科室负责人应要求首次检验人员改正，确认由于试验操作或仪器等问题导致结果超标，应重做试验。

若重做试验的结果为合格，上报科室负责人，并交与检验复核人员审核，然后做出最终判断，结束程序；若重做试验仍为不合格结果，应将该结果上报检验科室负责人，并按照如下程序继续执行。

2. 检验复核人员结果调查

检验科室负责人应指派检验复核人员对首次检验人员填写的药品检验不合格结果记录表审核，判断试验过程及原始记录书写是否正确，将调查结果及调查报告书面汇报给科室负责人。科室负责人应本着科学负责的态度，充分考虑试验实际情况，合理安排具体试验。

1）若认为首次检验人员全部检验过程未发生异常现象，检验复核人员应选用不同的仪器，根据标准要求，重做检验一次；复核人员应为由另一位有经验的分析人员，重新配制标准、溶液、流动相等，用原方法重新测定，原则上复验一次即可。

2）若认为首次检验人员全部检验过程存在异常现象，由此可能导致检验结果不正确，检验复核人员和首次检验人员应分别以正确的检验过程选用不同的仪器，根据标准要求，各重做检验一次。

3）科室负责人应根据首次检验人员、检验复核人员的试验结果进行判定，出现无法判定的情况应加做试验，具体加做试验次数由科室负责人根据具体实验情况合理安排，试验安排要科学客观，不可"复验至取得满意结果"。

3. 调查结果的评定

1）若调查结果表明试验过程存在问题，检验结果应视为无效结果。无效结果不可用于样品质量的评价，但应作为原始记录保存并用于后续调查使用。当调查结果表明未发现实验室错误，OOS 结果应被认为是有效结果，不能忽视。

2）当首次检验人员和检验复核人员的有效结果均符合标准规定或均不符合标准规定时，若两个有效结果之间的偏差在测定方法误差范围内（例如，HPLC 色谱法为 2.0%，UV 光谱法为 1.0%，容量滴定法为 0.5%），可取平均值发报告。对于溶出度测定和含量均匀度检查的调查，则按照各品种及规格项下药典规定的方法进行处理。

3）两个有效结果中，一次结果符合标准规定，另一次结果超出标准规定，应再次试验。若有效结果均值符合标准规定，参与计算的数值不应有超出标准规定的有效结果。

4）科室相关负责人决定是否需要再次试验。首次检验人员和检验复核人员均应参与其中。科室负责人可针对性地制定调查计划，确认当前使用方法满足标准规定要求。

（五）调查项目

调查人员要本着严谨、科学、客观、全面的原则，为保证调查项目的全面，所调查的内容至少要包括实验过程中所涉及的人员、仪器设备、实验材料、方法和环境等要素，简称人、机、料、法、环。调查的顺序为尽量优先调查和排除出错可能性大，或者容易改正的错误，最后调查出错可能性小，改正成本较高的错误。例如，计算错误较容易改正，所以要优先调查；仪器故障可以通过更换仪器，原样重进的方式排除，可以随后调查；而样品前处理错误改正起来时间和人力成本相对较高，所以最后来进行调查。

为了使调查全面彻底，调查人员（首次检验人员、检验复核人员或其他检验人员）的调查要按照下述项目进行，在实际的操作过程中，还要根据不同的实验选择不同的侧重点。例如，有关物质检查的时候要尤其关注玻璃仪器的清洗，而含量测定时调查样品称量方法和天平校准显得尤其重要。在调查完成后要填写药品检验不合格结果调查记录表。调查的项目如下所述。

1. 人员

人员因素在整个实验中是最为关键的，所以也是 OOS 调查的重点。人员因素包括人员资质和人员操作。

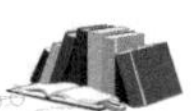

(1)人员资质

人员需经过培训、考核和授权才能获得岗位资质，人员获得岗位资质后可以从事岗位工作。在出现下列情况时，科室应组织实施以增加授权项目为目的的常规培训：①仪器设备更新后或投入使用前；②执行新标准或新方法前；③开展新检验项目前。已取得岗位资质的人员发生下列情况之一必须参加科室组织实施的岗位资质保持培训：①离岗时间超过十二个月重新上岗前；②由于技术缺陷形成质量隐患或造成检测事故后；③参加能力验证由于个人原因造成结果不满意。

人员没有经过适当培训，属于培训不当，则原数据作废，在培训至符合要求前，该员工不得继续从事检验工作，同时应由合格的人员对原样品重新检测。

(2)人员操作

操作过程要严格按SOP规程执行，例如，对于称量来说，每天电子天平第一次使用时，按电子天平日常校验操作规程，要进行日常校验。根据样品的称量要求及性质，可选择固定质量称量法和递减称量法进行称量。调节零点和读取称量读数时，要关好天平侧门，称量读数要立即记录在实验记录纸上。此外，样品制备处理过程是否正确(稀释、萃取、回流水解、消化、燃烧、蒸馏、灼烧、研磨等过程的避光、避热、定量、振摇、防酸碱、反应完全、显色剂用量、湿度、防污染等)；定量玻璃仪器是否准确；所用的玻璃仪器、分析器具是否污染、泄漏或需活化；样品是否进行恒重、干燥等前处理。调查过程应该涉及整个操作过程的每一个环节以保证人员操作准确无误。

除此之外，操作环节的调查项目还应包括以下几点。

1)供试品名称。

2)供试品批号。

3)供试品内外包装。

4)供试品储存条件。

5)供试品外观的均一性。

6)供试品取样量满足标准要求。

7)供试品溶液配制方法。

8)供试品溶液配制容量瓶。

9)供试品溶液的过滤。

10)供试品溶液稳定性。

11)原供试品溶液取样重新检验。

12)试液和溶液的制备方法。

色谱法

1)系统适用性试验。

2)供试品重现性。

3)供试品与标准物质保留时间的一致性。

4)供试品溶液和标准物质溶液进样体积的一致性。

5）供试品溶液和标准物质溶液浓度的一致性。
6）色谱峰的峰形。
7）色谱峰的积分。
8）空白溶液图谱不干扰测定。

光谱法

1）供试品重现性。
2）供试品溶液和标准物质溶液的吸收在光谱要求线性范围内。
3）供试品溶液和标准物质溶液的吸收在标准方法要求线性范围内。
4）供试品溶液光谱图与标准物质溶液光谱图应一致。
5）空白溶液图谱不干扰测定。

滴定法

1）滴定液处于效期内。
2）滴定管的清洁度。
3）滴定管的精度。
4）滴定液的浓度应为其名义值的 0.95～1.05。
5）供试品溶液测定的重现性。
6）滴定终点颜色变化（等当量点电位突跃）是否容易观察。
7）指示剂状态。
8）电极工作状态。

2. 仪器设备

调查过程中要确认仪器设备状态是否完好，是否经过性能确认，性能确认结果是否在范围内，如没有进行性能确认，或性能确认数据不正确，应查找原因并重新进行性能确认，直至合格，同时应重新检测该仪器性能异常期间所出数据。

此外，还要确认仪器参数设置是否正确，零部件、附件、色谱柱、光源、色谱图等是否有异常，仪器状态是否稳定正常（如开机自检、升温、基线、能量、泄漏压力等），电压是否正常，是否有其他不正常原因。如果出现异常要在仪器使用记录中详细描述并及时维修并重新进行性能确认。

3. 实验材料

（1）试剂

首先检查实验记录中记录的试剂名称、试剂来源，确认试剂处于效期内并且符合试剂的保存条件和实验标准要求。观察试剂是否有变色、结块、潮解、分解、含量偏低现象；追溯该试剂生产厂的产品以前的使用情况，对于已经验证过的试剂厂商的试剂不要随意更换，更换后要进行重新验证。

（2）标准物质

调查标准物质的使用要注意以下几点：①标准物质名称。②标准物质处于效期内。

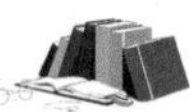

应使用有效期内或现行批号的标准物质，过期标准物质应立即停用。需要进行质量再测的标准物质，应在得到正常再测结果后使用。③标准物质来源。应以可靠的方式获得标准物质的及时、准确的信息。标准物质的信息和有效性资料可以从不同途径获得。例如，标准物质自带的标签/说明书；标准物质的制备者在其官方或正式授权的网站上发布的相关信息。④标准物质批号正确。⑤标准物质储存条件。⑥标准物质溶液配制方法。⑦标准物质纯度。⑧标准物质稳定性。⑨标准物质的使用方法。应按说明书/标签规定的用途或在对应的质量标准所规定的使用范围内使用。如果有特殊规定，应按照要求对标准物质进行处理。例如，有些标准物质在使用前需要在一定条件下进行干燥处理。应注意量值的计算方法，在使用标准物质的量值时应仔细阅读说明书/标签，按照规定确定标准物质的正确量值。开启标准物质的最小包装后一般应一次用完，不反复取用。

4. 方法

在 OOS 的调查中要关注检验检测的过程中方法是否适用，只有采用正确的方法才能得出合法有效的结论。

(1)检验方法

应调查检验标准适用是否正确，检验方法有无经过验证，有无对已验证的方法进行变动。在参照药典标准检测时要注意是否有勘误或增补本。

(2)数据处理方法

调查数据处理方法要按照以下步骤。

1)检验数据记录正确。

2)计算公式正确。

3)计算考虑盐和水分的影响。

标准中会有如下的计算方式容易产生错误，调查时要格外注意。

a. 有些标准中使用的标准品为盐，但标示量以碱计算：例如，盐酸氯胺酮注射液。

本品为盐酸氯胺酮的灭菌水溶液。含氯胺酮($C_{13}H_{16}ClNO$)应为标示量的90.0%～110.0%。

含量测定：精密量取本品适量(约相当于盐酸氯胺酮 25 mg)，置 100 mL 量瓶中，加0.05mol/L 盐酸溶液稀释至刻度，摇匀，作为供试品溶液；另取盐酸氯胺酮对照品，精密称定，用 0.05 mol/L 盐酸溶液溶解并定量稀释制成每 1 mL 中约含盐酸氯胺酮 0.25 mg 的溶液，作为对照品溶液。取上述两种溶液，照紫外-可见分光光度法(附录ⅣA)，在 269 nm 的波长处分别测定吸光度，计算，即得。

该标准中含量测定使用的标准品为盐，但标示量用碱标示，所以计算时要乘以折算系数，然而标准中没有给出具体系数，所以要自行计算。

b. 有些标准中使用的标准品为碱，但标示量以盐计算，如盐酸吗啡注射液。

本品为盐酸吗啡的灭菌水溶液。含盐酸吗啡($C_{17}H_{19}NO_3 \cdot HCl \cdot 3H_2O$)应为标示量的 95.0%～105.0%。

含量测定：精密量取本品适量，用 0.1 mol/L 氢氧化钠溶液定量稀释制成每 1 mL 中约含吗啡 20 mg 的溶液，紫外-可见分光光度法，在 250 nm 的波长处测定吸光度；另取吗啡对照品适量，精密称定，用 0.1mol/L 氢氧化钠溶液溶解并定量稀释制成每 1 mL 中约含 20 mg 的溶液，同法测定。计算，结果乘以 1.317，即得盐酸吗啡（$C_{17}H_{19}NO_3 \cdot HCl \cdot 3H_2O$）的含量。

该标准中含量测定使用的标准品为碱，但标示量用盐标示，所以计算时也要乘以折算系数，该例中标准给出了系数 1.317，所以直接代入计算即可。

4）标准物质代入计算的纯度值正确。

标准物质可能会被赋多个纯度值，例如吗啡（Morphine）说明书中注明：本品使用前不需干燥，可直接使用。用于 HPLC 法含量以 97.1%计；用于 UV 法含量以 97.9%计。因此计算时要根据不同的检验项目选用不同的纯度值。

5）计算正确。

6）有效数字修约正确。

具体的修约规则请参阅《中国药品检验标准操作规范与药品检验仪器操作规程》。

5. 环境

（1）储存环境

调查要追溯样品储存环境的温湿度记录，检查储存地点室温是否太高、太低或变化太大；是否湿度太高；以前是否发生过同样的问题；是否分析过程中还有异常情况，如果出现异常要详细记录并报告。

（2）实验环境

实验要在规定的环境条件下进行，不同的实验对环境要求的严格程度也不尽相同。例如，滴定要求环境温度波动不能太大，水分测定对环境湿度要求严格，而电子天平称量则对振动和空气流动更为敏感。因此要针对不同实验的特点制定合理的实验环境调查方案。

当然，除了人、机、料、法、环五个因素外，任何被怀疑的可能影响实验结果的因素都应该成为 OOS 调查的项目，这样才能尽量使调查更加严谨、科学、客观、全面。

（六）结果报告

程序调查结束后，检验科室应书面记录全部程序调查过程，并归档。所有调查记录应由调查人员签字并注明日期。

（中国食品药品检定研究院　左　宁　牛剑钊）

思　考　题

1. 简述首次检验人员的职责。
2. 用流程图表示药品检验机构 OOS 调查流程并简述人员环节调查的内容。

模块十六　常用药品检验仪器的正确使用和维护(一)
电子天平的使用和维护

学习要点

掌握电子天平的安装环境、正确使用、维护保养和注意事项；熟悉电子天平的选择、常用术语、计量检定及常用称量方法；了解电子天平的基本原理、分类和前沿技术及砝码的基本知识。

一、电子天平的基础知识

(一)概述

称量(weighment)就是测量物体轻重的过程。称量是检验检测中最重要的操作之一，也可以说是最基本的操作。如果称量不准确，那么之后的操作过程再正确，使用的仪器再精密，最后也肯定不会得到正确的试验结果。但工欲善其事，必先利其器，要想获得准确的称量结果，必须要有一台满足称量精度的天平和正确的操作方法。

天平(balances)就是利用作用在物体上的重力以平衡原理测定物体质量或确定作为质量函数的其他量值、参数或特性的仪器。天平一般分为机械天平和电子天平。机械天平就是以杠杆原理构成的天平，如托盘天平、光电机械天平等；电子天平就是以电路磁力平衡（电磁力补偿）原理，直接显示质量读数的天平。由于目前在日常检验检测中，用到的基本上都是电子天平，因此本节主要讲述电子天平。

电子天平(electronic balance)就是通过测量作用于物体上的重力来确定该物体的质量，并采用数字指示输出结果的计量器具。用于砝码质量值传递、物体质量测量、体积测量及磁性测量等。也可以用于确定与质量相关的其他量值、数值或特性。电子天平具有称量准确可信、显示快速清晰、具有自动检测系统、自动校准装置以及超载保护装置等特点。

(二)基本原理

众所周知，电子天平是用来称量物质质量的专业实验室设备，其基本原理是电磁力补偿原理，即当被测样品放置在天平秤盘上时会对其产生压力 P，此时天平通过称重传

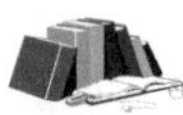

感器产生一个反方向的作用力 F 与被测样品对秤盘的压力 P 达到平衡(即天平出现稳定读数)：$F=P$。天平力学原理及电磁力传感器原理如图 16.1 和图 16.2 所示。

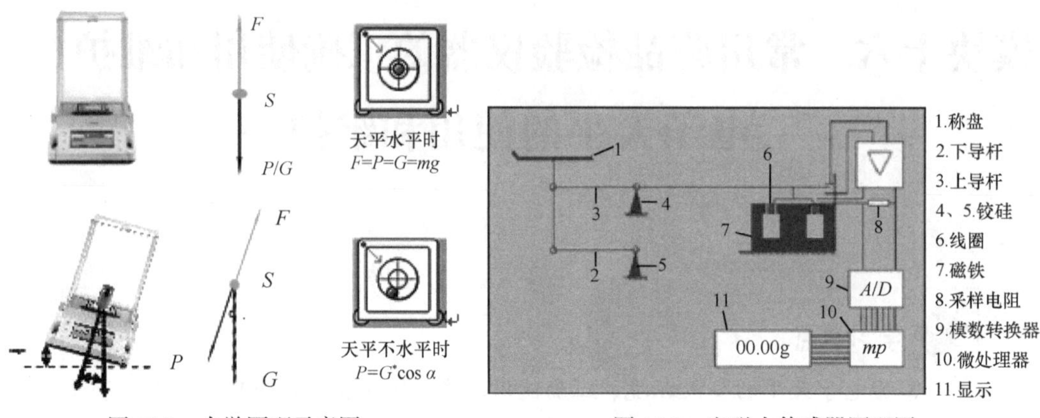

图 16.1　力学原理示意图　　　　图 16.2　电磁力传感器原理图

当天平处于水平状态时压力 P 等于物质的重力 G，即

$$P=G=mg$$

其中，m 为物质的质量；g 为重力加速度。

称重传感器产生的电磁力 F，即

$$F=BIL\sin\alpha$$

其中，B 为磁感强度；I 为电流强度；L 为导体在磁场中有效长度；α 为 I 与 B 所夹锐角。

常见主流称重传感器如图 16.3 所示。

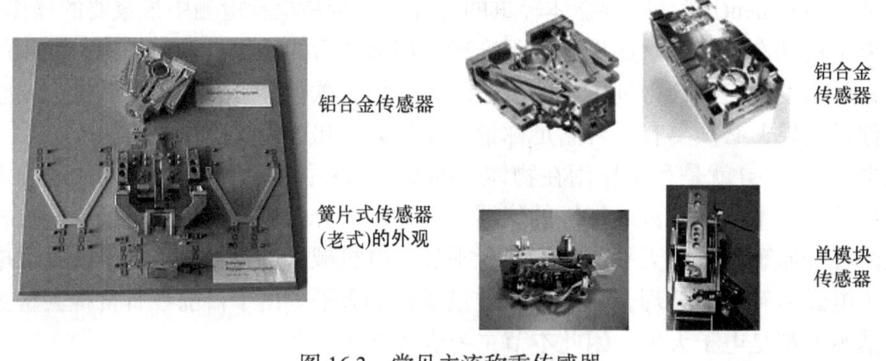

图 16.3　常见主流称重传感器

(三)常用术语

置零装置（zero-setting device）：当天平秤盘上无载荷时，将示值设置为零的装置。

零点跟踪装置(zero-tracking device)：自动将零点示值保持在一定界限内的装置。

去皮装置(tare device)：当天平秤盘上有载荷时，将示值设置为零的装置。

多范围(multiple range)：有两个或多个称量范围，具有不同最大秤量和不同实际分度值，每一个称量范围均可以从零到相应的最大秤量。

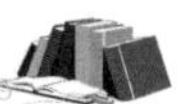

多分度(multi-interval)：只有一个称量范围，按不同实际分度值分为几个局部称量范围。局部称量范围是根据所加载荷的增加自动确定的。

最大秤量(maximum capacity)：不计添加皮重时的最大称量能力。

最小秤量(minimum capacity)：小于该载荷值时称量结果可能产生过大的相对误差。

称量范围(weighing range)：最小秤量和最大秤量之间的范围。

(四)计量性能

1)实际分度值(d)：指相邻两个示值之差，也就是天平的可读性，也称为感量。

2)检定分度值(e)：用于划分天平级别与进行计量检定的以质量单位表示的值。检定分度值 e 由生产天平的厂家根据表 16.1 要求选定。

表 16.1　天平准确度级别与 e、n 的关系

准确度级别	检定分度值 e	检定分度数 n=Max/e		最小秤量
		最小	最大	
特种准确度级①	1 μg≤e<1 mg	$<5\times10^4$	不限制	100e
	1 mg≤e	5×10^4		
高准确度级②	1mg ≤e≤50mg	1×10^2	1×10^4	20e
	0.1g≤e	5×10^3	1×10^4	50e
中准确度级③	0.1g≤e≤2g	1×10^2	1×10^5	20e
	5g≤e	5×10^2	1×10^4	20e
普通准确度级④	5g≤e	1×10^2	1×10^3	10e

注：除 e<1 mg 的①级天平外，其余用 d 代替 e 计算最小秤量。

检定分度值 e 的表现形式：　1×10^k 或 1×10^k 或 1×10^k(k 为正整数、负整数或零)；

检定分度值 e 由右式规定：$d\leqslant e\leqslant 10d$；一般情况下，$e$ 还应服从 $e=10^k$ kg(k 为正整数、负整数或零)。

3)检定分度数(n)：最大秤量与检定分度值之比，n = Max/e。

4)天平准确度级别：天平按照检定分度值 e 和检定分度数 n 划分成特种准确度级(符号为①)、高准确度级(符号为②)、中准确度级(符号为③)和普通准确度级(符号为④)等四个准确度级别(表 16.1)。

5)最大允许误差(MPE)：加载或卸载时的最大允许误差见表 16.2。

表 16.2　最大允许误差

最大允许误差	载荷 m(以检定分度值 e 标示)			
	①级	②级	③级	④级
±0.5e	$0\leqslant m\leqslant 5\times10^4$	$0\leqslant m\leqslant 5\times10^3$	$0\leqslant m\leqslant 5\times10^2$	$0\leqslant m\leqslant 50$
±1.0e	$5\times10^4<m\leqslant 2\times10^5$	$5\times10^3<m\leqslant 2\times10^4$	$5\times10^2<m\leqslant 2\times10^3$	$50<m\leqslant 2\times10^2$
±1.5e	$2\times10^5<m$	$2\times10^4<m\leqslant 1\times10^5$	$2\times10^3<m\leqslant 1\times0^4$	$2\times10^2<m\leqslant 1\times10^3$

注：任何一次单次测量结果的误差，均不应超过相应载荷的最大允许误差。

5.1　偏载误差：同一载荷下不同位置的示值误差，均应符合相应载荷最大允许误差的要求。

5.2　重复性：同一载荷多次称量结果间的差值，不得超过相应载荷最大允许误差的绝对值。

5.3　加载或卸载时各载荷点的示值误差不得超过相应载荷最大允许误差的要求。

5.4　当实际分度值 d 大于 1/5 检定分度值 e 时，应先确定天平修约前的示值，消除包含在数值示值中的化整误差。

5.5　天平使用中检验的最大允许误差应是首次检定时最大允许误差的 2 倍。

(五)砝码

砝码(weights)就是一种复现质量值的实物量具。它具有一定的物理特性和计量特性，如形状、尺寸、材料、表面状况、密度、磁性、质量标称值和最大允许误差等。对于一个砝码，它可以单独复现某一固定的质量值；对于砝码组，它不仅可以单独单个使用，而且也可将不同的单个砝码组合在一起使用，用以复现若干个大小不同的一组质量值。

砝码或砝码组的质量标称值应等于 1×10^n kg、2×10^n kg 或 5×10^n kg，其中 n 为正整数、负整数或零。

标准砝码按准确度等级可以分为 E_1、E_2、F_1、F_2、M_1、M_{12}、M_2、M_{23}、M_3 共 9 个等级。等与级的区别在于：等是按照不确定度来分的，即等砝码有修正值，级是按照示值误差来分的，即级砝码没有修正值，只要其示值误差在此范围内都认为是合格的。各准确度等级的砝码应配备相应的计量仪器进行使用。可用于检定准确度等级较低的砝码和衡量仪器。

根据《砝码》检定规程(JJG 9—2006)，不同级别砝码最大允许误差的绝对值见表 16.3。

表 16.3　砝码最大允许误差的绝对值(|MPE|，以 mg 为单位)

标称值	E_1	E_2	F_1	F_2	M_1	M_2	M_{12}	M_{23}	M_3
5000kg			25 000	80 000	250 000	5000 000	800 000	1 600 000	2 500 000
2000kg			10 000	30 000	100 000	200 000	300 000	600 000	1 000 000
1000kg		1 600	5 000	16 000	50 000	100 000	160 000	300 000	500 000
500kg		800	2 500	8 000	25 000	50 000	80 000	160 000	250 000
200kg		300	1 000	3 000	10 000	20 000	30 000	60 000	100 000
100kg		160	500	1 600	5 000	10 000	16 000	30 000	50 000
50kg	25	80	250	800	2 500	5 000	8 000	16 000	25 000
20kg	10	30	100	300	1 000		3 000		10 000
10kg	5.0	16	50	160	500		1 600		5 000
5kg	2.5	8.0	25	80	250		800		2 500
2kg	1.0	3.0	10	30	100		300		1 000
1kg	0.5	1.6	5.0	16	50		160		500

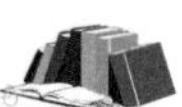

续表

标称值	E_1	E_2	F_1	F_2	M_1	M_{12}	M_2	M_{23}	M_3
500g	0.25	0.8	2.5	8.00	25		80		250
200g	0.10	0.3	1.0	3.0	10		30		100
100g	0.05	0.16	0.5	1.6	5.0		16		50
50g	0.03	0.10	0.3	1.0	3.0		10		30
20g	0.025	0.08	0.25	0.8	2.5		8.0		25
10g	0.020	0.06	0.20	0.6	2.0		6.0		20
5g	0.016	0.05	0.16	0.5	1.6		5.0		16
2g	0.012	0.04	0.12	0.4	1.2		4.0		12
1g	0.010	0.03	0.10	0.3	1.0		3.0		10
500mg	0.008	0.025	0.08	0.25	0.8		2.5		
200mg	0.006	0.020	0.06	0.20	0.6		2.0		
100mg	0.005	0.016	0.05	0.16	0.5		1.6		
50mg	0.004	0.012	0.04	0.12	0.4				
20mg	0.003	0.010	0.03	0.10	0.3				
10mg	0.003	0.008	0.025	0.08	0.25				
5mg	0.003	0.006	0.020	0.06	0.20				
2mg	0.003	0.006	0.020	0.06	0.20				
1mg	0.003	0.006	0.020	0.06	0.20				

在日常的检验检测工作中，建议根据电子天平的可读性选择相应等级的砝码进行校验，见表 16.4。有关砝码的更多内容可以查看中华人民共和国计量检定规程《砝码》(JJG 99-2006)。

表 16.4　天平的可读性与校验天平所用的砝码等级

天平可读性	0.1 g	0.01 g	1 mg	0.1 mg	0.01 mg	1 μg	0.1 μg
砝码等级	F_1	F_1	F_1	E_2	E_2	E_2	E_2

(六)检定项目

电子天平的检定主要包括以下几个项目。

1)外观检查：检定前应对天平的计量特征(准确度等级、最大秤量、最小秤量、实际分度值、检定分度值)、标记(法制计量管理标志)、天平的使用条件和地点是否合适等进行目测检查。

2)偏载误差：同一载荷下不同位置的示值误差，均应符合相应载荷最大允许误差的要求。试验载荷选择 1/3（最大秤量+最大加法除皮效果）的砝码。优选个数较少的砝码，如果不是单个砝码，允许砝码叠放使用。单个砝码应放置在测量区域的中心位置，若使用多个砝码，应均匀分布在测量区域内。按秤盘的表面积，将秤盘划分为四个区域，图16.4 为天平偏载误差检定位置示意图。$E_c \leqslant$ MPE，示值误差应是对零点修正后的修正误差。

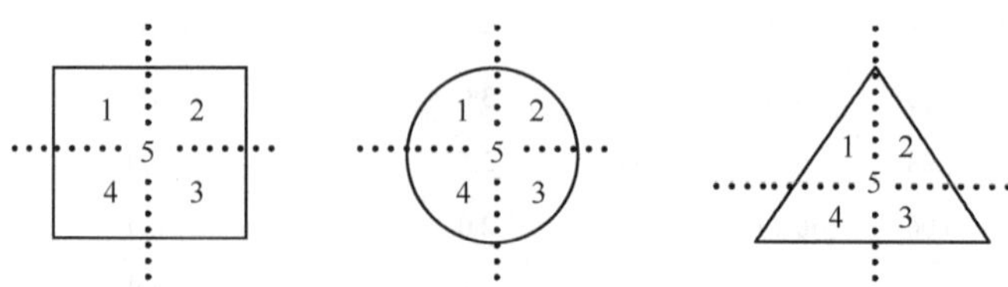

图 16.4　天平偏载误差检定位置示意图

3）重复性：同一载荷多次称量结果间的差值，不得超过相应载荷最大允许误差的绝对值。如果天平具有自动置零或零点跟踪装置，应处于工作状态；试验载荷应选择 80%～100%最大秤量的单个砝码，测试次数不少于 6 次；测量中每次加载前可置零；天平的重复性等于加载时天平示值误差的最大值（E_{max}）减去加载时天平示值误差的最小值（E_{min}），$E_{max} - E_{min} \leqslant |\text{MPE}|$ 。

4）示值误差：加载或卸载时各载荷点的示值误差不得超过相应载荷最大允许误差的要求。测试时，载荷应从零载荷开始，逐渐往上加载，直至加到天平的最大秤量，然后逐渐卸下载荷，直到零载荷点；试验载荷必须包括空载、最小秤量、最大允许误差转换点对应的载荷（或接近最大允许误差转变点）和最大秤量等载荷点；无论加载或卸载，应保证有足够的测量点数，对于首次检定的天平，测量点数不得少于 10 点，对于后续检定或使用中检验的天平，测量点可以适当减少，但不得少于 6 点；$E_c \leqslant$ MPE，示值误差应是对零点修正后的修正误差。

表 16.5 为依据 JJG 1036–2008 对一台电子天平进行检定的结果，检定结论为本台电子天平为①级天平。

表 16.5　电子天平检定结果

测定项目		测定结果	法定允差
实际分度值		d=0.1 mg	——
检定分度值		e=10 d	——
最大秤量		200 g	——
天平偏载误差		0.2e	±1.0e
天平重复性误差		0.1e	1.0e
天平示值误差	0g≤m≤50g	0.1e	±0.5e
	50g＜m≤200g	−0.1e	±1.0e
	200g＜m≤220g	0.1e	±1.5e
实际分度值		d=0.01 mg	——
检定分度值		e=10 d	——

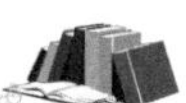

续表

测定项目		测定结果	法定允差
最大称量		81g	——
天平偏载误差		0.1e	±1.0e
天平重复性误差		0.1e	1.0e
天平示值误差	0g≤m≤5g	0.0e	±0.5e
	5g＜m≤20g	0.0e	±1.0e
	20g＜m≤81g	0.1e	±1.5e

注：天平的检定周期一般不超过一年。

二、电子天平的选择

电子天平的品牌和种类很多，购买电子天平，要综合考虑以下几个因素。

1）分度值 d 是否符合相关法规的精度要求，也就是平常所说的是否满足称量精度的要求，这一点将在下面举例进行说明。

2）根据被称物的称量范围选择合适的量程，也就是最大秤量（样品的质量+皮重）和最小秤量是否满足称量的需要。

3）根据实际称量需要选择一些辅助功能，如称量支架、去静电笔和感应开关装置等。

4）要考虑电子天平将来的功能扩展，如要将称量的结果进行打印，就必须有相应的打印机接口，如需要输出的结果不是质量，而是其他一些参数，就需要一些计算或换算软件等。

5）要根据多数用户的评价考察一下电子天平的品牌，如对该公司天平的操作便利性、维护成本及售后服务等因素进行综合评估。

6）价格承受能力。

下面举例说明为什么选择的电子天平的分度值 d 必须满足相关法规的精度要求。《中国药典》2010 年版二部凡例中规定："精密称定"系指称取质量应准确至所取质量的千分之一；"称定"系指称取质量应准确至所取质量的百分之一；取用量为"约"若干时，系指取用量不得超过规定量的±10%。对于一台十万分之一的电子天平，分度值 d 为 0.01 mg，如果要求精密称定，至少要称取 10 mg 样品，因为 10 mg 的 0.1%就是 0.01mg，十万分之一的电子天平就能满足；但如果要称取 5 mg，5 mg 的 0.1%就是 0.005 mg，十万分之一的电子天平就不能满足精密称定的要求，而需要使用百万分之一的电子天平（d=0.001 mg）来进行称量。这也是在日常含量测定的称量中要求称样量大于 10 mg 的原因，其实称样量要求大于 10 mg 的前提是要在十万分之一的电子天平（d=0.01 mg）上进行精密称定；如果用百万分之一的电子天平（d=0.001 mg）进行精密称定，称样量也可以小于 10 mg。同样是十万分之一的电子天平（d=0.01 mg），如果是称定，就可以称量 1 mg，因为 1 mg 的 1%即 0.01mg，十万分之一的电子天平就可以满足称量精度的要求。

在《美国药典》36 版<41>"砝码和天平"这一章节中规定："除另有规定外，当试验所需样品要进行'准确称量'时，称量要使用测量不确定度 u（随机误差加系统误差）不超过读数 0.1%的称量设备来完成[Unless otherwise specified，when substances are to be “accurately weighed” for Assay the weighing is to be performed with a weighing device whose measurement uncertainty（u，random plus systematic error）does not exceed 0.1% of the reading.］”“进行不少于 10 次重复称量，如果三倍的标准偏差 SD 除以总质量不超过 0.001，则测量不确定度 u 符合要求[Measurement uncertainty is satisfactory if three times the standard deviation（SD）of not less than ten replicate weighings divided by the amount weighed，does not exceed 0.001.］。”

有这样一个经验公式（最小称样量的理论值）：

$$m_{min} \geqslant 1000 \times u, \text{ 即 } m_{min} \geqslant 3000 \times SD,$$

其中，$u \approx 3 \times SD$；u 为测量不确定度；SD 为标准偏差（重复性）。

值得注意的是，电子天平最小称样量的实际值取决于设备的标准偏差（SD），是需要现场进行测量的。

表 16.6 是一台满足《美国药典》称量精度要求的电子天平的最小称样量理论值的计算过程。

表 16.6　最小称样量

Proceduer　1

Minimum Sample Weight according to USP(US-Pharmacopeia)

	Test Weight1		
Nom.Value	15	mg	Standard Deviation
Deviation	0.001	mg	S=0.00483mg
Uncertainty	0.004	mg	Measuring Uncertainty
Class	E1		U=3s=0.01449mg
Tare Weight	Approx.120	g	U/Test Weighy=
Weighing	Displ.Value(g)		0,00097
1	0.01500		
2	0.01500		
3	0.01500		USP Requirements (<=0.00149)full filled for minimum sample weights >=15mg
4	0.01500		
5	0.01500		
6	0.01500		
7	0.01501		
8	0.01501		
9	0.01501		
10	0.01500		

→ 100g

→ *1000=14mg

Procedure　2

由上述两个例子可以看出，根据不同法规的称量精度要求，同一台天平的最小称样量并不相同。

三、电子天平的安装环境

1）天平间的位置：应坐落在朝北面，即阴面背光的地方，与外部直接接触的外墙最

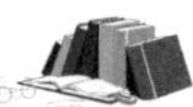

好不使用大面积玻璃门窗，避免或减小阳光直晒造成的由于温度的变化对天平元件和称量带来的影响。

2)天平间的面积：百万分之一及以上精度天平间的面积应为 3～5 m^2，十万分之一及以下精度天平间的面积应为 10～20 m^2，这样能在一定程度上保证周围环境比较稳定。

3)天平间的温度：工作温度保持在 15～30℃，最好是 25℃。

4)天平间的湿度：相对湿度保持在 45%～60%RH 最佳。因为在干燥的环境中，样品容易带静电，也会导致样品挥发失重；而在湿度大的环境，样品容易吸湿或水蒸气冷凝，这两种情况都会导致称量结果不准确，建议配备温湿度计或温湿度记录仪监控天平间的环境。

5)天平室的光源：冷光源最佳，如日光灯、节能灯等。

6)天平台：最佳建议，水泥砌台子，上面放 8～10 cm 厚大理石面板，大理石面板与水泥台之间用 5 mm 厚橡胶片做缓冲垫；或者用全大理石天平台，即支撑与工作面都是厚度 10 cm 左右的大理石材；或者稳固的实验台亦可，但工作面板还是建议用大理石面；不建议用玻璃或大面积塑胶台布放在天平与工作面之间，这些材质容易带静电，干扰称量的进行；大理石工作台面以纯黑色为最佳，白色样品粉末洒落容易看到；每台天平最好配备独立天平台，减少相互间称量或震动造成的影响。

7)天平放置位置：避免距离热源(如冰箱、暖气片、电脑主机箱等)太近，避免与真空泵、压缩机、离心机等有强烈高频或低频振动的仪器太近，避免与有磁性的仪器或样品距离太近。

8)水平调节：天平安装、搬动或者长期不用再次使用时，都要对天平进行水平调节。当天平的一边被抬高 400 μm(相当一张名片) 引入的误差是 200 g 砝码减少 0.37 mg，这个误差超过 E_2 级 200 g 砝码允许的±0.3 mg 限制。

9)电源要求：电源符合相关要求，需接地线，消除或减小静电带来的影响。

四、电子天平的使用

(一)天平的预热

1) d≥1 mg　精密天平大约 30 分钟。
2) d≥0.1 mg　分析天平大约 4 小时。
3) d≥0.01 mg　半微量天平大约 12 小时。
4) d≥0.001 mg　超微量/微量天平大约 24 小时。

(二)天平的校准

通常天平在使用之前都需要先进行校准。校准分为外校和内校：外校，使用外部砝码校准；内校，使用天平内置的砝码进行校准。外校天平只能使用外部砝码校准，内校天平可以使用外部或内置砝码校准。

在实验室环境(温度、湿度等)变化、天平安放位置变动、重新调节水平之后都需要进行校准工作。

（三）样品的称量

1）一般实验室在使用天平称量时都不会直接将样品放置在秤盘上，通常会选择一个容器来盛装样品，如称量纸、称量舟、铝箔、锡箔、试管、烧杯、容量瓶、离心管等，材质通常为纸质的、金属的、玻璃的或塑料的等。

2）首先需要结合样品的性质来选择合适的称量容器，如具有吸湿性或挥发性的样品，每次称量的结果都不一样，或称量结果漂移，建议使用细颈或带盖的容器。此外，具有吸湿性的样品建议在干燥环境中快速测量。

3）称量液体或腐蚀性样品时，要先在托盘上放置一个培养皿，然后再把称量装置放在培养皿上进行称量，以防止样品遗洒在托盘上。

4）接触称量纸或称量容器时，一定要戴棉布手套（不要戴一次性手套）。

5）称量时，身体任何部位尽量不接触称量台，以减少对天平稳定造成的影响。

6）砝码和称量物要轻拿轻放。

7）样品及容器通常与称量室温度不同，称量室与样品和容器之间有温差，称重结果会变化，称重值会漂移，样品冷显示质量增大，样品热显示质量减小；尽量做到样品及容器在称量时温度一致，可把样品及容器在称量室内静置一段时间。

8）直接用手操作加样是带来温度波动和造成质量变化的一个原因，这种温度变化的影响 10 分钟后依然存在。一枚指纹大约带来 50～100 μg 的误差。因为指纹会吸湿，把手伸入防风罩带来温度变化和气流的扰动造成质量值的不稳定和漂移。所以避免用手直接接触被称物，使用镊子或其他合适的工具，如棉布手套、纸条等。

9）有时把样品放入长颈瓶、小的试管是比较困难的，样品很容易被遗撒到秤盘上，造成显示的质量并没有全部放入容器。这种情况下可以使用专门的支架工具（图 16.5）。

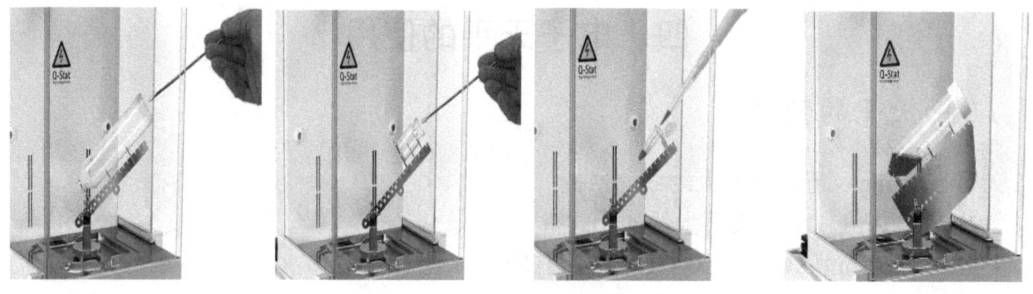

图 16.5　常见的几种称量支架

10）静电对称量的影响。

通常在使用万分之一及以上精度天平称量粉末样品，或者干燥后的玻璃容器时，会发现读数很难稳定，读数会有规律地递增或递减，甚至出现读数后两位没有规律的跳动，这很可能是由静电引起的。静电荷会对天平称重产生一个除样品重力外的作用力，这个作用力不稳定，导致测量值不可重复。

以下情况较容易发生静电：低电导率的物质或容器；面积大的样品（塑料或玻璃容

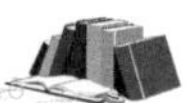

器，滤纸)。产生原因：粉末颗粒间的内摩擦力，外部摩擦力；被人为带进来的电荷；相对湿度小于 40%会加剧静电的影响；内部解决方法有内置的离子发生器(静电消除器)、接地线(天平本身所带的静电)；外部解决方法有离子发生器、去静电笔、保持合适的湿度。

11)称量方法。常见的称量方法有以下三种。

a. 直接法：天平置零后，直接将称量物体置于称量盘中，此时天平的读数就是被称物体的质量。如砝码的称量(电子天平的外部校准)，干燥失重中空称量瓶的称量，炽灼残渣中空坩埚的称量等。

b. 减量法：天平置零后，将供试品放于称量瓶中置于称量盘上，称定质量为 W_1，然后倾出所需的供试品量，再称定剩余供试品和称量瓶的质量为 W_2，两次质量之差，即 W_1-W_2，为称取供试品的质量。(可能需要多次称量，初次称量与最后一次称量之差，即 W_1-W_n，为称取供试品的质量。)

本称量方法的优点是称量过程中供试品与空气接触时间短，适于称量易吸潮、易氧化或易与 CO_2 反应的样品，且能够连续取若干份供试品(质量差异、基准物质)，节省称量时间。但操作复杂，步骤繁多，容易加过量。

c. 增量法。

天平置零后，将称量容器(如称量纸、称量船、称量瓶、容量瓶、烧杯等)置于称量盘中，称定质量为 W_1，将需要称量的供试品加入称量容器中，称定质量为 W_2，两次质量之差，即 W_2-W_1，为称取供试品的质量。

天平置零后，将称量容器(如称量纸、称量船、称量瓶、容量瓶、烧杯等)置于称量盘中，去皮(重新置零)，将需要称量的供试品加入称量容器中，称定质量，即为称取供试品的质量。

本称量方法的优点是称量简单，称量速度快，适于称量在空气中稳定、不吸潮、不吸湿的供试品。

(四)记录和清洁

称量完毕后应立即根据相关要求进行登记，样品如有遗撒应立即进行清理，天平周围与称量相关的样品和用具应随身带离。

五、电子天平的维护

(一)培训

良好和规范地使用前培训是十分必要和重要的，培训包括两个方面：称量方面的培训和该台天平操作规程(SOP)的培训。

（二）清洁

粉末样品遗撒，切忌用洗耳球吹、用毛刷直接清理。正确的做法应该是将秤盘下面的屏蔽板和屏蔽环拆下来，拿到天平称量室（即玻璃防风罩）外进行清洁，避免样品散落至传感器内部。

液体样品遗撒，可用棉球或干布吸收水分，并打开防风罩玻璃，待其挥发完全后再行使用。

（三）记录

完备的使用记录/日志是反映设备运行状态最原始的材料和依据，可以及时发现设备存在的问题，便于更快捷排查问题所在，也是规范实验室管理不可或缺的存档文件。

（四）校准

除计量部门的强检、内部期间核查和日常校准外，还可以请生产厂家的专业工程师进行定期校准、维护和保养，防患于未然。

六、注意事项

1）应根据天平说明书起草一份该型号天平的操作规范（SOP）（除操作规范外，还应包括保养和维护及注意事项等内容），以方便操作者照章执行。有章可循，可以避免口口相传带来的随意性，从而保证操作的规范和统一。

2）称量时要戴手套和口罩（如有必要还要戴护目镜），如果称量有毒有害或有刺激性的样品，要在手套箱或专门的通风柜中进行操作，以保护操作者的安全。

3）天平应按计量部门的规定进行定期检定。按照检定规程，1 年计量 1 次，如遇到维修、更换配件、搬动或者对称量结果有异议，可以随时申请检定。

4）天平应有专人负责保管，并进行定期维护和保养。维护周期与天平的使用频率、使用环境及操作者称量的熟练程度有关，一般为 1 周或 1 月，如果天平间比较标准，操作者严格按照 SOP 进行操作，则维护保养的周期可以长一些。

5）天平长期（1 周以上）不用时，应断电或停电，并罩上天平罩或盖上防尘布，以保持天平的安全和清洁。天平若长期存放不使用时，应保持存放位置的干燥，并定期通电检查天平的运行是否正常，一般建议每隔 3~6 个月至少通电 4~8 小时。

6）天平间空调的冷气/暖气，不能直接吹入天平室。

7）称量时，不要开动和使用前门，以防呼出的热量、水汽和二氧化碳及气流影响称量。

8）取、放被称物体时，可使用两侧门，开、关门时应轻缓。

9）搬动过的天平必须重新校正好水平，并对天平的计量性能作全面检查无误后方可使用。

10）称取吸湿性、挥发性或腐蚀性物品时，应将称量容器盖紧后称量，且尽量快速，

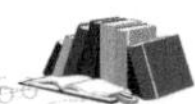

注意不要将被称物(特别是腐蚀性物品)洒落在称盘。如果不慎将称量物洒落在秤盘上应立即进行清理。

11)称量完毕，称量容器、被称量物及其他无关物品应及时带离天平室周围。

12)同一个试验应在同一台天平上进行称量，以减少由称量产生的误差。

13)要保持天平内部清洁，必要时用软毛刷或绸布抹净或用无水乙醇擦净。

14)称量物的质量不得超过天平的最大载荷。

15)电子天平不能称量有磁性的物质。

16)在使用电子天平辅助功能(称量支架、去静电笔、感应开关门装置等)或附件(打印机、数据处理机等)时，应在详细阅读有关使用说明书和操作规范后方可操作。

17)砝码应按计量部门的规定进行定期检定。

18)砝码只允许用专用镊子夹取，绝不允许用手直接接触砝码；砝码只能放在砝码专用盒中。

七、前 沿 技 术

(一)硬件配置方面

1)后置式传感器升级为上皿式，节约台面空间，减少杠杆传递，提高称量速度。

2)功能模块化，根据实际应用的需要和预算合理配置。

3)触摸屏，智能化操作系统，使操作更便利。

4)水平自动调节，或者动态调节导航。

5)偏载误差补偿。

6)称量室内置去静电装置。

7)根据环境温度变化全自动校准等。

(二)软件配置方面

1)可以直接在天平上实现更多数据计算和统计计算，提高工作效率。

2)可以把各种常用操作规范(如期间核查的三点检测、外置砝码校准、最小样品量测试)下载到天平上，作为应用指导，更加智能化。

3)配合各种套件，可以实现固体/液体密度测量、移液器校准等工作。

4)更好地接驳互联网或内部局域网，实现网络化管理。

5)自动生产校准报告并自动记录等。

(中国食品药品检定研究院　余振喜)

思考题

1. 天平称量室内可不可以放干燥剂？
2. 《中国药品检验标准操作规范》中的“感量”是什么意思？
3. 电子天平上显示的最后一位读数是估计值吗？
4. 在做片剂的质量差异试验时，先称定20片的质量，然后去皮(重新置零)，取出1片，记录此时天平的读数，即为该片的质量，依次操作，即可得出所有20片的质量，该操作正确吗？
5. 天平用不用每天下班时都关闭电源开关？
6. 能否用软毛刷和洗耳球清洁天平？
7. 天平在称量过程中不稳定，示值一直在变，一般是什么原因？
8. 下图表示了实验室里面4台天平的准确度和重复性的表现情况，以1号为例，其准确度和重复性都非常好。那么除了1号之外，请在2～4号天平里面选择一台认为可以使用的天平，并说明为什么？

	准确度好	准确度差
重复性好	1	2
重复性差	3	4

9. 现要求精密称取样品20 mg，实验室有百万分之一、十万分之一、万分之一天平，应该选择哪台来使用？
10. 天平从一楼搬到了四楼并且重新安装、调节水平，如要继续使用该天平，在预热工作之后做的第一件事情应该是什么？

参考文献

国家药典委员会. 2010.中华人民共和国药典. 北京：中国医药科技出版社.

国家质量监督检验检疫总局. 2007.中华人民共和国国家计量检定规程：JJG 99—2006 砝码.

国家质量监督检验检疫总局. 2008.中华人民共和国国家计量检定规程：JJG 1036—2008 电子天平.

美国药典委员会. 美国药典.

中国药品生物制品检定所，中国药品检验总所. 2010.中国药品检验标准操作规范(2010年版).北京：中国医药科技出版社.

模块十六　常用药品检验仪器正确使用和维护（一）
红外光谱法在药品检验检测中的应用

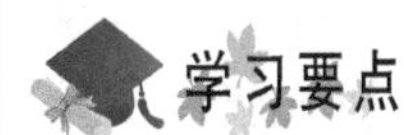

学习要点

掌握供试品的制备方法、测定方法、结果判断和注意事项；熟悉红外光谱仪的检定和红外光谱测定时外界的影响因素；了解红外光谱法的基础知识和定量分析及红外光谱仪的分类和组成。

一、红外光谱的基础知识

化合物受红外辐射照射后，分子的振动和转动运动由较低能级向较高能级跃迁，从而导致对特定频率红外辐射的选择性吸收，形成特征性很强的红外吸收光谱，因此红外光谱又称振-转光谱。

红外光谱法是鉴别物质和分析物质化学结构的有效手段，已被广泛应用于物质的定性鉴别、物相分析和定量测定，并用于研究分子间和分子内部的相互作用。

图 16.6 为光波谱区及能量跃迁相关图。习惯上，往往把红外区分为 3 个区域，即近红外区（泛频区，12800～4000 cm^{-1}，0.78～2.5 μm），中红外区（基本转动-振动区，4000～400 cm^{-1}，2.5～25 μm）和远红外区（转动区，400～10 cm^{-1}，25～10 μm），

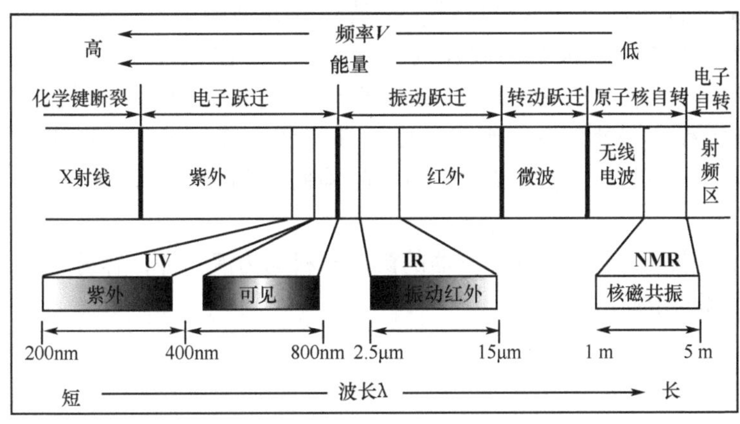

图 16.6　光波谱区及能量跃迁相关图

其中中红外区是药物分析中最常用的区域。红外吸收与物质浓度的关系在一定范围内服从于朗伯-比尔定律，因而它也是红外光谱定量的基础。

作为药物鉴别的方法之一，红外光谱法有其独特的优势：专属性强，几乎所有的药物都有自己特征的红外光谱；突出整体性，红外光谱提供整个药物的结构信息，而化学鉴别只针对某一类药物或某一药物的某一功能基团；应用范围广，适用于固体、液体和气体药物；多种制备方法，压片法、糊法、膜法、溶液法、衰减全反射(ATR)等；符合药物鉴别仪器化、专属性、简便快速的发展方向；仪器普及率高，操作简单快速。因此，在国内外药典中，几乎所有原料药都把红外光谱作为其必不可少的鉴别方法之一。人用药品注册技术要求协调会(ICH)的 Q6A 3.2.1 新原料药(b)鉴别中特别提出“理想的鉴别试验应能很好地区分可能存在的结构相似的化合物。鉴别试验对原料药应具有专属性，如红外光谱”。《美国药典》附录〈197〉分光光度法鉴别试验中明确指出“只用红外光谱法一项试验对原料药进行鉴别是可靠的”；附录〈851〉分光光度法和光散射法中指出“除光学异构体外，每种化合物都有其独特的红外光谱，同一化合物的不同晶型的红外光谱也不同”。《欧洲药典质量标准》的起草技术指南中也认为“红外光谱是一种令人满意的用于鉴别非电离有机物质(不是有机酸或碱的盐)的独立方法”。在我国，国家药典委员会为配合《中国药典》，出版了《药品红外光谱集》1985 年版、1990 年版、1995 年版(第一卷)、2000 年版(第二卷)、2005 年版(第三卷) 和 2010 年版(第四卷)。凡在《中国药典》和国家药品标准中收载红外鉴别或检查的品种，除特殊情况外，《药品红外光谱集》中均收载有相应的红外光谱图作为其对照图谱，这给广大药检工作者、药品生产者和相关从业人员带来了很大的便利，节约了购买相关对照品的成本。

二、红外光谱仪

红外光谱仪分为色散型(光栅型和棱镜型)和傅里叶变换型两种。前者主要由光源、单色器(通常为光栅)、样品室、检测器、记录仪、控制和数据处理系统组成。以光栅为色散元件的红外分光光度计，以波数为线性刻度；以棱镜为色散元件的仪器，以波长为线性刻度。波数与波长的换算关系为：波数(cm^{-1})=10^4/波长(μm)。傅里叶变换型红外光谱仪(简称 FT-IR)则由光学台(包括光源、干涉仪、样品室和检测器)、记录装置和数据处理系统组成，由干涉图变为红外光谱需经快速傅里叶变换。目前，傅里叶变换型红外光谱仪已成为药品检验检测和药物研究分析中最常用的红外光谱仪。

由于红外光谱仪的分束器和检测器的窗口材料均为溴化钾，容易受潮，所以应保持红外光学台内部的干燥。

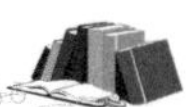

三、红外光谱仪的检定

按现行国家技术监督局批准实施的《色散型红外分光光度计检定规程》(JJG 681-1990)、国家质量监督检验检疫总局批准实施的《傅立叶变换红外光谱仪校准规范(JJF 1319-2011)》和国家药典委员会颁布实施的《中国药典》2010年版二部附录相关规定，并参考仪器说明书，对红外光谱仪定期进行校正检定或校准。

由于目前检验检测实验室用到的主要是傅里叶变换红外光谱仪，因此这里主要介绍傅里叶变换红外光谱仪的校准。计量特性主要包括：波数示值误差、波数重复性、透射比重复性、分辨力、本底光谱能量分布、100%线的平直度和噪声。各项技术指标要求见表16.7。

表16.7　傅里叶变换红外光谱仪主要技术指标

序号	技术指标	要　求
1	波数示值误差	在3000 cm^{-1}附近的波数示值误差为±5cm^{-1} 在1000 cm^{-1}附近的波数示值误差为±1cm^{-1}
2	波数重复性	在3000 cm^{-1}附近的波数重复性不大于±2.5 cm^{-1} 在1000 cm^{-1}附近的波数重复性不大于±0.5 cm^{-1}
3	透射比重复性	不大于0.5%
4	分辨力	在3200 cm^{-1}～2800 cm^{-1}能分辨七个峰 2851 cm^{-1}与2870 cm^{-1}之间分辨深度不小于18% 1583 cm^{-1}与1589 cm^{-1}之间分辨深度不小于12% 水汽1554.4 cm^{-1}峰半高宽不大于2 cm^{-1}
5	本底光谱能量分布	不小于20%
6	100%线的平直度	3200～2800 cm^{-1} 100%线的平直度不大于1% 2200～1900 cm^{-1} 100%线的平直度不大于1% 800～500 cm^{-1} 100%线的平直度不大于4%
7	噪声	2100～2000 cm^{-1}内不大于1%

需要指出的是，以上指标不是用于合格性判别，仅供参考。

此外，校准需要注意的是：环境温度15～30℃为宜，相对湿度≤70%；电源符合相关要求；仪器应放置在平稳的工作台上，电源接地良好；仪器放置房间不得有明显的机械振动，无电磁干扰，无强光直射，不得存放与实验无关的易燃、易爆和强腐蚀性的物质；所用聚苯乙烯红外波长标准物质应为取得国家计量行政部门批准的有证标准物质。

表16.8是一台傅里叶变换红外光谱仪的校准结果。

表 16.8　傅里叶变换红外光谱仪校准结果

项目		结果
1. 外观与初步检查：		良好
2.波数示值误差：	3000cm^{-1}附近	$-0.86cm^{-1}$
	1000cm^{-1}附近	$-0.61cm^{-1}$
3.波数重复性：	3000cm^{-1}附近	$0.06cm^{-1}$
	1000cm^{-1}附近	$0.01cm^{-1}$
4.透射比重复性：		0.06%
5.分辨力：		
	在3200~2800cm^{-1}可分辨七个峰	21%
	2851cm^{-1}与2870cm^{-1}之间分辨深度	15%
	1583cm^{-1}与1589cm^{-1}之间分辨深度	$1cm^{-1}$
	水汽1554.4cm^{-1}峰半高宽：	50%
6.本底光谱能量分布：		
7.100%线平直度：		
	3200~2800cm^{-1}的平直度：	0.4%
	2200~1900cm^{-1}的平直度：	0.2%
	800~500cm^{-1}的平直度：	0.2%
8.噪声：		0.2%
本次校准的测量结果的不确定度为1cm^{-1} k=2		

四、样品制备方法

红外光谱测定技术分两类。一类是指检测方法，如透射、衰减全反射、漫反射、光声及红外发射等，在药物分析中，通常测定的都是透射光谱；另一类是指制备方法，常用的制样方法有压片法、糊法、膜法、衰减全反射法、溶液法和气体吸收池法等。

1. 压片法

取供试品约 1～1.5 mg，置玛瑙研钵中，加入干燥的溴化钾或氯化钾细粉约 200～300 mg(与供试品的比约为 200∶1)作为分散剂，充分研磨混匀，置于直径为 13 mm 的压片模具中，铺展均匀，抽真空约 2min，加压至 0.8×10^6 kPa(8～10 T/cm^2)，保持压力 2 min，撤去压力并放气后取出制成的供试品片，目视检测，片子应呈透明状，其中样品分布应均匀，并无明显的颗粒状。亦可采用其他直径的压片模具制片，供试品与分散剂的用量需作相应调整以保证制得浓度适宜的片子。

2. 糊法

取供试品约 5 mg，置玛瑙研钵中，粉碎研细后，滴加少量液状石蜡或其他适宜的糊剂，研成均匀的糊状物，取适量糊状物夹于两个窗片或空白溴化钾片(每片约 150 mg)之间，作为供试品片，另以溴化钾约 300 mg 制成空白片作为背景补偿，亦可用专用装置夹持糊状物。制备时应注意尽量使糊状样品在窗片间分布均匀。

3. 膜法

参照上述糊法所述的方法，将能形成薄膜的液体样品铺展于适宜的盐片中，使形成

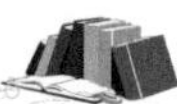

薄膜后测定。若为高分子聚合物，可先制成适宜厚度的高分子薄膜，直接置于样品光路中测定。熔点较低的固体样品可采用熔融成膜的方法制样。

4. 溶液法

将供试品溶于适宜的溶剂中，制成1%～10%浓度的溶液，注入适宜厚度的液体池中进行测定。常用的溶剂有四氯化碳、二氯甲烷、二硫化碳、己烷、环己烷和二氯乙烷等。选用的溶剂应在被测定区域中透明或仅有中至弱的吸收，且与样品间无相互作用或作用尽可能小。

5. 气体吸收池法

测定气体样品需使用气体吸收池，常用气体吸收池的光路长度为10 cm。通常先把气体吸收池抽空，然后充以适当压力(约50 mmHg)供试品测定。也可用注射器向气体吸收池内注入适量样品，待样品完全气化后测定。

6. 衰减全反射法(ATR)

取供试品适量，均匀地铺展在衰减全反射附件棱镜的晶体上，使其紧密接触，依法录制衰减全反射光谱图。本法适用于纤维、高分子聚合物等难粉碎的样品。

供试品的制备方法除另有规定外，用作鉴别时应按照国家药典委员会编撰的《药品红外光谱集》第一卷(1995年版)、第二卷(2000年版)、第三卷(2005年版)和第四卷(2010年版)收载的各光谱图所规定的制备方法进行制备。具体操作技术可参见《药品红外光谱集》的说明。当新卷收载旧卷相同光谱号的光谱图时，旧卷图谱作废。用作晶型、异构体限度检查或含量测定时，试样制备和具体测定方法均按各品种质量标准项下的有关规定进行操作。

五、供试品的测定

1. 原料药的鉴别

采用固体制样技术时，最常碰到的问题是多晶型现象，固体样品的晶型不同，其红外光谱图往往也会产生差异。当供试品的实测光谱与《药品红外光谱集》所收载的对照图谱不一致时，在排除各种可能影响光谱图的外在或人为因素后，应按该药品光谱图中备注的方法或各品种项下规定的方法进行预处理，再绘制光谱图进行比对。如未规定该品种供药用的晶型或预处理方法，则可使用对照品，并采用适当的溶剂对供试品与对照品在相同的条件下同时进行重结晶，然后依法绘制光谱图进行比对。如已规定特定的药用晶型，则应采用相应晶型的对照品依法进行比对。当采用固体制样技术不能满足鉴别需要时，可改用溶液法或ATR绘制光谱图后进行比对。

2. 制剂的鉴别

(1)分类

1)不加辅料的制剂。如无菌原料直接分装的注射用粉针剂及不加辅料的冻干剂和胶囊剂等其他成品，可直接取内容物绘制光谱图进行鉴别。

2）单方制剂。一般采取简单的提取分离方法就能有效去除辅料，可根据不同剂型特点选择不同的提取分离方法，取干燥后的提取物绘制光谱图进行鉴别。

3）复方制剂。一般情况比较复杂，可根据具体问题具体分析。

（2）前处理

1）预处理。对可能影响样品红外光谱的部分，在提取前应尽量去除，如对于包衣制剂应先去除包衣，双层片将两层分开等。

2）提取。一般按各品种项下规定的方法对待测成分进行分离提取。如品种项下未规定提取方法，对国外药典已收载有红外光谱鉴别的制剂或有其他相关文献资料的品种，可参考相关文献方法进行处理。对于无文献资料的药物制剂，可根据活性成分和辅料的性质选择适当的提取方法。首选易挥发、非极性的有机溶剂为提取溶剂，如乙醚、乙酸乙酯、丙酮、三氯甲烷、二氯甲烷、石油醚、乙醇、甲醇等；如标准光谱集中有转晶方法，或可获得原料药的精制溶剂，最好选用与转晶方法相同的溶剂或精制溶剂。若首选溶剂不适用，可考虑混合溶剂。一般所选溶剂为无水溶剂，提取时有机层可加无水硫酸钠除去水分。

根据活性成分和辅料的溶解度不同，通过选择适合的溶剂既能提取活性成分又能去除辅料，则采用直接提取法。对于多数药品，一般选用的常用溶剂如水、甲醇、乙醇、丙酮、三氯甲烷、二氯甲烷、乙醚、石油醚等就能基本达到分离效果，非极性溶剂的效果比极性的好。一般非电离有机物质（不是有机酸或有机碱的盐）采用此法可获得满意的结果。如冻干制剂常用辅料均不溶于乙醇和甲醇，用醇提取均能获得满意结果；辅料只有水的液体制剂，可蒸干水分后绘制红外光谱图。对于液体或半固体制剂宜选择萃取法，可根据活性成分和辅料性质选用直接萃取法，当有机酸或有机碱的盐类药物经直接提取法不能够获得满意的光谱图时，一般采用经酸化（或碱化）后再萃取的方法，但需与活性物质（基）的红外光谱图进行比对。

含有待测成分的提取溶液经过滤后，可选择析晶、蒸干、挥干等方法获得待测成分；必要时可经洗涤、重结晶等方法进行纯化。

（3）干燥

可根据《药品红外光谱集》备注中的干燥方法对待测成分进行干燥，也可采用各品种项下规定的干燥失重方法或参考《中国药典》干燥失重测定法项下的方法进行干燥，可视待测成分情况适当增减干燥时间。

（4）图谱比对

1）辅料无干扰，待测成分的晶型不变化，此时可直接与对照品的图谱或对照图谱进行比对。

2）辅料无干扰，但待测成分的晶型有变化，此种情况可用对照品经同法处理后的图谱进行比对。

3）待测成分的晶型不变化，而辅料存在不同程度的干扰，此时可参照原料药的对照

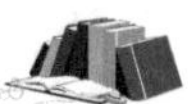

图谱，在指纹区内选择3～5个不受辅料干扰的待测成分的特征谱带作为鉴别的依据。鉴别时，实测谱带的波数误差应小于规定值的0.5%。

4)待测成分的晶型有变化，辅料也存在干扰，此种情况一般不宜采用红外光谱图进行鉴别。

3. 多组分原料药的鉴别

不能采用全光谱进行比对，可借鉴2.4.3的方法，选择主要成分的若干个特征谱带，用于组成相对稳定的多组分原料药的鉴别。

4. 晶型、异构体的限度检查或含量测定

供试品的制备和测定方法均按各品种项下有关规定进行操作。

六、注 意 事 项

1. 环境条件

红外光谱仪实验室的温度应控制在15～30℃，相对湿度应小于65%，适当通风换气，以避免积聚过量的二氧化碳和有机溶剂蒸气。供电电压和接地电阻应符合仪器说明书要求。

2. 背景补偿或空白校正

绘制供试品光谱时，双光束仪器的参比光路中应置相应的空白对照物(空白盐片、溶剂或糊剂等)；单光束仪器(如傅里叶变换红外光谱仪)应先进行空白背景扫描，扫描供试品后扣除背景吸收，即得供试品的光谱图。

3. 压片法制样

采用压片法制样时，以溴化钾最常用。若供试品为盐酸盐，可比较氯化钾压片法和溴化钾压片法的光谱图，若二者没有区别，则使用溴化钾。所使用的溴化钾或氯化钾在中红区应无明显的干扰吸收；应预先研细，过200目筛，在120℃干燥4小时后分装并在干燥器中保存备用。若发现结块，则必须重新进行干燥。

4. 研磨

供试品研磨应适度，通常以粒度2～5 μm为宜。供试品过度研磨有时会导致晶格结构的破坏或晶型的转化。粒度不够细则易引起光散射能量损失，使整个光谱基线倾斜，甚至严重变形。该现象在4000～2000 cm^{-1}高频端最为明显。压片法及糊法中最易发生这种现象。

5. 调节片厚

压片法制成的片厚在0.5 mm左右时，常可在光谱上观察到干涉条纹，对供试品的光谱图产生干扰。一般可将片厚调节至0.5 mm以下即可减弱或避免。也可用金相砂纸将片稍微打毛以去除干扰。

6. 扫描速度

测定样品时的扫描速度应与波长校正的条件一致(快速扫描将使波长滞后)。制成图谱的最强吸收峰的透光率应在10%以下，图谱的质量应符合《药品红外光谱集》的要求。

7. 制图

使用预先印制标尺记录纸的色散型仪器，在制图时应注意记录笔在纸上纵横坐标的位置与仪器示值是否相符，以避免因图纸对准不良而引起的误差。

8. 干燥

压片模具及液体吸收池等红外附件，使用完后应及时擦拭干净，必要时进行清洗，保存于干燥器中，以免锈蚀。

9. 样品的纯度

提取后活性成分的纯度在90%～95%的范围内就能基本满足制剂红外鉴别的要求。

10. 建立光谱库

不同仪器间吸收峰的位置和强弱会有微小差别，建议各实验室建立自己的光谱库，用仪器自带软件计算与参考图谱的一致性。导数光谱能够极大地增强判断的准确性。

11. 波数的偏差

低于1000 cm^{-1}波数的偏差不超过0.5%，其他波数的偏差不超过±10 cm^{-1}。

12. 整体性

红外光谱与分子结构有密切的关系，谱带之间相互关联，特别是指纹区体现的是整体结构。图谱比较时，应主要从整体上比较谱带最大吸收峰的位置、相对强度和形状与参考图谱的一致性。

七、结果判定

红外光谱在药品分析中，主要用于定性鉴别和物相分析。定性鉴别时，主要着眼于供试品光谱图与对照光谱图全谱谱形的比较，即首先是谱带的有与无，然后是各谱带的相对强弱。若供试品的光谱图与对照光谱图一致，通常可判定两化合物为同一物质(只有少数例外，如有些光学异构体或大分子同系物等)。若两光谱图不同，则可判定两化合物不同。但下此结论时，需考虑供试品是否存在多晶现象，纯度如何，以及有无其他外界因素的干扰。采用固体样品制备法，如遇多晶现象造成的实测光谱图与对照光谱图有差异时，一般可按照《药品红外光谱集》中所载重结晶处理法或与对照品平行处理后测定。但如对药用晶型有规定时，则不能自行重结晶。

其他影响常可通过修改制样技术而解决。由于各种型号的仪器性能不同，试样制备时研磨程度的差异或吸水程度不同等原因，均会不同程度影响光谱图的形状。因此，进行光谱比对时，应综合考虑各种因素可能造成的影响。

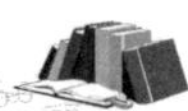

八、常见的外界干扰因素

1. 大气吸收

1) 二氧化碳吸收峰的位置　2350 cm^{-1}，1667 cm^{-1}。

2) 水汽吸收峰的位置　3900～3300 cm^{-1}，1800～1500 cm^{-1}。

3) 溶剂蒸气。

2. 干涉条纹

规律性的正弦形曲线叠加在光谱图上。

3. 不同仪器分辨率和不同研磨条件造成的影响

九、定 量 分 析

红外光谱法用于定量分析所依据的原理是朗伯-比尔定律。在进行定量分析工作前，首先应作出有关纯物质的红外光谱图，然后在这些纯物质的光谱图上选择合适的分析峰。为减小误差，分析峰的选择应遵循下列原则：①各组分的分析峰应不受其他组分吸收峰的干扰；②峰形尖锐，背景吸收平坦；③强度中等，通常透光率为30%～70%时线性比较好。

1. 吸收度的测量

在定量分析中，为了准确地测量吸收度，仪器的操作条件要比定性分析时严格一些，各种条件必须仔细调整，为使透光率线性和重现性比较好，色散型仪器一般采用慢的扫描速率、适中的增益和较大的狭缝宽度，傅里叶变换型仪器一般采用较低的扫描速率和较多的累积次数。

谱带的吸收强度通常可用峰高或峰面积来衡量。目前，以“峰高法”最为常用，在峰高法中，主要可分为以下三种。

(1) 背景吸收补偿法

一般来说，当样品的组分简单，仪器采用单光束操作时，由于此法的背景吸收补偿完全，所以可获得比较准确的结果。

(2) 基线密度法

当样品的各组分之间互有影响，即某组分分析峰的背景能量随其他组分的浓度变化而变化时，一般采用基线密度法。

(3) 点比较法

当欲测成分的含量很低时，基线密度法将造成很大的测量误差，此时可采用点比较法。当样品的吸收峰非常宽平，而且对称性很不好时，峰高法即不适用。此时采用峰面积定量，以谱带所包围的面积作为组分浓度的量度，作出峰面积对相应浓度的校正曲线，即可用于定量。

2. 计算方法

红外定量分析中的计算方法和通常的比色法和紫外分光光度法极为相似，简单叙述如下。

(1) 直接比较法

此法适用于样品组分简单，或各组分间互不干扰的情况。

(2) 工作曲线法

当样品偏离朗伯-比尔定律较大时，以采用工作曲线法为好。在红外光谱法中，由于影响因素比较复杂，在很多情况下，工作曲线不通过原点，甚至不呈直线，但只要样品浓度在所测的工作曲线范围内，同样可得到比较准确的结果。

(3) 联立方程法

当样品组分复杂，吸收峰互相干扰，不受干扰的分析峰的选择不可能时，可利用解联立方程法定量。但此法通常也只应用于双组分或三组分体系。

3. 特殊定量法

由于固体样品的制备条件往往对吸收峰强度带来相当大的影响，而且某些条件又难于严格控制，这势必会影响测定结果的准确性。因此，在一般情况下都采用溶液法。但没有合适的溶剂可利用时，则也可以采用糊法和压片法，在某些特殊情况下，如光学异构体的测定或晶相分析时，则必须采用固体样品的制备技术。

常用的特殊定量方法有比例法、内标法和示差法。在糊法和压片法中，为了减少测量误差，必须采取适当的改良措施，其中常用的是比例法和内标法。另外，当混合样品中的各组分的吸收发生严重干扰时，可利用示差法定量。但示差法一般只适用于溶液法。

比例法

假定光谱由压片法获得，并设样品有两组分组成，而且可以找到这两种组分互不干扰的两个分析峰。由于这两种组分存在于同一片子中，并被同时测定，因此光路长度相等，而且各种影响因素对所选的两个分析峰来说也相同，使这些随机因素彼此补偿，从而提高了测量的准确性。用两种组分的纯物质配制一系列已知比例的混合物作为标准样品，求出它们的相应的吸收度比值。当测出了待测样品的两分析峰的强度比值后，即可由工作曲线求出其相对含量比例，进而求出两组分的相对含量。假定光谱由压片法获得，并设样品有两组分组成，而且可以找到这两种组分互不干扰的两个分析峰。由于这两种组分存在于同一片子中，并被同时测定，因此光路长度相等，而且各种影响因素对所选的两个分析峰来说也相同，使这些随机因素彼此补偿，从而提高了测量的准确性。用两种组分的纯物质配制一系列已知比例的混合物作为标准样品，求出它们相应的吸收度比值。当测出了待测样品的两分析峰的强度比值后，即可由工作曲线求出其相对含量比例，进而求出两组分的相对含量。

（中国食品药品检定研究院　余振喜）

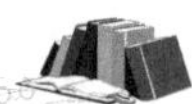

思 考 题

1. 红外光谱法不能鉴别哪几种类型的化合物？
2. 如何获得可靠的红外光谱图？
3. 压片法制样时应注意哪些操作事项？
4. 样品红外光谱图中出现水的吸收峰可能有哪些原因？

参 考 文 献

1. 国家药典委员会. 2000. 药品红外光谱集. 第二卷(2000).北京：化学工业出版社.
2. 国家药典委员会. 2005. 药品红外光谱集. 第三卷(2005).北京：化学工业出版社.
3. 国家药典委员会. 2010. 药品红外光谱集. 第四卷(2010).北京：中国医药科技出版社.
4. 国家药典委员会. 2010. 中华人民共和国药典 2010 版(二部). 北京：中国医药科技出版社.
5. 凌大奎. 1979. 红外光谱在药物分析上的应用.药检工作通讯，9(3)：160.
6. 美国药典委员会. 美国药典.
7. 欧洲药典质量标准的起草技术指南(第四版). 2008. 宁保明，张启明主译. 北京：中国医药科技出版社.
8. 药品注册的国际技术要求(2007)・质量部分.2006.周海钧主译. 北京：人民卫生出版社.
9. 中国药品生物制品检定所，中国药品检验总所. 2010. 中国药品检验标准操作规范(2010 年版). 北京：中国医药科技出版社.
10. 中华人民共和国卫生部药典委员会. 1996. 药品红外光谱集第一卷(1995). 北京：化学工业出版社.
11. 国家技术监督局. 1990. 中华人民共和国国家计量检定规程：JJG 681—1990 包散型红外分光光度计.
12. 国家质量监督检验检疫总局. 2012. 中华人民共和国国家计量技术规范：JJG 1319—2011 傅里叶变换红外光谱仪.

模块十六　常用药品检验仪器正确使用和维护（一）紫外-可见分光光度法在药品检验检测中的应用

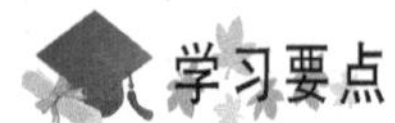
学习要点

掌握供试品的测定方法、计算方法和注意事项；熟悉紫外-可见分光光度计的检定；了解紫外光谱的基础知识和紫外-可见分光光度计的分类与组成。

一、紫外光谱的基础知识

紫外-可见分光光度法是通过被测物质在紫外光区或可见光区的特定波长处或一定波长范围内的吸光度，对该物质进行定性和定量分析的方法。本法在药品检验检测中主要用于药品的鉴别、检查和含量测定。

定量分析通常选择在物质的最大吸收波长处测出吸光度，然后用对照品的吸光度或吸收系数计算出被测物质的含量，多用于制剂的含量测定。对已知物质进行定性鉴别可采用：①规定最大吸收波长、最小吸收波长或有无肩峰；②规定一定浓度的供试品溶液在最大吸收波长处的吸光度；③规定特定吸收波长下的吸收系数；④规定特定吸收波长下不同吸收峰处的吸光度比值；⑤规定经化学反应后产物的吸收光谱特性。若该物质本身在紫外光区无吸收，而其杂质在紫外光区有相当强度吸收，或杂质的吸收峰处该物质无吸收，则可用本法作杂质检查。

物质对紫外辐射的吸收是由于分子中原子的外层电子跃迁所产生，因此，紫外吸收主要取决于分子的电子结构，故紫外光谱又称电子光谱。有机化合物分子结构中如含有共轭体系、芳香环等发色基团，均可在紫外区（200～400 nm）或可见光区（400～850 nm）产生吸收。通常使用的紫外-可见分光光度计的工作波长为 190～900 nm。

紫外吸收光谱为物质对紫外区辐射的能量吸收图。朗伯-比尔（Lambert-Beer）定律为光的吸收定律，它是紫外分光光度法定量分析的依据，其数学表达式为：$A=\lg 1/T=Ecl$，其中 A 为吸光度，T 为透光率，E 为吸收系数，c 为溶液浓度，l 为光路长度。如溶液的浓度（c）为 1%（g/mL），光路长度（l）为 1 cm，相应的吸光度即为吸收系数，以 $E_{1\text{cm}}^{1\%}$ 表示；如溶液的浓度（c）为摩尔浓度（mol/L），光路长度为 1 cm 时，则相应的吸收系数为摩尔吸

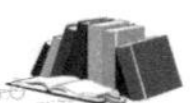

收系数，以 ε 表示。

二、紫外-可见分光光度计

紫外-可见分光光度计主要由光源、单色器、样品室、检测器、记录仪、显示系统和数据处理系统等部分组成。

为了满足紫外-可见光区全波长范围的测定，仪器备有两种光源，即氘灯和碘钨灯，前者用于紫外区，后者用于可见光区。

单色器通常由入射狭缝、出射狭缝、平行光装置、色散元件，聚焦透镜或反射镜等组成。色散元件有棱镜和光栅两种，棱镜多用天然石英或熔融硅石制成，对 200～400 nm 波长光的色散能力很强，对 600 nm 以上波长的光色散能力较差，棱镜色散所得的光谱为非匀排光谱。光栅系将反射或透射光经衍射而达到色散作用，故常称为衍射光栅，光栅光谱是按波长作线性排列，故为匀排光谱，双光束仪器多用光栅为色散元件。检测器有光电倍增管、二极管和二极管阵列。

紫外-可见分光光度计依据其结构和测量操作方式的不同可分为单光束和双光束分光光度计两类。单光束分光光度计有些仍为手工操作，即固定在某一波长处，分别测量比较空白溶剂、样品溶液或参比溶液的透光率或吸光度，操作比较费时，用于绘制吸收光谱图时很不方便，但适用于单波长的含量测定。双光束分光光度计用扇形镜交替切换或分路器使光束分成样品(S)和参比(R)两光束，并到达检测器，检测器信号经调制分离成两光路对应信号，信号的比值可直接用记录仪记录，双光束分光光度计操作简单，测量快速，自动化程度高，但作含量测定时，为求准确起见，仍宜用固定波长测量方式。

应定期对紫外-可见分光光度计进行维护、检定和校准。

三、紫外-可见分光光度计的检定

(一)波长准确度

1. 波长准确度的允差范围

紫外-可见分光光度计波长准确度允许误差，紫外区为±1 nm，500 nm 处±2 nm。

2. 波长准确度检定方法

(1)用低压汞灯检定

关闭仪器光源，将汞灯(用笔式汞灯最方便)直接对准入射狭缝，如为双光束仪器，用单光束能量测定方式，采用波长扫描方式，较慢的扫描速度、最小狭缝宽度、合适的量程，在 200～800 nm 范围内单方向重复扫描 3 次，由仪器识别记录各峰值(若仪器无“峰检测”功能，必要时可对指定波长进行“单峰”扫描)。

用于检定紫外-可见分光光度计的汞灯谱线波长：237.83 nm、253.65 nm、275.28 nm、296.73 nm、302.15 nm、313.16 nm、334.15 nm、365.02 nm、365.48 nm、366.33 nm、

404.66 nm（紫色）、435.83 nm（蓝色）、546.07 nm（绿色）、576.96 nm（黄色）及 579.07 nm。

（2）用仪器固有的氘灯检定

本法主要用于日常工作中波长准确度的核对。取单光束能量测定方式，测量条件同上述低压汞灯的方法，对 486.02 nm 及 656.10 nm 二单峰进行单方向重复扫描 3 次。

3. 用氧化钬玻璃检定

将氧化钬玻璃放入样品光路，参比光路为空气，按测定吸收光谱图方法测定。校正自动记录仪器时，应考虑记录仪的时间常数，测定样品与校正时取同一扫描速度。

氧化钬玻璃在 279.4 nm、287.5 nm、333.7 nm、360.9 nm、418.7 nm、460.0 nm、484.5 nm、536.2 nm 及 637.5 nm 波长处有尖锐的吸收峰，可供波长检定用。氧化钬玻璃因制造的原因，每片氧化钬的吸收峰波长有差异，另外，在放置过程中也会发生波长漂移，因此需定期由计量部门校验。

4. 用高氯酸钬溶液检定

本法可供没有单光束测定功能的双光束紫外分光光度计波长准确度检定用。

高氯酸钬溶液的配制方法：取 10%高氯酸为溶剂，加入氧化钬（Ho_2O_3）配成 4%溶液，即得。

高氯酸钬溶液较强的吸收峰波长为 241.13 nm、278.10 nm、287.18 nm、333.44 nm、345.47 nm、361.31 nm、416.28 nm、451.30 nm、485.29 nm、536.64 nm、640.52 nm。

如果是双光束扫描仪器，但不是数据储存型的（指直接将信号描记于记录纸上），记录的波长可能因记录笔滞后而非真实波长，为了准确测定，建议采用定点检定而不用扫描方式。

（二）吸光度准确度

精密称取在 120℃干燥至恒重的基准重铬酸钾约 60 mg，置 1000 mL 量瓶中，用 0.005 mol/L 硫酸液溶解并稀释至 1000 mL，用配对的 1 cm 石英池，以 0.005 mol/L 硫酸液为空白，在 235 nm、257 nm、313 nm、350 nm 分别测定吸光度，然后换算成 $E_{1cm}^{1\%}$，测得值应符合表 16.9 中规定的允差范围。

表 16.9　分光光度法允差范围

波长/nm	吸收强度	吸收系数（$E_{1cm}^{1\%}$）	允差范围
235	最小	124.5	123.0～126.0
257	最大	144.0	142.8～146.2
313	最小	48.6	47.0～50.3
350	最大	106.6	105.5～108.5

分辨率、基线平直度、稳定度、绝缘电阻等项检定，按现行国家技术监督局“双光束紫外-可见分光光度计检定规程”检定，应符合有关项下的规定。日常使用中，对以上两项，即波长和吸光度准确度应根据需要随时检查。

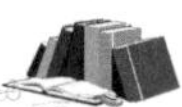

(三)杂散光的检查

可按表 2 所列的试剂和浓度，配制成水溶液，置 1 cm 石英池中，在规定的波长处测定透光率，应符合表 16.10 中规定。

表 16.10　杂散光的检查及限度

试剂	浓度/%，g/mL	测定用波长/nm	透光率/%
碘化钠	1.00	220	<0.8
亚硝酸钠	5.00	340	<0.8

四、测 定 方 法

1. 吸收系数测定

(1) 性状项下吸收系数的测定

按各品种项下规定的方法配制供试品溶液，在规定的波长处测定其吸光度，并计算吸收系数，应符合规定范围。

(2) 新品种吸收系数的测定

精密称取精制后的样品适量，配制成吸光度在 0.6～0.8 之间的溶液，置 1 cm 吸收池中，在规定波长处测出吸光度；然后再用同批溶剂将上述溶液稀释 1 倍，使吸光度在 0.3～0.4 之间，再按上述方法测定。样品应同时测定 2 份，同一台仪器测定的 2 份结果对平均值的偏差应不超过±0.3%，否则应重新测定。测定时，先按仪器正常灵敏度测试，然后再减小狭缝测定，直至减小狭缝吸光值不再增加为止，取吸光度不改变的数据，再用 4 台不同型号的仪器复测。最后根据朗伯-比尔定律求算出吸收系数。

在测定新品种的吸收系数时，应注意：①样品应为精制品，水分或干燥失重应另取样测定并予以扣除；②所用的容量仪器及分析天平应经过检定，如有相差应加上校正值；③测定所用溶剂的吸光度应符合规定，吸收池应于临用时配对或作空白校正；④称取样品时，其称量准确度应符合《中国药典》规定；⑤所用分光光度计应经过严格检定，特别是波长准确度和吸光度精度要进行校正；⑥要注明测定时的温度。

2. 鉴别及检查

按各品种项下的规定，测定体供试品溶液的最大及最小吸收波长或某一特定波长下的吸光度值或吸收系数、最大吸收波长与最小吸收波长处的吸光度比值等，均应符合规定。

3. 含量测定

(1) 对照品比较法

按各品种项下规定的方法，分别配制供试品溶液和对照品溶液，对照品溶液中所含被测成分的量应为供试品溶液中所含被测成分标示量的 100%±10%以内，用同一溶剂，在规定波长处测定供试品溶液和对照品溶液的吸光度。

(2) 吸收系数法

按各品种项下配制供试品溶液，在规定的波长及该波长±2 nm 处测定其吸光度，按该品种在规定条件下给出的吸收系数计算含量。

用本法测定时，吸收系数通常应大于 100，并注意仪器的校正和检定，如测定新品种的吸收系数，需按"新品种吸收系数的测定"的规定进行。

(3) 计算分光光度法

按《中国药典》规定，计算分光光度法一般不宜用于含量测定，对少数采用计算分光光度法的品种，应严格按照各品种项下规定的方法进行。采用本法时应注意：有一些吸光度是在待测成分吸收曲线的上升或下降陡坡处测定，影响精度的因素较多，故应仔细操作，尽量使供试品和对照品的测定条件一致。若该品种不用对照品，则应在测定前对仪器作仔细的校正和检定。

(4) 比色法

供试品本身在紫外-可见光区没有强吸收，或在紫外光区虽有吸收但为了避免干扰或提高灵敏度，加入适当的显色剂，使反应产物的最大吸收移至可见光区。

用比色法测定时，由于显色时影响显色深浅的因素较多，应取供试品与对照品或标准品同时操作。除另有规定外，比色法所用的空白系指用同体积的溶剂代替对照品或供试品溶液，然后依次加入等量的相应试剂，并用同样方法处理。

当吸光度和浓度关系不呈良好线性时，应取数份梯度量对照品溶液，用溶剂补充至同一体积，显色后测定各份对照品溶液的吸光度，然后以吸光度与相应的浓度绘制标准曲线，再根据供试品的吸光度在标准曲线上查得其相应的浓度，并求出其含量。

(5) 工作曲线法

先配制一系列浓度不同的对照品溶液，在与供试品溶液相同的条件下，分别测定各对照品溶液的吸光度。将各对照品溶液的吸光度对相应的浓度作图，所得直线称工作曲线或标准曲线；然后测定供试品溶液的吸光度，再从标准曲线上查出供试品溶液的浓度，进而计算出样品的含量。

五、注 意 事 项

1) 试验中所用的量瓶和移液管均应经检定校正和洗净后使用。

2) 使用的石英吸收池必须洁净。当吸收池中装入同一溶剂，在规定波长处测定各吸收池的透光率，如透光率相差在 0.3%以下者可配对使用，否则必须加以校正。

3) 取吸收池时，手指拿毛面的两侧。装样品溶液的体积以池体积的 4/5 为宜，使用挥发性溶液时应加盖，透光面要用擦镜纸由上而下擦拭干净，检视应无残留溶剂，为防止溶剂挥发后溶质残留在吸收池的透光面，可先用醮有空白溶剂的擦镜纸擦拭，然后再

用干擦镜纸拭净。吸收池放入样品架时应注意每次放入的方向相同。使用后用溶剂及水冲洗干净，晾干，放入专用盒子中防尘保存。吸收池如污染不易洗净时，可用硫酸发烟硝酸(3∶1，*V*/*V*)混合液稍加浸泡后，洗净各用。如用铬酸钾清洁液清洗时，吸收池不宜在清洁液中长时间浸泡，否则清洁液中的铬酸钾结晶会损坏吸收池的光学表面，并应充分用水冲洗，以防铬酸钾吸附于吸收池表面。

4)含有杂原子的有机溶剂，通常均具有很强的末端吸收。因此，当作溶剂使用时，它们的使用范围均不能小于截止使用波长。如甲醇、乙醇的截止使用波长为 205 nm。另外，当溶剂不纯时，也可能增加干扰吸收。因此，应检查所用的溶剂在供试品所用的波长附近是否符合要求，即将溶剂置 1 cm 石英吸收池中，以空气为空白(即空白光路中不置任何物质)测定其吸光度，溶剂和吸收池的吸光度应符合表 16.11 规定。每次测定时应采用同一厂牌批号、混合均匀的同批溶剂。

表 16.11　以空气为空白测定溶剂在不同波长处的吸光度的规定

波长范围/nm	220～240	241～250	251～300	300 以上
吸光度	≤0.40	≤0.20	≤0.10	≤0.05

5)称量应按《中国药典》规定要求。配制样品溶液时稀释转移次数应尽可能少，转移稀释时所取容积一般应不少于 5 mL。含量测定时供试品应称取 2 份，如为对照品比较法，对照品一般也应称取 2 份。吸收系数检查也应称取供试品 2 份，平行操作，每份结果对平均值的偏差应在±0.5%以内，作鉴别或检查时可取样品 1 份。

6)供试品溶液的浓度，除各品种项下已注明外，供试品溶液的吸光度值以在 0.3 ~ 0.7 为宜，吸光度值读数在此范围内误差较小，并应结合所用仪器吸光度的线性范围，配制合适浓度。

7)选用仪器的狭缝谱带宽度应小于供试品吸收带半高宽的 10%，否则测得的吸光度值会偏低，或以减小狭缝宽度时供试品溶液的吸光度不再增加为准，对于《中国药典》紫外-可见分光光度法测定的大部分品种，可以使用 2 nm 缝宽，但当吸收带的半高宽小于 20 nm 时，则应使用较窄的狭缝。

8)除另有规定外，测定时应在规定吸收峰±2 nm 处，再测几点的吸光度，以核对供试品的吸收峰位置是否正确，并以吸光度最大的波长作为测定波长。除另有规定外，吸光度最大波长应在该品种项下规定的波长±2 nm 以内，否则应考虑试样的同一性、纯度以及仪器波长的准确度。

9)由于吸收池和溶剂本身可能有空白吸收，因此测定供试品溶液或对照品溶液的吸光度后应减去空白读数，或由仪器自动扣除空白读数后再计算含量。

10)用于制剂含量测定时，应注意供试品溶液与对照品溶液的 pH 是否一致，如 pH 对吸收有影响，则应调节溶液的 pH 一致后再测定吸光度。

六、结果计算

1. 对照品比较法

可根据供试品溶液及对照品溶液的吸光度与对照品溶液的浓度以正比法算出供试品溶液的浓度，再计算含量。计算公式：$c_{样品}=A_{样品}\times c_{对照}/A_{对照}$，式中，$A$ 为吸光度值；c 为供试品溶液浓度(以 mg/mL 计)。

2. 吸收系数法

《中国药典》规定的吸收系数，系指 $E_{1cm}^{1\%}$，即在指定波长处，光路长度为 1 cm，供试品溶液浓度换算为 1%(g/mL)时的吸光度值，故应先求出被测样品的 $E_{1cm}^{1\%}$ 值，再与规定的 $E_{1cm}^{1\%}$ 值比较，即可计算出供试品的含量。计算公式①：$E_{1cm\ (样品)}^{1\%}=A/(c\times l)$，式中，$A$ 为测得的供试品溶液的吸光度值，c 为供试品溶液的百分浓度，即 100 mL 中所含溶质的质量(g/mL)，l 为吸收池的光路长度(cm)；计算公式②：供试品的含量(%)＝$E_{1cm\ (样品)}^{1\%}/E_{1cm\ (标准)}^{1\%}\times 100$，式中 $E_{1cm\ (样品)}^{1\%}$ 为根据计算公式①计算出的供试品吸收系数；$E_{1cm\ (标准)}^{1\%}$ 为药品质量标准中规定的吸收系数。

3. 比色法

可根据加入显色剂后供试品溶液及对照品溶液的吸光度与对照品溶液的浓度以正比法算出供试品溶液的浓度，再计算含量。计算公式同“对照品比较法”。

(中国食品药品检定研究院　余振喜)

思考题

1. 紫外-可见分光光度法测定样品含量时应注意哪些操作事项？
2. 紫外区仪器读数漂移的可能原因有哪些？
3. 色散型和二极管阵列型紫外-可见分光光度计有什么区别？

参考文献

1. 国家药典委员会. 2010.中华人民共和国药典.北京：中国医药科技出版社.
2. 中国药品生物制品检定所，中国药品检验总所编. 2010. 中国药品检验标准操作规范(2010 年版). 北京：中国医药科技出版社.

模块十六　常用药品检验仪器正确使用和维护(二)
原子吸收分光光度计使用和维护

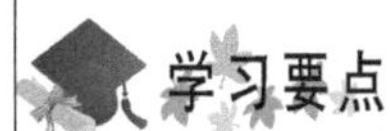

学习要点

了解原子吸收分光光度法基本原理、仪器构造；掌握原子吸收分光光度计的使用，包括：元素分析的基本流程、样品制备技术、关键因素的控制及其对检测的影响；熟悉日常维护及基本故障排除、期间核查及自检。

一、原子吸收分光光度法(AAS)基本原理、仪器构造

(一)原子吸收分光光度法(AAS)基本原理

构成物质的各种元素的原子结构和外层电子的排布不同，不同元素的原子从基态跃迁至第一激发态或者更高能级态时吸收的能量不同，因而不同元素的共振吸收光谱具有不同特征。

利用特定光源(通常是锐线光源，如空心阴极灯)辐射出的待测元素的特征光谱，通过样品的蒸汽时，被待测元素的基态原子所吸收，通过测定特征光谱被吸收的大小，计算出样品中待测元素的含量，它符合郎珀-比尔定律：

$$A=-\lg I/I_O=-\lg T=KCL$$

式中，I为透射光强度；I_O为发射光强度；T为透射比；L为光通过原子化器光程。由于L是不变值，所以，

$$A=KC$$

该式是原子吸收分析测量的理论依据。K值是一个与元素浓度无关的常数，实际上是标准曲线的斜率。只要通过测定标准系列溶液的吸光度，绘制工作曲线，根据同时测得的样品溶液的吸光度，在标准曲线上即可查得样品溶液的浓度。故此原子吸收光谱法是相对分析法。

简言之，原子吸收分光光度法即通过测量基态原子对共振辐射的吸收来确定被测组分浓度的分析方法。

(二)原子吸收光谱仪构造

原子吸收光谱仪由光源、原子化器、光学系统、检测系统和数据工作站组成。光源提供待测元素的特征辐射光谱；原子化器将样品中的待测元素转化为自由原子；光学系统将待测元素的共振线分出；检测系统将光信号转换成电信号进而读出吸光度；数据工作站通过应用软件对光谱仪各系统进行控制并处理数据结果。图 16.7 为原收光谱仪结构。

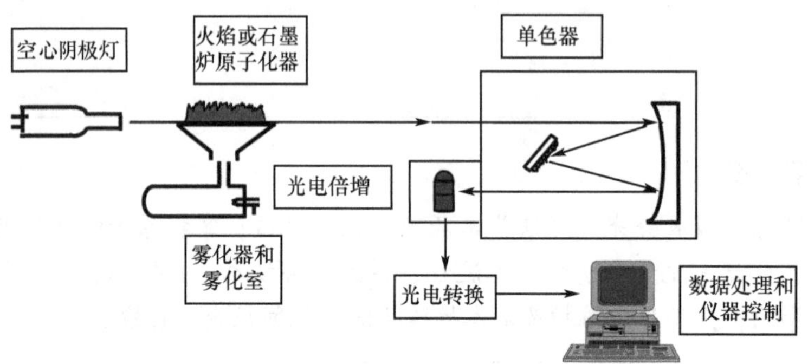

图 16.7 原子吸收光谱仪结构示意图

1. 空心阴极灯光源

空心阴极灯是由一个被测元素纯金属或简单合金制成的圆柱形空心阴极和一个用钨或其他高熔点金属制成的阴极组成。灯内抽成真空，充入氖气，在放电过程中起传递电流、溅射阴极和传递能量作用。空芯阴极灯腔的对面是能够透射所需要的辐射的光学窗口，如图 16.8 所示。

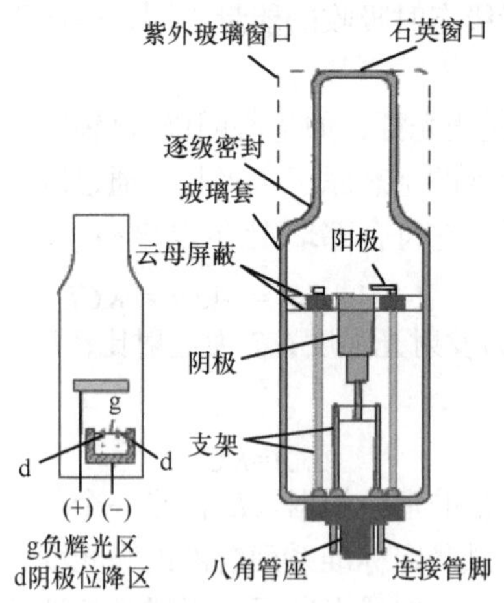

图 16.8 空心阴极灯

2. 光学系统

光学系统为光谱仪的心脏，一般由外光路与单色器组成。

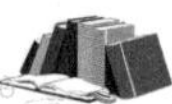

从外光路可以分为单光束与双光束，它们各有特点。单光束系统中，来自光源的光只穿过原子化器，样品吸收前测量光强 I_o，然后测量吸收后的光强 I_t。它的优点是能量损失小，灵敏度高，但不能克服由于光源的不稳定而引起的基线漂移。传统双光束系统采用斩光器将来自光源的光分为样品光束与参比光束，补偿了基线漂移，但损失能量。

单色器由入射狭缝、准直装置、光栅、凹面反射镜及出射狭缝组成。焦距、色散率、杂散光及闪耀特性是衡量单色器性能的主要指标。平面光栅的色散率主要由刻线决定；光的能量与焦距的平方成反比，因此在满足分辨率要求的前提下，要求较小的焦距；闪耀特性是指闪耀波长与聚光本领，它与杂散光表征了光学系统的灵敏度与线性能力。

3. 原子化系统

原子化系统直接影响分析灵敏度和结果的重现性。原子化器主要分为火焰与石墨炉两种。

1) 火焰原子化系统：一般包括雾化器、雾化室、燃烧器与气体控制系统。如图 16.9 所示。

2) 石墨炉原子化器：一般由石墨炉电源、石墨炉炉体及石墨管组成。炉体又包括石墨锥、冷却座石英窗和电极架，如图 16.10 所示。

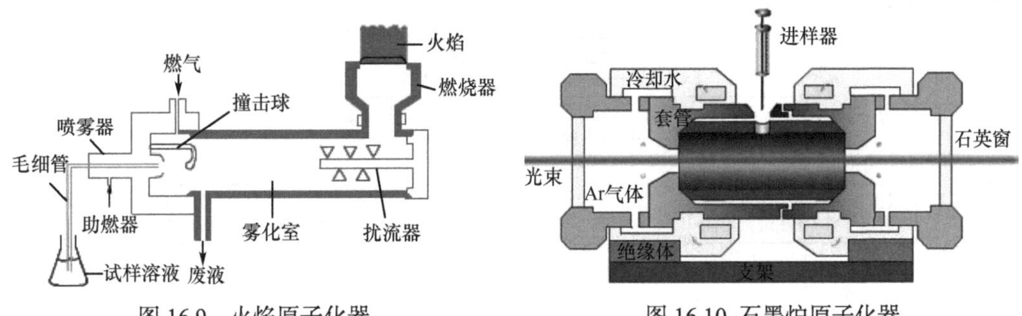

图 16.9　火焰原子化器　　图 16.10 石墨炉原子化器

石墨炉原子化器又称电热原子化器。它是用通电的办法加热石墨管，使石墨管内腔产生很高的温度，从而使石墨管内的试样在极短的时间内热解、气化，形成基态原子蒸气。

石墨管的质量直接影响石墨炉分析的结果。它通常是由高纯度、高强度和高致密度的优质石墨材料制成。一般有：普通管、热解涂层管、平台石墨管、探针用石墨管

及专利 ELC 长寿命石墨管，其中 ELC 管在 2800℃的高温下可使用 2000 次以上。如图 16.11 所示。

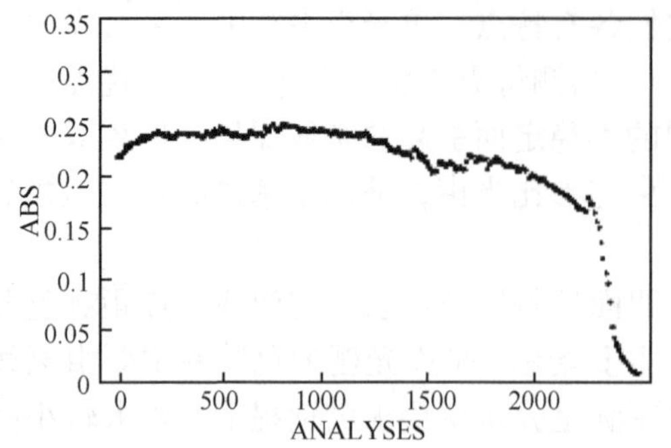

图 16.11　2800℃测定 100 ppb V 时 ELC 的使用次数

4. 检测系统与数据处理系统

光电倍增管是原子吸收光谱仪的主要检测器，要求在 180～900 nm 测定波长内具有较高的灵敏度，并且暗电流小。目前通过计算机软件控制的原子吸收仪具有很强的数据处理能力。

二、原子吸收分光光度计的使用

(一) 原子吸收用于元素分析的基本流程

实际检测工作中，原子吸收样品所规定元素的种类、含量水平是已知的，少数情况下样品中元素含量水平有可能超出规定范围或者是未知的。应当根据实际情况，合理选择方法进行检测，具体工作流程图如图 16.12。将这一基本的工作流程熟练掌握，无论用于日常检测工作，还是参加各种级别的实验室能力验证活动，均可达到思路顺畅，少走弯路，事半功倍的效果。

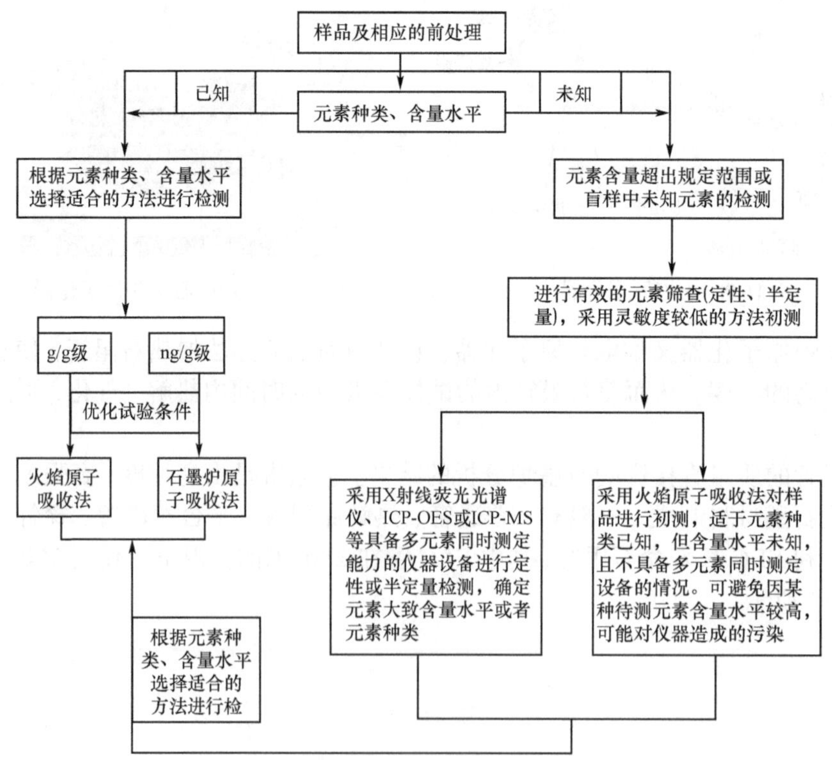

图 16.12　原子吸收用于元素分析的基本流程

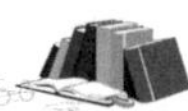

(二)样品前处理技术

样品制备，是元素分析工作中的重中之重，是进行准确仪器分析得到可靠结果的基础保证。

1. 元素分析样品分类

1)液体：各种浸提液中有害元素残留测定，血液透析及相关治疗用浓缩物、器官、组织、细胞保存液等产品的组成成分含量测试。

2)固体、凝胶：各种药品中催化剂和有害元素残留测定，医用金属材料(不锈钢、钛及钛合金、钛镍记忆合金、钴基合金等)、生物玻璃主成分定量测定，医用高分子材料(硅橡胶、硅凝胶、聚乳酸、涤纶、尼龙、聚丙烯腈、聚烯烃等)的杂质元素限量测定等，生物样品(组织、器官、血液、体液等)成分测定。

2. 样品制备技术

(1)样品分解制备的要求

1)称取的固体样品已经干燥并是均匀的，具有代表性：取样量大小要适当，取样量过小，不能保证必要的测定精度和灵敏度，取样量太大，增加了工作量和实际的消耗量。取样量的大小取决于试样中被测元素的含量、分析方法和所要求的测量精度。

2)样品中待测元素完全分解进入溶液。

3)防止玷污：

污染是限制灵敏度和检出限的重要原因之一，主要污染来源是水、大气、容器和所用的试剂。即使最纯的离子交换水，仍含有 $10^{-7}\%$～$10^{-9}\%$的杂质。在普通的化学实验室中，空气中常含有 Fe、Cu、Ga、Mg、Si 等元素，一般来说，大气污染是很难校正的。容器污染程度视其质料、经历而不同，且随温度升高而增大。对于容器的选择要根据测定的要求而定，容器必须洗净，对于不同容器，应采取各自合适的洗涤方法。

4)避免损失：通常，浓度很低(小于 1 μg/mL)的溶液，由于吸附等原因，一般说来是不稳定的(存在某些低浓度下稳定期较长的元素)，不能作为储备溶液，使用时间最好不要超过 1～2 天。作为储备溶液，应该配置浓度较大(如 1000 μg/mL 以上的溶液)。无机储备液或试样溶液置放在聚乙烯容器里，维持必要的酸度，保存在清洁、低温、阴暗的地方。有机溶液在储存过程中，应避免它与塑料、胶木瓶盖等直接接触。

(2)对实验器皿及水、试剂的要求

1)实验用器皿：使用前用 10%～20%的硝酸浸泡过夜，三级水冲洗 3 次。

2)实验用水，国家标准 GB 6682-86 规定了三个净化水标准。

一级水：基本上不会有溶解或胶态离子杂质及有机物。它可用二级水经过进一步处理而得，例如，可用二级水经过蒸馏、离子交换混合床和 0.2μm 的过滤膜的方法，或用石英亚沸装置经进一步蒸馏而得。

二级水：可采用蒸馏或去离子后再进行蒸馏等方法制备。

三级水：适用于一般常规的分析工作。它可采用蒸馏、反渗透或去离子等方法制备。

3)实验用试剂：优级纯(G.R.)、分析纯(A.R.)、化学纯(C.P.)，用于元素分析的试剂纯级应为优级纯或更高级别，同时，应注意不要将低纯级试剂与高纯级试剂混用。

4）标准物质：国际标准物质常用于标准物质定值、国际实验室比对；国家一、二级标准物质，是检测机构常规检测、仲裁检测必备的元素定量基础。

（3）干灰化法

1）高温干灰化法。

一般将灰化温度高于100℃的方法称为高温干灰化法。

高温干灰化法对于天然生物材料、高分子聚合材料等样品中的有机基体是行之有效的。

样品一般先经100～105℃干燥，除去水分及挥发物质。灰化温度及时间是需要选择的，一般灰化温度约 450～600℃。通常将盛有样品的坩埚（一般可采用铂金坩埚、陶瓷坩埚等）放入马弗炉内进行灰化灼烧，冒烟直到所有有机物燃烧完全，只留下不挥发的无机残留物。这种残留物主要是金属氧化物以及非挥发性硫酸盐、磷酸盐和硅酸盐等。

优点：能灰化大量样品，方法简单，无试剂玷污，空白低。但对于低沸点的元素常有损失，其损失程度取决于灰化温度和时间，还取决于元素在样品中的存在形式。

缺点：使可以转变成挥发性形式的成分会很快地部分或全部损失。灰化温度过低，灰化不完全，残存的小碳粒易吸附金属元素，很难用稀酸溶解，造成结果偏低；灰化温度过高，则损失严重。干灰化法一般不适用于金属氧化物，因为大多数非金属甚至某些金属常会氧化成挥发性产物，如As、Sb、Ge、Ti和Hg等易造成损失。

医疗器械样品分析中采用高温干灰化法时，一般都控制在450～550℃进行干灰化，灰化温度若高于550℃会引起样品的损失。如铅和铬的分析，灰化温度一般都在450～550℃。但对于含氯的样品，由于可能形成挥发性氯化铅，需采取措施防止铅的损失。

2）低温干灰化法。

为了克服高温干灰化法因挥发、滞留和吸附而损失痕量金屑等问题，常采用低温干灰化法。用电激发的氧分解生物样品的低温灰化器，灰化温度低于 100℃，每小时可破坏18有机物质。这种低温干灰化法已用于原子吸收测定动物组织中的铍、镉和碲等易挥发元素；氧等离子体灰化器已用于壳聚糖、羧甲基纤维素等样品的前处理。

优点：低温等离子体灰化方法可避免污染和挥发损失以及湿法灰化中的某些不安全性。将盛有试样的石英皿放入等离子体灰化器的氧化室中，用等离子体破坏样品的有机部分，而使无机成分不挥发。低温灰化的速度与等离子体的流速、时间、功率和样品体积有关。

缺点：设备较马弗炉造价高很多。

（4）湿式消解法

湿式消解法属于氧化分解法。用液体或液体与固体混合物作氧化剂，在一定温度下分解样品中的有机质，此过程称为湿式消解法。湿式消解法与干灰化法不同。干灰化法是靠升高温度或增强氧的氧化能力来分解样品有机质。而湿式消解法则是依靠氧化剂的氧化能力来分解样品，温度并不是主要因素。湿式消解法常用的氧化剂有HNO_2、H_2SO_4、$HClO_4$、H_2O_2和$KMnO_4$等。湿式消解法又分为以下几种方法。

1）稀酸消解法。

对于不溶于水的无机试样，可用稀的无机酸溶液处理。几乎所有具有负标准电极电

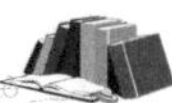

位的金属均可溶于非氧化性酸，但也有一些金属例外，如 Cd、Co、Pb 和 Ni 与盐酸的反应，反应速度过慢甚至钝化。许多金属氧化物、碳酸盐、硫化物等也可溶于稀酸介质中。为加速溶解，必要时可加热。

2)浓酸消解法。

为了溶解具有正标准电极电位的金属，可以采用热的浓酸，如 HNO_3、H_2SO_4 和 H_3PO_4 等。样品与酸可以在烧杯中加热沸腾，或加热回流，或共沸至干。为了增强处理效果，还可采用钢弹技术，即将样品与酸一起加入至内衬铂或聚四氟乙烯层的小钢弹中，然后密封，加热至酸的沸点以上。这种技术既可保持高温，又可维持一定压力，挥发性组分又不会损失。热浓酸溶解技术还适用于合金、某些金属氧化物、硫化物、磷酸盐以及硅酸盐等。若酸的氧化能力足够强，且加热时间足够长，有机和生物样品就完全被氧化，各种元素以简单的无机离子形式存在于酸溶液中。

3)混合酸消解法。

混合酸消解法是破坏生物组织、高分子聚合材料和器官、组织、细胞保存液中有机体的有效方法之一。通常使用的是氧化性酸的混合液。混合酸往往兼有多种特性，如氧化性、还原性和络合性，其溶解能力更强。

常用的混合酸：

HNO_3-$HClO_4$，一般是将样品与 $HClO_4$ 共热至发烟，然后加入 HNO_3 使样品完全氧化。

HNO_3-H_2SO_4 的混合酸消解样品时，先用 HNO_3 氧化样品至只留下少许难以氧化的物质，待冷却后，再加入 H_2SO_4，共热至发烟，样品完全氧化。

3. 微波消解法

微波消解技术作为发展较快、高效快速、回收率高的湿法样品制备技术被广泛应用，成为目前药检、医疗器械检验领域元素分析样品制备最为常用的方法之一。

(1)基本原理

当微波(频率为 2450±50 MHz)通过试样时，极性分子随微波频率快速变换取向，产生每秒钟变换方向 2.45×10^9 次的震动，分子相互碰撞摩擦，分子总能量增加，使试样温度急剧上升；同时，试液中的带电粒子(离子、水合离子等)在交变的电磁场中，受电场力的作用而来回迁移运动，也会与临近分子撞击，使得试样温度升高，极大地提高化学反应的速度。在密闭消解罐中各类材料的反应有以下几种。

1)有机材料反应式：

$(CH_2)_n + 2\,HNO_3 + \Delta T \rightarrow CO_2 + 2NO\uparrow + 2H_2O\uparrow$

金属反应式：

$6\,H^+ + 3\,Me + 2\,HNO_3 + \Delta T \rightarrow 3\,Me^{2+} + 2\,NO + 4H_2O\uparrow$

地质样品反应式：

$SiO_2 + 4\,HF + \Delta T \rightarrow SiF_4\uparrow + 2H_2O$

样品质量越大，气体产物越多，在密闭反应环境中，反应温度越高，产生的压力越大。

经验规律：温度升高 10 度，反应速度提高 1 倍。

密闭与开放式的对比如图 16.13 所示。

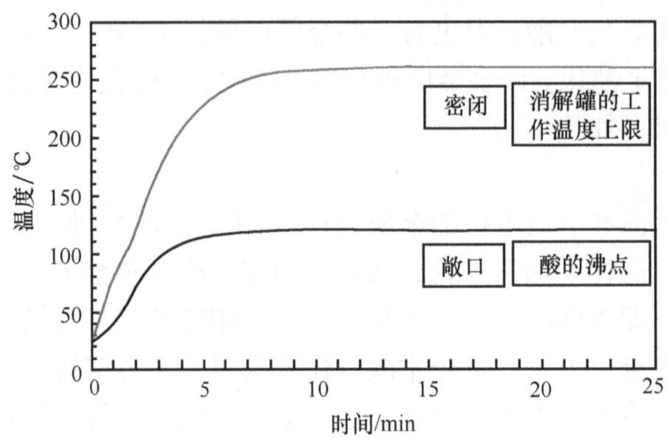

图 16.13　密闭与开放式的对比图

(2) 微波消解样品称量基本要求、技巧、注意事项

1) 基本要求。

容积为 100 mL 的消解管最大固体称样量 0.5 g，未知固体样品及粉末状样品称样量一般不超过 0.2 g(可采用超高压微波消解转子，提高安全系数)；对于容积为 50 mL 的消解管最大固体称样量 0.25 g，未知固体样品及粉末状样品称样量一般应控制在 0.1～0.15 g 较为安全。

2) 操作技巧。

固体块状样品应进行适当的破碎、研磨再进行称量，便于控制称量质量，利于样品前处理的顺利快速进行，但应注意加工过程避免引入其他元素杂质。

液体样品黏度较小的可采用移液器或移液管加样称量，便于控制称量质量；对于黏度稍大(可形成液滴)的液体可使用悬滴法：垂直缓慢滴入称量容器后称取质量，应尽量保证将液体滴入容器底部避免沾壁。含水量较大的液体样品推荐最大称样体积 5 mL。

凝胶类样品一般黏度极大，可采用玻璃棒末端搅动样品形成球状粘连块后送入称量容器底部黏附的方法称取样品。

利用去静电枪去除静电，或卷长纸筒直接送入称量容器底部避免粉末状样品沾壁。

3) 注意事项。

根据消解管容积，严格称取对应质量的样品，提高反应安全系数。

(3) 微波消解常用酸

微波消解中常用酸通常分为两类：非氧化性酸，如盐酸、氢氟酸、磷酸、稀硫酸和稀高氯酸；氧化性酸，如硝酸、热浓高氯酸、浓硫酸和过氧化氢。

1) 硝酸。

硝酸有以下特性：65%浓度沸点为 120℃；浓度小于 2mol/L 时，氧化能力较弱，随着浓度和反应温度的增加，氧化能力增强；氧化有机物的典型酸，反应式如下：$(CH_2)_x + 2HNO_3 \rightarrow CO_2(g) + 2NO + 2H_2O$；溶解大多数金属硝酸盐，Au 和 Pt 例外(不能氧化)，Al，B，Cr，Ti 和 Zr 例外（钝化）；这些金属要求混酸或稀硝酸；经常与 H_2O_2，HCl 和 H_2SO_4 混用；高纯度经常用于痕量分析。

大多数金属元素的硝酸盐均可溶，故硝酸是微波消解最常用的酸。

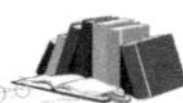

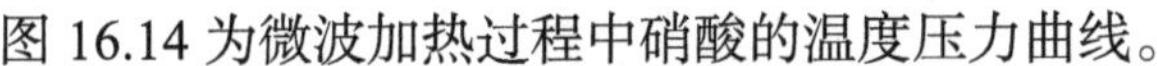
图 16.14 为微波加热过程中硝酸的温度压力曲线。

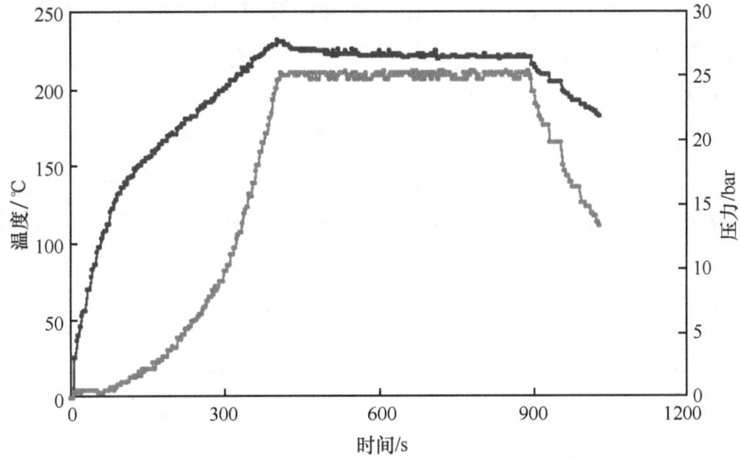

图 16.14　微波加热过程中硝酸的温度压力曲线

2）过氧化氢

过氧化氢是氧化剂（$2H_2O_2 \rightarrow 2H_2O + O_2$）；与硝酸混合可减少含氮蒸气，通过增加温度加速有机样品的消解过程。

典型混合比例是 HNO_3：H_2O_2= 4：1（体积/体积）。

3）盐酸

盐酸有以下特性：与 20，4%H_2O 混合后恒沸点为 110℃；38%浓度；溶解弱酸盐（碳酸盐，磷酸盐）及大多数金属，AgCl，HgCl 和 TiCl 例外；过量 HCl 可提高 AgCl 的溶解能力，使之转换为 $AgCl_2^-$；强配位能力；由于溶液中可成为氯化物的特性而广泛用于铁基合金；其他可用于 Ag（Ⅰ），Au（Ⅱ），Hg（Ⅱ），Ga（Ⅲ），Tl（Ⅲ），Sn（Ⅳ，Fe（Ⅱ）和 Fe（Ⅲ）；不溶解 Al，Be，Cr，Ti，Zr，Sn 和 Sb 的氧化物；Ba 和 Pb 的硫酸盐，二价氟化物，SiO_2，TiO_2 和 ZrO_2。

图 16.15 为微波加热过程中盐酸的温度压力曲线。

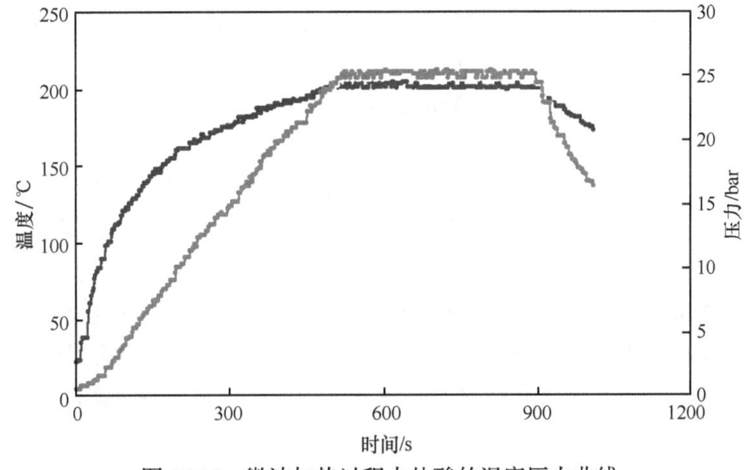

图 16.15　微波加热过程中盐酸的温度压力曲线

4) 氢氟酸。

氢氟酸有以下特性：①酸消解：40%浓度时沸点为 108℃；非氧化性，配位能力强；用于消解矿物、矿石、土壤、岩石甚至含硅蔬菜；按以下反应，主要用于消解硅：$SiO_2 + 6HF \rightarrow H_2SiF_6 + 2H_2O$。②蒸发/浓缩：样品溶解后，为避免损坏仪器或重新溶解不溶氟化物，很多分析要求去除 HF，故使用 HF 酸时应避免使用玻璃容器进行赶酸、定容等操作；很多分析如 As，B，Se，Sb，Hg 和 Cr 可能挥发。③配位：可通过加入硼酸去除溶液中的 HF；发生反应 $H_3BO_3 + 3HF \rightarrow HBF_3(OH) + 2H_2O$ 和 $HBF_3(OH) + HF \rightarrow HBF_3 + H_2O$；10～50 倍过量硼酸加快反应速率；经常与 HNO_3 或 $HClO_4$ 混用。

图 16.16 为微波加热过程中氢氟酸的温度压力曲线。

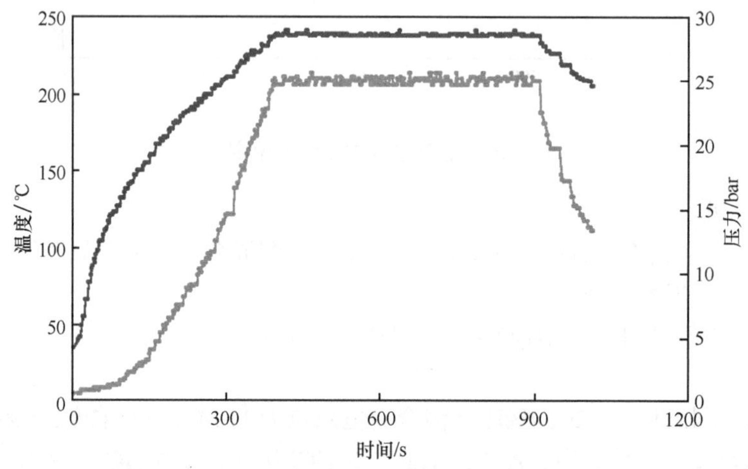

图 16.16　微波加热过程中氢氟酸的温度压力曲线

5) 硫酸。

硫酸有以下特性：98%浓度的硫酸沸点为 340℃，高于 TFM 罐子的最大工作温度；为避免罐子损坏应仔细关注反应；通过脱水反应破坏有机物；很多硫酸盐是不可溶的(Ba，Sr，Pb)。

很明显，在 MDR 转子中使用浓硫酸是不适宜的。300℃是 TFM 罐子的临界温度，对 PFA 罐子来说温度过高(该温度下将熔化)。因此，建议使用硫酸时应进行严格的温度控制。图 16.17 为微波加热过程中硫酸的温度压力曲线。

6) 高氯酸。

高氯酸有以下特性：72%浓度时沸点为 203℃；热且浓的高氯酸是强氧化性酸；与有机物反应迅速，有时爆炸；经常与硝酸混用用于有机物消解；所有高氯酸盐可溶，$KClO_4$ 除外；在密闭微波罐体中，高氯酸在 245℃分解，产生大量气体副产品和大量压力。

当使用高氯酸时应特别注意：①通常如使用高氯酸，可进行放置过夜的预消解操作，待样品与混合酸反应一段时间后，再上机；②不要完全使用高氯酸消解有机样品；③当温度不超过 200℃时可用高氯酸消解无机样品，高氯酸体积应小于整个溶液体积的 20%(*V*/*V*)。

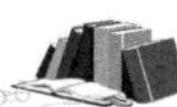

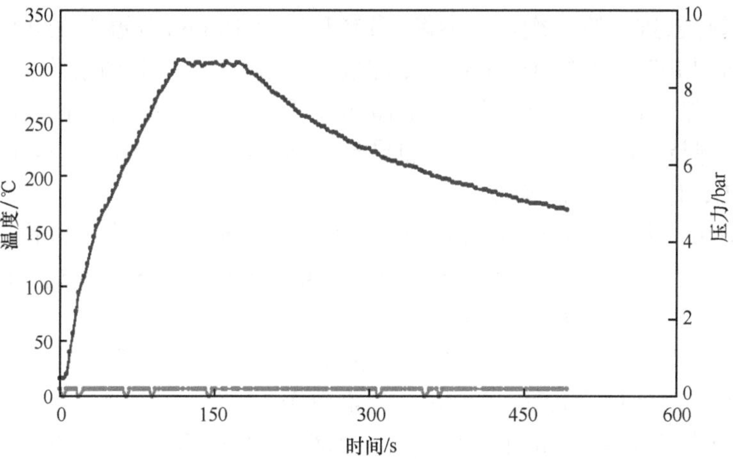

图 16.17　微波加热过程中硫酸的温度压力曲线

7) 王水。

王水有以下特性：盐酸和硝酸以 3∶1(*V*/*V*)混合；产生 NOCl(亚硝酰氯)，加热时分解成 NO 和 Cl_2；溶解贵金属；必须现制并立即用完，否则将变成氯气使罐体过压。

图 16.18 为微波加热过程中王水的温度压力曲线。

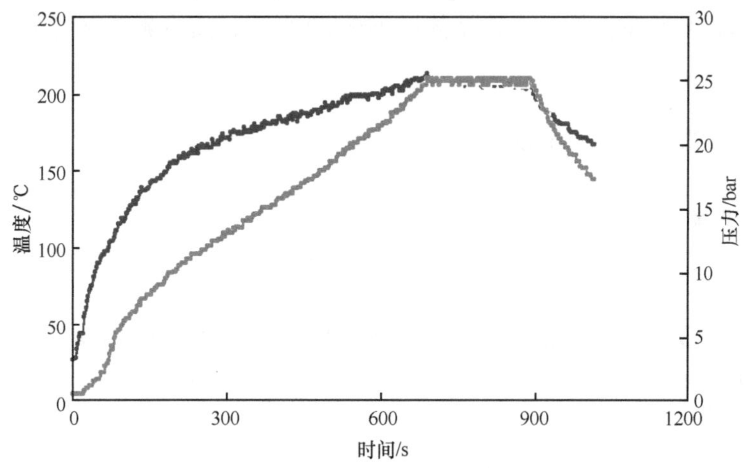

图 16.18　微波加热过程中王水的温度压力曲线。

4. 以铬超标药用胶囊事件为例，讲解微波消解制备供试品溶液

(1) 称样

采用了倾倒、洗耳球或氮吹仪吹去、棉签擦净三步去除胶囊内的药粉，按“对儿”称量胶囊壳。按照药典规定质量称取 0.5 g 样品。

(2) 消解方案

方案 1(中检院应急事件专家组推荐方案)：取样品 0.5 g，置聚四氟乙烯消解罐中，加硝酸 5 mL，100℃消解 30 min 使溶解，补加硝酸 2 mL，加水 1 mL，待冷却至室温，

加 0.5 mL 氢氟酸，进行第一次微波消解（参考程序为 10 min 升温至 120℃，保持 5 min，10 min 升温至 140℃，保持 15 min）。冷却放气（无需完全打开消解罐盖，只需扭松即可）。随后进行第二次消解（参考程序为 10 min 升温至 150℃，保持 5 min，10 min 升温至 185℃，保持 15 min）。冷却后，加热赶酸（温度：140～160℃）至 1～2mL，纯水定容至 50 mL，作为供试品溶液。

此方案适用于中压多位微波消解系统（消解管容积 50 mL 左右，40 位以上），采用两步消解法，保证了安全性和最高批处理能力，严格按照药典规定的 0.5 g 进行称样。但两步消解法的效率并不高，两次上机耗时加倍。

方案 2（温控型高压、超高压微波消解系统）：取样品 0.5 g，置聚四氟乙烯消解罐中，加硝酸 10 mL，0.5 mL 氢氟酸，5 min 由室温升至 120℃，维持 3 min；6 min 由 120℃升至 150℃，维持 2 min；6 min 由 150℃升至 180℃，维持 20 min。冷却后，加热赶酸（温度：140～160℃）至 1～2 mL，纯水定容至 50 mL，作为供试品溶液。

方案 3（温、压双控型高压、超高压微波消解系统）：取样品 0.5 g，置聚四氟乙烯消解罐中，加硝酸 10 mL，0.5 mL 氢氟酸，最大消解功率 1400 W，最高消解反应温度 240℃，最高压力变化率 0.3 bar① /s。

方案 2、3，适用于超高压微波消解系统（消解管容积 100 mL，8～10 位），采用一步消解法，严格按照药典规定的 0.5 g 称样。效率高，无需放气进行两步消解，安全系数高，但处理样品数量偏低，当检品数量小于 20 批时，其检测效率高于中压多位微波消解系统。

（三）原子吸收分析方法

1. 基本要求

（1）标准物质

1）标准储备液：应是符合有关规定（药典、标准、作业指导书等）的标准物质。

2）标准工作溶液：将储备液用稀释剂稀释至所需的浓度时应逐级稀释并保证酸度一致，以减少误差。

（2）测定的相对标准偏差（RSD）

1）火焰法≤3%。

2）石墨炉法≤5%。

(3)浓度

测试浓度应在线性范围内（各离子线性范围请查阅有关资料），每一浓度至少测定 3 次，计算平均值。

1）定量测定：Abs 一般在 0.3～0.5 为最佳。标准曲线至少 5 个点，相关系数应不小于 0.99。

①1bar=1×10^5Pa。

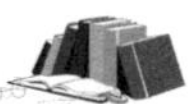

2)限量测定：标准曲线至少5个点，相关系数应不小于0.95。

(4)检验液

按标准要求的方法制备。

(5)测试

1)方法选择：火焰法、石墨炉法、氢化物、冷原子吸收(根据检验液中的含量和待测元素而定)。

2)测量程序：将待测离子浓度调至线性范围内；仪器调至最佳状态；按照原子吸收分光光度计仪器操作规程进行测量；记录仪器工作参数、标准曲线、测量表格。

(6)常用的原子吸收的定量方法

1)标准曲线法(校准曲线法)。

校正曲线法的成功应用的基本条件：标准系列与被分析样品的组成要精确匹配；标样浓度要准确标定；吸光度值要准确测量；校正曲线要正确制作和使用。

2)标准加入法

取若干份体积相同的试液(c_x)，依次按比例加入不同量的待测物的标准溶液(c_0)，定容后浓度依次为：

c_x ，c_x+c_0 ，c_x+2c_0 ，c_x+3c_0 ，c_x+4c_0 ……

分别测得吸光度为：A_x, A_1, A_2, A_3, A_4……

以 A 对浓度 C 做图得一直线(图16.19)，图中 c_x 点即待测溶液浓度。

标准加入法注意事项：吸光度的加和性；校正曲线必须是线性的；不能补偿宽带分子吸收，必须严格校正分子吸收；只能用于固定系统误差场合，不能用于相对系统误差场合。

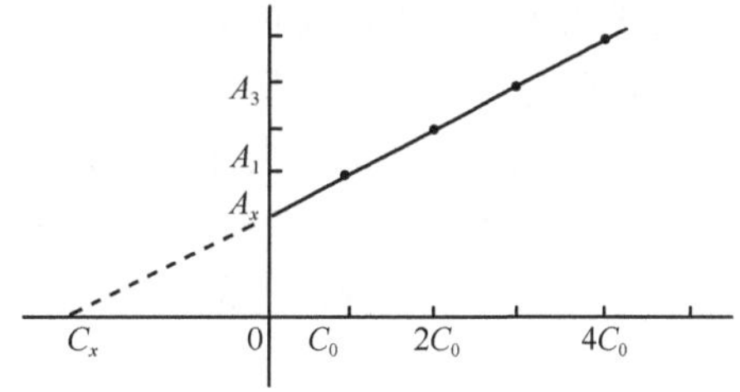

图16.19　标准加入法原理图

3)浓度直读法。

4)内标法。

2. 火焰原子化法

火焰原子化法具有分析速度快、精密度高、干扰少、操作简单等优点。火焰原子化法的火焰种类有很多，目前广泛使用的是乙炔-空气火焰，可以分析30多种元素，其次是乙炔-氧化亚氮(俗称笑气)火焰，可使测定元素增加到60多种。

测试样品浓度水平：μg/mL(ppm级)。

(1)操作流程

1)开机、启动工作站联机、装灯(若灯未安装)、开灯并预热30分钟。

2)编制或载入方法。

3)打开排风、开气(空气、乙炔)、点火。

4)分析。

5）分析结束喷吸去离子子水 5～10 分钟、熄火。

6）关气、关灯、脱机、关机。

（2）注意事项

1）设备稳定后，应使用纯化水冲洗液路系统，观察焰色，火焰应呈现稳定的青蓝色，说明液路系统洁净，燃烧头洁净。

2）测试应遵循待测元素由稀到浓的顺序，吸液管每次从样品或标准工作液中取出，应蘸去外表面液体，并置于专门用于冲洗管路的纯化水中冲洗，待吸光值降低至基线附近后，方能继续测下一个样品。

3）每次检测均应当天制备系列标准工作液绘制标准曲线，不得重复使用以往建立的标准曲线。

4）鉴于不同设备的稳定性差异，建议在测试过程中每 5 个样品加一个 QC 质控样，QC 样测试结果超出规定范围，应立即重新绘制标准曲线再继续进行测试。

3. 石墨炉原子化法

在石墨炉原子化系统中，火焰被置于氩气环境下的电加热石墨管所代替。氩气可防止石墨管在高温状态下迅速氧化，并在干燥、灰化阶段将基体组分及其他干扰物质从光路中除去。少量样品（1～70 μL，通常在 20 μL 左右）被加入热解涂层石墨管中。

石墨管上的热解涂层可有效防止石墨管的氧化，从而延长石墨管的使用寿命。同时，涂层也可防止样品侵入石墨管从而提高灵敏度和重复性。石墨管被电流加热的过程可编程控制，达到除去溶剂和大多数基体组分然后将样品原子化产生基态自由原子。分子的分解情况取决于原子化温度、加热速率及热石墨管管壁周围环境等因素。通过正确地选择分析条件、化学基体改进剂更易于控制石墨炉原子化过程（表 16.12）。

表 16.12　石墨炉原子吸收程序升温过程（以 Ni 元素为例）

程序	干燥	灰化	原子化	清除
温度	稍高于沸点	800℃左右	2500℃左右	高于原子化温度 200℃左右
目的	去除溶剂	除去易挥发基体、有机物	测量	清除残留物

石墨炉升温程序中干燥阶段的参数设置是否合理，对是否能够得到最佳分析信号及最好精度是至关重要的。在分析过程中，对不同特性的样品，可能需要通过试验观察不同干燥时间及温度下所得结果，来找到最佳参数。样品必须恒定地沉积在热解石墨管或石墨管平台上，得以充分干燥而又不损失或浸入石墨管的石墨层内，因此，作为方法研究的一个重要环节就是观察样品的干燥情况，以正确地设置干燥参数。

测试样品浓度水平：μg/L（ppb 级）。

（1）流程操作

1）开机、启动工作站联机、装灯（若灯未安装）、开灯并预热 15 分钟。

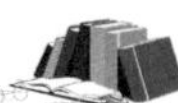

2)开冷却水、开氩气、打开石墨炉电源、安装石墨管、准直进样针、(将石墨炉放入光路并调节)。

3)编制或载入方法。

4)打开排风，清洗进样针，空烧石墨管 1~3 次。

5)分析。

6)分析结束、放置进样针、关冷却水、关氩气、关石墨炉电源、关主机。

(2)注意事项

1)设备稳定后，应采用单点测试法，分别观察试剂空白、样品空白、标准系列中高、中、低三个浓度点的吸光值，观察进样精密度，一般 RSD%应控制在 5%以下，状态良好的设备甚至可以达到 2%或更低。如进样精密度异常，应考虑调整进样针位置，对石墨管进行净化、冲洗液路等操作；若空白值异常，应考虑试验用容器的洁净程度，进样系统或原子化器有无污染等因素。如标准工作液测试吸光度极低，除考虑实际配制问题，还应考虑液路是否堵塞，进样针是否进行了准直校正的问题。做相应调整后，重复单点测试，观察结果。通常这一步骤未达测试要求，不可进行测试。

2)严格监控氩气工作压力值，及时更换气体，保证气体压力始终处于仪器正常使用的范围内。

3)记录石墨管平均使用次数，尽量避免在试验当中发生石墨管烧坏的情况，以省去重新做标准曲线才能继续进行测试的麻烦。

4)遇到高含量元素污染，尤其是高温元素(如钡元素)应第一时间立即停止试验，如吸光值高于 2.0 可考虑立即更换污染最为严重的石墨管，并反复清洗进样系统，更换进样头。上述应急操作之后，可吸取试剂空白(一般为 1%～2%的稀硝酸)或纯化水用单点法测试，观察吸光度，判断污染程度，再做进一步处理。某些高温元素一旦污染，反复进行石墨管的净化会导致整个原子化器的全面污染，造成难以修复的局面。

5)严禁在自动进样器机械臂工作中触碰，通常应在机械臂静止状态下，仅作上下移动，以拆卸进样头，观察液路是否通畅等情况。否则一旦造成机械臂物理损伤，会严重影响进样精密度。

4. 氢化物发生法

氢化物发生法目前国内较少使用，被灵敏度更高、稳定性更好的原子荧光光谱仪(AFS)所取代。

5. 以某次实验室比对讲解原子吸收分光光度法的应用

(1)具体技术要求

1)试剂：标准物质应为符合规定的标准物质；稀释用水应符合 GB/T 6682-1992 分析实验室用水；优级纯或以上级别的硝酸。

2)仪器设备：原子吸收光谱仪(石墨炉、火焰)；移液管、容量瓶。

3)检验液制备：精密移取模拟溶液，分别配制进行 250 倍(镉)和 500 倍(铜)稀释的检验液进行测定，在一支模拟溶液样品中取样，平行制备两份检验液，报告检验液的测试结果，检验液具体稀释步骤按表 16.13 进行。

表 16.13 检验液稀释步骤

离子	稀释步骤	稀释方法	稀释剂
铜、镉、铬	步骤 1	取模拟溶液 1mL 稀释至 25 mL	1%硝酸水溶液
铜、铬	步骤 2	步骤 1 所得溶液 5 mL 稀释至 100 mL	1%硝酸水溶液
镉	步骤 3	步骤 1 所得溶液 10 mL 稀释至 100 mL	1%硝酸水溶液

(2) 难度分析

模拟溶液中 Cr、Cd、Cu 三元素的含量不同，其考察能力的层次也不同，难度分级见表 16.14。

表 16.14 模拟溶液中 Cr、Cd、Cu 三元素含量水平与考察难度的关系

离子	Cr	Cd	Cu
测试浓度/(mg/L)	0.0	0.4	0.2
难度	无难度。 保证大部分实验室能得出未检出的结论	难度较低。 可直接采用火焰分光光度法进行测试	难度较高。 可选用火焰分光光度法或石墨炉法进行测试，但该浓度直接采用火焰法测定，浓度偏低；而直接使用石墨炉法主灵敏线测试，浓度又偏高很多，测准需要具备一定的专业素养

(3) 实验室比对结果

表 16.15 实验室比对结果

结果判定	Cr	Cd	Cu
满意	100.00%	74.19%	77.42%
不满意	0.00%	3.23%	9.68%
可疑	0.00%	22.58%	12.90%

根据各实验室结果计算得到的 Z 比分数*，进行结果判定。

1) Cr 检测项满意率达到 100%，Cu 检测项满意率 77.42%，Cd 检测项满意率 74.19%，满意率随难度提高有所下降，不满意率随难度提高依次上升。

2) 可疑项有效反应了试验者实验能力的差异，难度居中的 Cd 检测项可疑率 22.58%，难度较高 Cu 检测项由于较高的不满意率，可疑率 12.90%，较 Cd 检测项相对降低。

3) Cu、Cd 两项比较接近的满意率也反映出大部分参试实验室的能力符合要求。

提示：检测工作中应根据不同的元素浓度水平，合理地选择方法。

*Z 比分数为普遍使用的能力验证的一种统计方法，其能较好地评价实验室的检测结果是否离群。

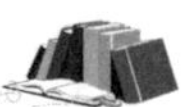

(四)仪器设备关键控制点及其对检测的影响

1. 元素灯

元素灯的质量好坏，对原子吸收检测的影响较大，应学会挑选做工精良，状态良好的元素灯，保证日常检测工作的顺利进行。

主要考察因素有以下方面。

(1)外观

1)透光窗要求表面干净整洁，没有气泡、杂质、划痕的为好，否则会影响透光率。

2)阳极要求外表光洁，形状规整，和灯脚连接柱焊接牢固。

3)阴极和透光窗要求同轴度尽可能的高。

4)空心阴极灯上的云母片，表面光洁，大小形状刚好能填满整个玻璃管，并且安装牢固，不会轻易的松动。

5)灯插脚一定要加工制作规整，一般外表光洁，各个灯脚之间大小和间距都要符合标准，不然装拆灯的时候就特别不方便。

(2)性能指标测试

1)发光颜色：对于充氖气的元素灯发出来的光是橙红色的，如果存在杂质时会出现粉红色甚至白色。对于充氩气的元素灯发出来的光是蓝紫色的，如果存在杂质时原色会变淡。

2)看负高压：在仪器条件一致的情况下，如灯电流、狭缝宽度等条件一致的情况下，让仪器进行波长寻峰后看对应灯下得到负高压(增益值)的大小。在仪器条件一定的情况下灯发光强弱和仪器的负高压成反比。通常负高压应小于500。

3)观察特征谱线附近的背景：灯的阴极材料的纯度决定特征谱线附近干扰的程度，即灯的背景的大小。特征谱线附近的背景越小越好。

4)观察灯基线平直度：不同的元素不同的灯预热时间都不同，但一盏好的灯应该短时间之内就能达到稳定状态。当空心阴极灯性能指标下降后，应及时更换。

2. 石墨管、石墨锥及进样系统

(1)石墨管

石墨管的质量将直接影响石墨炉分析的灵敏度与稳定性，目前石墨管有许多种，但主要有普通石墨管、热解涂层石墨管及L'vov平台石墨管。

普通石墨管比较适合于原子化温度低，易形成挥发性氧化物的元素测定，比如Li、Na、K、Rb、Cs、Ag、Au、Be、Mg、Zn、Cd、Hg、Al、Ga、In、Tl、Si、Ge、Sn、Pb、As、Sb、Bi、Se、Te等，普通石墨管的灵敏度较好，特别是Ge、Si、Sn、Al、Ga这些元素，在普通石墨管较强的还原气氛中，不易生成挥发性氧化物，因此灵敏度比热解涂层石墨管高，但要注意稳定碳化物的形成。

对Cu、Ca、Sr、Ba、Ti、V、Cr、Mo、Mn、Co、Ni、Pt、Rh、Pd、Ir、Pt等元素，热解涂层管灵敏度较普通石墨管高，但也需加入基体改进剂，在热解涂层石墨管中创造强还原气氛，以降低基体的干扰。

对B、Zr、Os、U、Sc、Y、La、Ce、Pr、Nd、Sm、Eu、Gd、Tb、Dy、Ho、Tm、Yb、Lu等元素，使用热解涂层石墨管可提高灵敏度10～26倍，而用普通石墨管这些元素易生成稳定的碳化物，记忆效应大。

L'vov平台石墨管是在普通或热解涂层石墨管中衬入一块热解石墨小平台。一方面平台可以防止试液在干燥时渗入石墨管，更重要的是，它并非像石墨管壁是靠热传导加热的，而是靠石墨管的热辐射加热，这样扩展了原子化等温区，提高了分析灵敏度和稳定性。

应了解各类石墨管的优势，根据测试元素的种类灵活选择，以达到最佳的测试效果。

此外，还应了解：石墨管的品质除与其材质和构造有关，其加工精度是被忽略的一项重要技术指标，进口石墨管价格往往是国产石墨管的几十倍，其对石墨管的加工精度要求极其严格，淘汰率较高是重要原因之一。加工尺寸精准的石墨管，与石墨锥接触良好，又不会由于尺寸略长导致对石墨锥的破坏性积压，能够大大提高石墨锥的使用寿命。

(2) *石墨锥和进样系统*

石墨锥比石墨管使用寿命长，其完整性、洁净程度对测试结果具有一定影响，更换相对比较耗时，操作复杂，应尽量保持其清洁，无变形，延长其有效使用期。这就要求尽量使用加工精度比较好的原装石墨管或品质较好的第三方石墨管。

石墨炉原子吸收进样系统中的微量注射针、管路、进样头等与检验液直接接触的部件，其清洁和通畅是决定日常检测工作顺利进行的关键环节。液路不畅，会导致加样精密度降低；液路堵塞，往往是做标准曲线或样品时观察不到吸收值的罪魁祸首。

因此，每次检测工作结束后，应对液路进行数次冲洗，不同厂家的仪器均具备相应功能。特别是做一些基质复杂、无机盐类、有机物含量较高(如食品、血液、动物脏器等)、高元素背景中残留元素检测(如合金)，或按照某些特定标准制备的样品(如明确规定不赶酸，直接进样)后，更应及时彻底冲洗液路、进样针，以避免进样系统因清洁不够，放置一段时间后导致液路堵塞、背景元素污染、微量进样器腐蚀，甚至进样器驱动马达的腐蚀等严重影响检测和设备寿命的情况。

3. 冷却循环水机

冷却循环水的洁净程度，对石墨炉原子吸收的正常运行影响很大，应使用蒸馏水灌注水箱，并定期排空，更换新水。避免长菌污染管路，产生大量可能堵塞石墨炉冷却循环液路的情况。如仪器经常报“冷却循环水流量不足”的错误，应检查循环水管终端过滤网是否堵塞，及时清洗和更换冷却循环水。

4. 试验用气体

无论火焰原子吸收用燃气，或是石墨炉原子吸收用高纯氩气，均不可将气体用尽才去更换，因气瓶底部往往沉积了一部分杂质，会污染设备，影响检测结果。通常主阀压力降至2 MP以下时可考虑更换气体，以保证试验的延续性和设备的洁净。

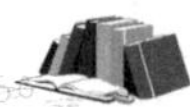

三、原子吸收日常使用的故障分析及其排除

(一)污染的产生和净化

1. 石墨炉原子吸收分光光度计的污染和净化处理

石墨炉原子吸收分光光度计的污染和净化处理问题，较为复杂，影响因素很多，排除难度较大。以 Ba 元素污染的排除过程，全方位剖析产生污染的原因，排除故障的思路，以及最终的解决方法。

(1)发生 Ba 元素污染的起因

某品牌导管中添加了高含量的 Ba 元素(制备检验液中 Ba 元素浓度约为 20 μg/mL)作为造影剂，附着在管壁上，但未在产品标准内注明，依旧按照“检验液钡、铬、铜、铅、锡的总含量应不超过 1 μg/mL”的技术要求进行规定，导致采用石墨炉原子吸收法测定 Ba 元素含量时，严重污染。Ba 元素的浓度水平为当时石墨炉原子吸收标准曲线最高浓度点 20 ng/mL 的 1000 倍。污染后 Ba 元素吸取空气或纯化水吸光度均在 3.0 以上，重复测试 200 次结果无明显变化，仪器测试 Ba 元素能力完全丧失(图 16.20)。

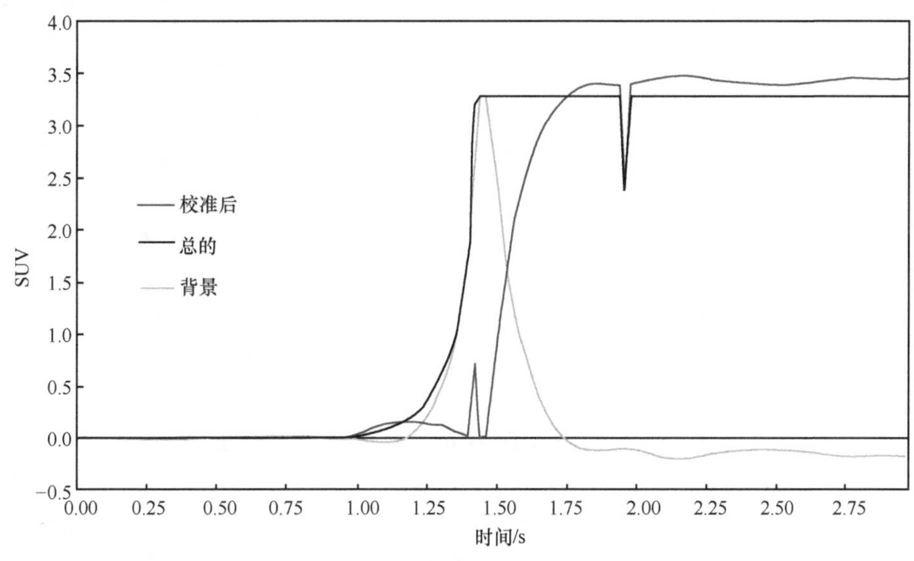

图 16.20　Ba 元素污染空白信号

(2)发现污染后的处理

停止试验，采用石墨管净化程序，反复净化，冲洗液路。吸取试剂空白，进行“单溶液”测试，n=30。处理后故障无明显改善，打电话报修。

(3) 分析和排除故障的整个过程

石墨炉原子吸收部分的污染，通常经过上述处理过程，问题一般均可以得到改善或解决。但对于 Ba 元素这种高温元素，处理过程应格外注意，以下分析和排除故障的整个过程以表格的形式展现出来。

原因分析	解决方法	实施效果
Ba 元素污染后吸收值居高不下的原因，主要是与原子化加热部件被高浓度 Ba 元素污染后难以去除有关。	打开石墨炉炉体，用无水乙醇彻底清洗，更换石墨管。	反复进行清洗，更换数根新石墨管反复吸取空气和空白纯化水进样 200 针以上，吸光值维持在 3.0 左右基本不变。
经查询文献，高浓度的 Ba 元素有可能与石墨管、石墨锥及其他原子化器部件中的 C 元素形成极难除去的 Ba_2C，每次试验仅能去除极小一部分 Ba 元素，故此吸收值居高不下。	更换石墨锥，分析因高浓度的 Ba 元素反复烧灼，除石墨管外，与之接触的石墨锥亦严重污染，故更换之。	无效
	更换炉体，石墨锥更换后，故障完全没有任何改善，故考虑除石墨管、石墨锥外，应考虑更换整个炉体。	无效
进样系统是否被污染	彻底清洗液路系统，更换进样头，拆卸微量进样器彻底清洗。	无效
光路系统及元素灯是否正常？ 理论分析：如光路系统存在问题，应考察其他元素的检测情况。	观察其他元素检测情况，进行光路校正。	除 Ba 元素外，其他元素检测工作正常进行，未见任何异常。故排除了光路系统存在整体故障的假设。
	Ba 元素灯的考察：将本机 Ba 元素灯放在未污染同型号仪器上测定 Ba 元素。	测试过程正常，灯负高压值符合使用要求，灯的因素排除。
主板测温不准，Ba 元素原子化温度为 2750℃，接近红外测温上限，如测不准，温控就不准。	更换主板。	温控不准可能产生石墨管加热温度超过 2900℃，形成 Ba、C 元素漫反射，阻挡光路，形成高吸收，更换后依旧无效。
测温石英窗及测温红外探头	擦洗石英窗及测温探头。	Ba 吸光度明显降低。
通过清洗石英窗及测温探头，Ba 元素吸光度明显降低，得到两个基本判断：①有可能上述两部件是污染未清除的最后两个死角；②接近 3000℃附近，仪器测温的准确程度变差，对高温元素的测试有一定影响。	适当降低 Ba 元素原子化温度，由 2750℃降低至 2650~2600℃。	在降低原子化温度后，反复测试 100 次空白纯化水后，吸光值逐步降低，最后基本恢复了 Ba 元素的测定能力。但背景较高，为 0.1～0.15，灵敏度已经无法回到以前的水平，标准曲线最高点约 100 ng/mL。

(4) 小结

上述故障历时 1 年半，部件更换费用约花费 4 万元，5 名资深工程师数十次来访，排查、思考、讨论，方得以排除。通过上述实例，应当谨记：仪器设备使用时，试验人员应该做到经常观察仪器运行情况，一旦出现问题及时停机，进行有效处理，使损失降低到最小程度。原子吸收法测定样品时，多多参考“原子吸收用于元素分析的基本流程图”，大有裨益。

2. 火焰原子吸收雾化器的清洁

进口品牌火焰原子吸收雾化器结构精巧，加工紧凑不易拆解，一旦污染堵塞，清洗不便，经常堵塞，反复清洗会大大降低其使用寿命。

清洁方法：将雾化器拆下，浸泡在纯化水或稀酸(时间不可过长，5 min 左右)中，用超声波清洗器略微清洗 1～2 min，安装上机，吸取纯化水，看堵塞问题是否解决。

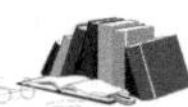

清洁无效，可更换国产品牌雾化器，物美价廉，不易堵塞，但主要由玻璃制造，极易损坏，使用时应注意轻拿轻放。

防患于未然：雾化器的堵塞，通常是因样品中含有较高含量的无机盐、有机物，实验过程中上述物质逐渐堆积在管路中，造成堵塞。还可能与检验液制备质量有关，消解不完全，样品碎片多，容易形成堵塞。故此，一定要注重测试中必要的稀释，过滤，测试后及时清洗液路，更重要的是提高样品制备技术水平，才能更好地避免雾化器堵塞。

(二) 日常维护检测和常见故障的排除

1. 日常维护

1) 冷却循环水要定期更换，石墨管、石墨椎要定期检查更换并用无水乙醇清洁石墨炉炉体，火焰原子吸收雾化器试验后要及时冲洗，燃烧狭缝左右两侧堆积的盐类及时用刮片清除。

2) 石墨炉自动进样器进样精密度调教。

进样针一定要保证竖直插入石墨管中间进样孔后，不与进样孔接触，同时进样量10μL 时进样针末端与石墨管底部距离应为石墨管直径的 1/4，进样量 20μL 时进样针末端与石墨管底部距离应为石墨管直径的 1/3。

应保持液路畅通无污染，养成试验后经常清洗的好习惯。

进样头如挂液滴，可泡酸或进行超声清洗。

每次更换石墨管后均应对进样系统进行微调。

做到上述注意事项，可以基本保证自动进样器进样精密度处于良好状态。

2. 其他常见故障排除

1) 空心阴极灯点不亮。

可能是灯电源已坏或未接通、灯头接线断路或灯头与灯座接触不良。可分别检查灯电源、连线及相关接插件。

2) 空心阴极灯内有跳火放电现象。

这是灯阴极表面有氧化物或杂质的原因。可加大灯电流到十几毫安，直到火花放电现象停止。若无效，需换新灯。

3) 输出能量过低。

可能是由于阴极灯老化、外光路不正、透镜或单色器被严重污染、放大器系统增益下降、灵敏线波长参数输入错误等。若是在短波或者部分波长范围内输出能量较低，则应检查灯源及光路系统的故障。若输出能量在全波长范围内降低，应重点检查光电倍增管是否老化，放大电路有无故障。偶尔会出现切换方法时，元素对应灵敏线参数错误，可参考元素灯的标示值输入正确数值。

4) 灵敏度低。可能的原因及相应措施如下。

阴极灯工作电流大，造成谱线变宽，产生自吸收。应在光源发射强度满足要求的情况下，尽可能采用低的工作电流。

雾化效率低。若是管路堵塞的原因，可将助燃气的流量开大，用手堵住喷嘴，使其畅通后放开。若是撞击球与喷嘴的相对位置没有调整好，则应调整到雾呈烟状液粒很小时为最佳。

燃气与助燃气之比选择不当。

燃烧器与外光路不平行。应使光轴通过火焰中心，缝与光轴保持平行。

石墨炉加热程序设置不当，应进行条件优化试验。

石墨管选择不当，根据不同的测试元素选择正确类型的石墨管。

分析谱线没找准。可选择较灵敏的共振线作为分析谱线。

样品及标准溶液被污染或存放时间过长。立即将容器冲洗干净，重新制备。

5）仪器稳定性差。可能的原因及相应措施如下。

仪器受潮或预热时间不够。可用热风机除潮或按规定时间预热后再操作使用。

燃气或助燃气压力不稳定。若不是气源不足或管路泄漏的原因，可在气源管道上加一阀门控制开关，调稳流量。

废液流动不畅。停机检查，疏通或更换废液管。

火焰高度选择不当，造成基态原子数变化异常，致使吸收不稳定。

光电倍增管负高压过大。虽然增大负高压可以提高灵敏度，但会出现噪声大，测量稳定性差的问题。只有适当降低负高压，才能改善测量的稳定性。

石墨炉原子吸收进样系统调教不到位。

6）背景校正噪声大。可能的原因及相应措施如下。

光路未调到最佳位置。重新调整氘灯与空心阴极灯的位置，使两者光斑重合。

高压调得太大。适当降低氘灯能量，在分析灵敏度允许的情况下，增加狭缝宽度。

原子化温度太高。可选用适宜的原子化条件。

7）校准曲线线性差。可能的原因及相应措施如下。

光源灯老化或使用高的灯电流，引起分析谱线的衰弱或扩宽。应及时更换光源灯或调低灯电流。

狭缝过宽，使通过的分析谱线超过一条。可减小狭缝。

测定样品的浓度太大。由于高浓度溶液在原子化器中生成的基态原子不成比例，使校准曲线产生弯曲。因此，需缩小测量浓度的范围或用灵敏度较低的分析谱线。或采用其他类型曲线校正模式。

8）检出限偏高。可能的原因及相应措施如下。

标尺扩展不够。应扩大至合适值。

积分时间太短。可加长至适当值。

分析灵敏度偏低。按前面故障现象的处理方法逐一分析解决。

毛细管堵塞或老化腐蚀。应清理或更换毛细管。

气路不稳定。查看气路系统中有无漏气、积水等问题；检查气源是否稳定。

发生这种现象是因气流速度小于燃烧速度。回火时极易引起火灾和爆炸。因此，在突然停电或助燃气压缩机出现故障，以及发现废液排出管水封不好或雾化室中的安全塞松动漏气时，或者气路长时间不更换出现老化时，应立即关闭燃气气路，确保人身和财产的安全。然后将仪器各控制开关恢复到开启前的状态后方可检查产生回火的原因。

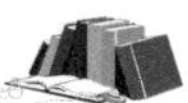

9)石墨炉加热过程中各类报错。可能的原因及相应措施如下。

石墨管老化与石墨锥接触不良，应及时更换新石墨管。

氩气压力低于或高于仪器规定范围，应调整压力至正常范围。

冷却循环水流量不足，应清洁管路，更换冷却循环水。

自动进样器马达位置错误，应检查自动进样器有无腐蚀，影响其正常位移。

石墨炉不启动或加热过程中断，应检查相关电容、主板零件是否损坏，此类故障报错，建议直接联系仪器维修工程师。

四、期间核查及自检

(一)原子吸收光谱技术相关标准及参考资料

1)GB/T 9723—2007《化学试剂：火焰原子吸收光谱法通则》。

2)GB/T 7728—198《冶金产品化学分析 火焰原子吸收光谱法通则》。

3)JJG 694—2009《原子吸收分光光度计检定规程》。

4)AAS相关教材与书籍。

5)相关仪器说明书。

6)相关仪器维护手册。

7)JJG 1059—1999《测量不确定度评定与表示》。

8)CNAS—GL06：2006《化学分析中不确定度评估指南》。

9)CSM 01010100—2006《分析测试测量结果不确定度评定导则》。

10)CSM 01010103—2006《原子吸收光谱法测量结果不确定度评定规范》。

(二)期间核查及日常自检

1. 期间核查

(1)主要参考资料

JJG 694—2009 原子吸收分光光度计检定规程。

(2)检查项目及必备条件

1)检查项目：按 JJG 694—2009 中表3的规定，一般选择检出限、测量重复性、线性误差3项作为期间核查的基本项目，严格按照检定规程的规定进行操作，计算技术指标是否达到要求，并书写自检报告，存档。

2)必备条件：Cu、Cd空心阴极灯，Cu、Cd国家标准物质。

2. 日常自检

结合日常检测工作，在样品检测间隙插入由国家一、二级元素标准物质配制的质控样品，进行量值核查，观察仪器使用状态。

五、元素分析常见问题讨论

1. 元素分析前处理的常见问题

(1)赶酸

赶酸的目的是降低酸度，使检验液的酸度与标准溶液浓度接近，设定特定的赶酸温度，可赶走不同沸点的酸，具体参数可详查，根据实际需要调整；赶酸后可有效降低仪器进样系统(如氢氟酸对含硅材料的腐蚀)、耗材(如石墨管)的损耗。

对挥发性元素(砷、硒、碲、汞等)为了避免由于赶酸造成的元素损失，可采用低温赶酸或不赶酸(某些元素测试设备灵敏度非常高，可采取稀释检验液后直接上机检测的方式，如采用原子荧光测汞、砷)；一般工程师建议样品酸度控制在5%以内；对于某些应急状态下应明确标准方法中是否赶酸的相关规定，严格按照相关标准执行。

对于如何控制赶酸至1～2 mL的思考，应注意以下几点。

首先，不同样品由于材质、称量质量的差异，加同体积酸后消解消耗的酸量不同，赶酸的时间也不同，如再考虑不同材质样品所加消解试剂的差异，其赶酸所需时间就更加难以同步控制。

其次，采用微波消解时，多数情况下消解管置于赶酸设备加热后内壁膨胀，会导致管壁紧贴加热槽，难于及时取出观察赶酸程度；同时不透明的聚四氟乙烯消解管，观察赶酸程度也并不方便。

最后，目前市场上已经出现了“加酸—消解—赶酸—定容—摇匀”全自动消解设备，或可作为微波消解法及其后续赶酸操作的一个补充。

因此，基于上述三点，赶酸时应注意不同样品赶酸程度的差异，在条件允许的情况下摆放消解管不宜过密，这样可给操作者充足的空间将加热膨胀的消解管缓慢取出观察；另外，为了增加安全性，可在取管观察时盖盖，避免由于用力过猛消解管突然拔出的检验液损失和人员烧伤；最后全自动消解设备消解能力较超高压密闭微波消解系统有所不及，作为控制赶酸程度的设备可酌情使用。

(2)极低含量元素的测定

目前可以采用的手段主要有，浓缩法、分散液液微萃法、浊点萃取法等，但均需根据实际情况摸索实验条件，验证不同样品的实际操作性。对于水样的检测，可参考DZT 0064.2-1993 地下水质检验方法 水样的采集和保存。

2. 样品研磨粉碎

目前市场上有种类繁多的样品粉碎研磨设备，如粉碎机、研磨仪、球磨仪、超音速气流喷射研磨仪、组织冷冻研磨仪等，不同设备其针对的样品及其粉碎研磨的程度和技术要求大相径庭，有的是将大块样品破坏成小块，有的是针对特定样品，如纺织行业的尼龙布料。另外，还应考察研磨部件可能引入的元素污染问题，每次研磨制样后如何避免对下一次不同样品造成元素污染的问题，等等。因此，提出以下原则，仅供参考。

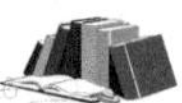

1）原则上不需要研磨粉碎的样品，尽可能避免二次处理，减少元素污染。

2）如需动用研磨设备，应尽可能处理同批号的样品，不同样品处理间，应插入严格的经过验证的清洗研磨设备的操作，以确保避免交叉元素污染。

3）关于研磨设备刀头可能引入的元素污染，应采用手工研磨（如采用清洁后的玛瑙研钵进行研磨）和设备研磨后样品进行待测元素含量测定的结果比对，样本数量应符合统计学计算要求，对两种方法获得的样品中元素含量进行正确的统计学检查。根据比对结果考虑是否采用该研磨设备进行样品前处理。有时，不开样品包装，隔包装挤压破碎样品往往比上研磨设备造成污染的风险小得多。

原子吸收分光光度计在学好理论知识的前提下，注重设备的日常维护、保养，及时掌握运行情况，多多积累使用经验，养成良好的设备使用习惯，保持科学严谨的工作态度，才是用好设备的关键所在，编者水平有限，欢迎各位读者、同行批评指正。

（中国食品药品检定研究院　王　健）

思　考　题

1. 未知样品，已知元素种类，浓度水平未知，如何测定待检元素？
2. 通过学习，你认为养成哪些使用习惯有助于降低仪器使用的故障率？

参　考　文　献

1. 陈连元 ，李中建. 2007. 原子吸收光谱仪如何正确选择使用空心阴极灯工作电流. 分析实验室，26：366-367.
2. 邓勃. 2006. 应用原子吸收与原子荧光光谱分析.北京：化学工业出版社.
3. 国家药典委员会. 2010. 中华人民共和国药典.
4. GB/T 15337—2008. 原子吸收光谱分析法通则.
5. GB/T 9723—2007. 化学试剂 火焰原子吸收光谱法通则.
6. Kingston H M，Jassie L B. 1992. 分析化学中的微波制样技术——原理及应用. 郭振库，卜玉兰，刘正阳等，译. 北京：气象出版社.
7. Peter R，Shaun B. 标准物质及其在分析化学中的应用. 李红梅，刘菲等，译.北京：中国计量出版社.

模块十七　药品常规检验基本操作及注意事项（一）

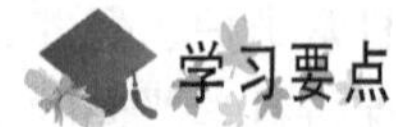

学习要点

重温药品检验的基本操作，增强规范操作意识，注重基本操作的每个环节，提高药品检验工作的质量，确保药品检验准确无误。

规范药品检验的基本操作，是确保药品检验结果准确和公正的重要环节之一。《中国药品检验标准操作规范》2010 年版（以下简称“药品检验 SOP”）是指导、规范药品检验操作的依据，日常检验工作中应严格按照“药品检验 SOP”进行实验，并注重基本操作的每个细节。本章节是在“药品检验 SOP”的基础上，对日常操作中的一些操作细节加以说明和提示，故“药品检验 SOP”中提到的在此就不再重复了，着重介绍基本操作中的关注点。药品检验中基本操作步骤主要归纳为：准备实验器具，称量，实验溶液的配制，供试品溶液的制备，样品的测定几大环节。

一、试验器具的规范使用

药品检验中最常用到的试验器具是烧杯、试管、三角瓶、滴管、离心管、蒸发皿、坩埚、称量瓶、量筒、分液漏斗、移液管、容量瓶、滴定管等，下面介绍试验中几个关键器具的使用注意点。

（一）移液管、内容量移液管和吸量管

移液管即胖肚吸管。常用的移液管有 1 mL、2 mL、5 mL、10 mL、15 mL、25 mL 和 50 mL 等规格，是定量试验中必备量器。

吸量管为刻度吸管，是具有分刻度的玻璃管。常用的吸管有 1 mL、2 mL、5 mL 和 10 mL 等规格。

内容量移液管是指移液管里所有的液体的体积跟刻度一致。通常的移液管刻度所标记的是“流出来”的液体的体积，这种移液管通常适合于黏度不大的溶液。而对于黏度大的液体，由于管内壁残留很多，所以一般是管上标记的刻度是管内的全部体积。一般在吸液后要用溶剂冲洗移液管内壁，所以内容量移液管的刻度所标示的体积要比常用的“外容量”式的略小。

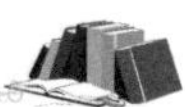

用移液管或吸量管移取溶液前，用滤纸将尖端内外的水吸去，然后用欲移取的溶液涮洗 2～3 次，以确保所移取溶液浓度不变。移取溶液时，下部尖端插入溶液 1～2 cm 吸取溶液，当吸取的溶液液面升高到刻度以上时，提出移液管，以干净的滤纸片擦去移液管末端外部的溶液，缓慢放下溶液至移液管刻度，然后将移液管插入承接溶液的器皿中，管的末端仍靠在容器内壁上。此时移液管应垂直，承接的器皿倾斜，让管内溶液自然地全部沿器壁流下，等待 10～15 秒后，拿出移液管。

(二)容量瓶

1)容量瓶和塞子要配套使用，除标准磨口或塑料塞外不能调换。

2)容量瓶使用前应先检查是否漏水。加水至标线附近，盖好瓶盖，手托瓶底，将其倒立，观察瓶塞周围是否有水渗出(可用滤纸测试)，如果不漏，再把塞子旋转 180 度，塞紧、倒置，如仍不漏水，则可使用。

3)定容时手应拿在瓶颈刻度以上。

4)容量瓶是量器而不是容器，不宜长期存放溶液。

(三)滴定管

滴定管是滴定时准确测量标准溶液体积的量器，它是具有精密刻度、内径均匀的细长玻璃管，常量分析的滴定管容积有 50 mL 和 25 mL，最小刻度为 0.1 mL，读数可估计到 0.01 mL。另外还有容积为 10 mL 的半微量滴定管，最小刻度为 0.05 mL。滴定管一般分两种，一种是酸式滴定管，另一种是碱式滴定管。

1. 旋塞涂凡士林

将酸式滴定管平放于台面上，取出活塞。用滤纸将活塞及活塞槽内的水擦干。用手指蘸少许凡士林在活塞的两头涂上薄薄的一层。在离活塞孔的两旁少涂一些，以免凡士林堵住活塞孔；或者分别在活塞粗的一端和塞槽细的一端内壁涂一薄层凡士林。涂好凡士林的活塞插入活塞槽内，并向同一方向转动活塞，直到活塞中油膜均匀透明。应注意，在涂油过程中，塞槽一定是干的。涂好凡士林后，用乳胶圈套在活塞的末端，以防活塞脱落破损。

2. 滴定管的试漏

涂好油的滴定管要试漏。先将活塞关闭，在滴定管内充满水，然后将滴定管垂直夹在滴定管架上，放置 1～2 min，观察管口及活塞两端是否有水渗出；将活塞转动 180°，再放置 2 min，观察是否有水渗出。若前后两次均无水渗出，活塞转动也灵活，即可洗净使用。

碱式滴定管应选择合适的玻璃球和乳胶管(长约 6 cm)，并检查滴定管是否漏水，液滴是否能够灵活控制。如不合要求，则需重新装配。

二、称　　量

药品检验 SOP 中，非常细致地对分析天平使用和称量操作方法进行了叙述(516～520 页)，全面地规范了每步操作，在此强调一些关注点。

(一)量程

正确使用不同量程的天平，即可确保称量数据的准确性，同时降低对精密天平的损伤，延长精密天平的使用寿命。

万分之一天平：常用于称量试剂(配制溶液)、炽灼残渣(坩埚)、干燥失重(称量瓶)、装量差异等。

十万分之一天平：常用于精密称量 100～10 mg 物质。

百万分之一天平：常用于精密称量少于 10 mg 物质。

(二)精确度

《中国药典》2010 年版二部中规定，试验中供试品与试药等“称重”的量，其精确度可根据数值的有效数位来确定：如称取“0.1 g”，系指称取质量可为 0.06～0.14 g；称取“2 g”，系指称取质量可为 1.5～2.5 g；称取“2.0 g”，系指称取质量可为 1.95～2.05 g；称取“2.00 g”，系指称取质量可为 1.995～2.005 g。“精密称定”系指称取质量应准确至所取质量的千分之一。“称定”系指称取质量应准确至所取质量的百分之一。

(三)称量方式

称量方式的规范是样品称量准确的保障。对需“精密称量”的试验尤为重要，称量的过程中应注意以下几点。

1)称量样品时，不能用手直接碰触器具，可采用镊子、纸条或带手套等方式进行称量。

2)精密称量样品时常使用称量舟、称量瓶、小烧杯、容量瓶。

a. 当样品直接称置容量瓶中时，不能因担心样品与空气接触，有可能造成天平称量数据不稳定而盖上塞子，定容前是不能盖盖的。

b. 若称量引湿性较强和挥发性较大的样品，最好称在小称量瓶中，溶解后转移至容量瓶中。因为称量瓶的口径比较大，方便样品不接触到瓶口，必要时还可以盖盖，避免天平读数不稳。

c. 称量普通固体试剂时，应称在干净的烧杯或三角瓶里，避免到处遗撒。

三、实验溶液的配制

实验中不仅反应的灵敏度和特效性会影响分析结果的正确性，实验溶液配制的正确

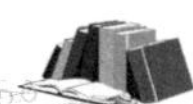

与否是药品检验结果正确的关键环节之一。

(一)称量(量取)试剂时的注意事项

1)常规实验中试药一般采用分析纯，有时使用色谱纯。

a. 试药应符合《中国药典》2010年版附录XVA的要求，使用时应研成粉末或配成试液。

b. 试液除另有规定外，均应符合《中国药典》2010年版附录XVB试液项下的方法进行配制和储藏，要求新配制的，必须临用新制。

2)固体试药取用前，应看清标签。取用试药时，瓶塞应倒放在实验台上，绝不可将它横置桌上，瓶塞底部与桌面接触是错误的。取用完毕后立即把瓶塞盖严，若需取用不同的试药，绝不许将盖子“张冠李戴”。实验中取用的试药量应从少增多，多余的试药不能随意倒回试剂瓶，避免污染。

3)液体试药取用前，用倾注法，注意将试剂瓶上贴有标签的一面握在手心中，逐渐倾斜瓶子，让试剂沿着容器壁注入，必要时可借助玻璃棒注入，悬空而倒是错误的。

4)从原装液体试药瓶中取用试剂时，为了防止试剂被玷污，不能用滴管吸取试剂瓶中的试剂，应倒出试剂瓶后取用。使用后的滴管应避免液体流入胶头玷污试剂，故避免倒置。

5)《中国药典》中规定，“精密量取”系指量取体积的准确度应符合国家标准中对该体积移液管的精密度要求；“量取”系指可用量筒或按照量取体积的有效位选用量具。取用量为“约”若干时，系指取用量不得超过规定量的±10%。

(二)配制溶液时注意事项

1)配制溶液时，应做好相应的原始记录，以便核对。

2)《中国药典》明确规定，试验用水，除另有规定外，均系指纯化水，酸碱度检查用水，均系指新沸并放冷至室温的水。

四、供试品溶液制备基本操作

供试品溶液的制备是保证药品检验结果准确的重中之重。供试品的制备过程，可称为样品的前处理，常见操作步骤有：称量、溶解、超声、提取、过滤、转移等。不同的样品前处理难易不同，在此强调基本的操作注意点。

(一)制备

1. 称量

前面已经介绍。

2. 溶解

为确保样品的完全溶解，经常用到水浴助溶，《中国药典》有关温度的描述：水浴温度，除另有规定外，均指98～100℃；热水系指70～80℃；微温或温水系指40～50℃；

室温（常温）系指10～30℃；冷水系指2～10℃；冰浴系指约0℃；放冷系指放冷至室温。水浴温度必须关注，避免造成供试品溶液降解。

3. 超声溶解

超声时间的长短及超声仪中水的温度，均关系到供试品溶液是否降解的关键环节，当样品结果不正常时，有必要进行超声时间长短的摸索实验。

4. 提取（分离）

实验室中提取（分离）方法手段很多，用于化学药品检验的相对比较简单。

（1）离心

通过离心沉降可以提取被测成分。若将离心沉降和溶液进行分离，可用滴管将沉淀上部的离心液吸出，转移至另一容器中。当被测成分溶解在溶液中时，先在外部捏瘪胶头，排出滴管内的空气，然后小心插入管中液面下，慢慢放松胶头，溶液即进入吸管。随着离心管中溶液的减少，吸管末端接近沉淀时要特别小心，勿使吸管触及沉淀。若收集的溶液需定量，则溶液应转移至容量瓶中，另向离心管中加入少量稀释液，用玻璃棒进行搅拌，然后离心，再用滴管将溶液吸出，同法操作三次。

（2）分液漏斗提取

用萃取法来提取被测成分，用分液漏斗进行操作是简便易行的方法。对进行含量测定的样品，应关注使用分液漏斗体积的大小、是否漏液。分液漏斗中加入溶液和一定量的萃取溶剂后，塞上玻璃塞，注意玻璃塞上有侧槽，必须将其与分液漏斗上端口径上的小孔错开。一定要确定测定成分中分液漏斗溶液中的哪一层。

5. 过滤

1）滤纸分定性和定量两种。定量滤纸主要用于过滤后需要灰化称量分析实验，其每张滤纸灰化后的灰分质量是个定值；定性滤纸则用于一般过滤作用，即定性化学分析和相应的过滤分离。定量滤纸和定性滤纸的区别主要在于灰化后产生灰分的量：定性滤纸灰分0.2 mg/张，定量滤纸0.02 mg/张。其灰分小于0.1 mg时在分析天平上可忽略不计。

2）定量滤纸分快速、中速和慢速三种，主要是滤纸的孔径不同。快速：孔径为80～120 μm；中速：孔径为30～50 μm；慢速：孔径为1～3 μm。

3）针式过滤器滤头因膜材料的不同，使用特点主要分水系、有机系和通用型，例如，水系混合纤维素（MCM）；有机系聚四氟乙烯（疏水性PTFE）；通用型尼龙（nylon）。

4）关注滤纸是否污染、滤纸（滤头）的吸附情况。

（二）供试品溶液的定容和转移

供试品溶液制备过程中始终伴随着定容和转移，前面已经介绍了容量瓶和移液管使用的相关事宜。

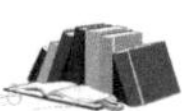

1. 供试品已在容量瓶中

定容样品时，首先用滴管吸取试验溶液，沿容量瓶瓶口进行淋洗，然后将适量的试验溶液倒入容量瓶中(溶液量大约是容量瓶体积的 50%～70%)，适当用力振摇(或超声)，待供试品全部溶解后，继续加试验溶液直至接近刻度，再用滴管吸取试验溶液加入至刻度，盖好容量瓶的塞子，摇匀。

2. 将供试品溶液转移至容量瓶中

1)将前处理好的样品溶液，使用滴管少量多次地吸入容量瓶中，千万要注意，准备转移供试品溶液时，一定要捏瘪滴管的橡胶头，这样能较好地控制吸取的样品量。

2)吸取供试品溶液的滴管应尽量送入容量瓶底部，避免碰到瓶口。

3)将供试品溶液转移到容量瓶后，洗涮刚移液用的滴管和盛放供试品的器具，用适量试验溶液涮洗盛放供试品的器具，接着用刚移液用的滴管，至少分三次吸取试验溶液至容量瓶中，且第一次吸取少量，液面高度不要超过吸取供试品时的高度，其目的为洗涮滴管，同样先捏瘪滴管的橡胶头，再吸取溶液。

五、样品的测定

样品测定分鉴别、检查、含量测定三大方面。但常规的规范操作基本上是一致的。

(一)鉴别

鉴别是对样品进行定性分析，其手段很多，在某些方面没有含量测定项下要求的那么严格，但规范的操作同样是非常重要的。试验中应注意到以下几点。

1)控制酸碱度是进行定性分析的重要条件之一，溶液的酸碱性用广泛 pH 试纸来检查，用玻璃棒充分搅拌溶液，蘸取少许溶液与放在干净板上的 pH 试纸接触，立即观察试纸颜色的变化，并与标准色阶板相对照。切不可将试纸投入被测试液中，以免玷污试液。

2)试药和试液的加入量、方法和顺序均应按照各试液项下的规定，如未作规定，试液应逐滴加入，边加边振摇；并注意观察反应现象。

3)试剂一次加到溶液中，应沿杯壁倒入或沿玻璃棒加入，应小心勿使溶液溅出。

4)若需加热溶液进行实验，最好使用水浴加热，直接加热溶液可能因沸腾引起溅失而造成损失。但若需直火加热，可在试管中进行且小心仔细，并使用试管夹，边加热边振摇，试管口不要对着试验操作者。

5)试验中需蒸发时，应置于玻璃蒸发皿或瓷蒸发皿中，在水浴上进行。

6)沉淀反应可在点滴板上进行，将 1～2 滴试液滴在点滴板的穴中，再加 1～2 滴试剂，搅拌观察沉淀生成的情况，这样既方便，而且容易观察出颜色的改变。若反应需加热进行，则在试管中进行沉淀较为方便。加入试剂最好用滴管沿试管壁缓缓加入，仔细观察溶液中的变化，小心勿使溶液溅出。

7）焰色反应铂丝使用前应洗干净，可将浓盐酸滴于点滴板上，用蘸取浓盐酸于氧化火焰中灼烧，直至火焰无色为止。

（二）检查

1. 质量差异

实验操作中不能用手直接接触样品，一般常用镊子夹取样品进行称量，已取出的样品不得再放回。

2. 恒重（干燥失重和炽灼残渣）

1）除另有规定外，恒重系指供试品连续两次干燥或炽灼后称重的差异在 0.3 mg 以下的质量；干燥至恒重的第二次及以后各次称重均应在规定条件下继续干燥 1 小时后进行；炽灼至恒重的第二次称重应在继续炽灼 30 分钟后进行。

2）准备干燥器时要用干的抹布将内壁和瓷板擦干净，一般不用水洗，以免不能很快干燥。

3）干燥器磨口上涂有一薄层凡士林，使其更好地密合。底部放有适当的干燥剂，干燥剂放 1/2 比较合适，放入干燥剂时用纸卷，太多容易沾污坩埚。

4）干燥剂的活化很重要，避免造成在干燥器中再次引湿，引起含量结果的不确定性。

5）试验中的空瓶或是装有样品的称量瓶，从干燥箱中取出应盖紧瓶盖，放入干燥器中，应根据干燥器的大小，不宜放太多，并记住放入的先后顺序，称量时按顺序拿取。

6）从马弗炉中取出坩埚时，待高温炉温度降至约 300℃再取，放冷至室温。

7）无论是干燥失重或是炽灼残渣检查，从干燥箱或是马弗炉中取出的样品放入干燥器后，每次放置的地方、时间长短都要固定不变，便于恒重。

3. 检查参比溶液的配置

检查试验中参比溶液的配置极为重要。

（1）标准储备液的精确度和准确度

确保参比储备溶液配制的精确度和准确度，试药的称量尤为关键，前面（二、称量）章节已强调过称量时的注意点。

（2）检测灵敏度

检测灵敏度必须要保证。

例如，重金属检查为了便于目测，标准铅溶液用量以 2.0 mL（相当于 20 μg 的 pb）为宜，小于 1.0 mL 或大于 30 mL，显色太浅或太深，均不利于目视比较，故在检查时，如供试品取样量与标准铅溶液的取用量均未指明时，常以标准铅溶液为 2.0 mL 来计算供试品的取样量，并进行实验。

再如，氟检查灵敏度高，在测定中，过量的 12%醋酸钠的稀溶液可使吸光度偏低，故各试剂的加入量应准确，而且各试剂加入顺序对测定吸光度有影响，必须按规定加入，不能颠倒。

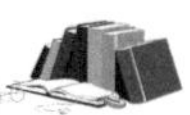

(3)参比溶液的保存

关于检查项下参比溶液的配制，药品检验SOP中有大量章节的注意事项。

例如，标准铁储备应存放于阴凉处，存放期间如出现浑浊或其他异常情况时，不得再使用。

再如，标准硫化钠溶液极不稳定，在室温下含硫量显著下降，应临用新制。

(三)含量测定

前面介绍的内容，都是确保含量测定结果真实可靠的必备条件。含量测定更应强调样品称量的准确性，除特殊情况外，称量样品时，供试品主成份的量约为25 mg，不得少于10 mg。

含量测定方法很多，除仪器测定方法外，最常用到的是容量滴定法，它包括手动滴定和电位滴定，在此主要关注手动滴定方法。

1. 装入标准溶液

装入标准溶液时，应先将瓶中标准溶液摇匀，使凝结在瓶内壁的水珠混入溶液，并用该种溶液涮洗2～3次，以除去滴定管内残留的水膜，确保标准溶液的浓度不变。具体操作要求是：先关好活塞，倒入适量溶液，两手平端滴定管，即右手拿住滴定管上端无刻度部分，左手拿住活塞上部无刻度部分，边转边向管口倾斜，使溶液流遍全管。打开滴定管的活塞，使涮洗液从下端流出。

2. 滴定管中气泡的排除

装满溶液的滴定管，应检查滴定管尖嘴内有无气泡，如有气泡，将影响溶液体积的准确测量，必须排出。酸式滴定管可用右手拿住滴定管无刻度部分使其倾斜约30°角，左手迅速打开活塞，使溶液快速冲出，将气泡带走；碱式滴定管可把橡皮管向上弯曲，出口上斜，捏挤玻璃球，使溶液从尖嘴快速喷出，即可排出气泡。

3. 滴定管的读数

将装满溶液的滴定管垂直地夹在滴定管架上。由于附着力和内聚力的作用，滴定管内的液面呈弯月形。无色水溶液的弯月面比较清晰，而有色溶液的弯月面清晰程度较差。因此，两种情况的读数方法稍有不同。为了正确读数，应遵守下列原则。

1)读数时滴定管应垂直放置，注入溶液或放出溶液后，需等待片刻后才能读数。

2)无色溶液或浅色溶液，应读弯月面下缘实线的最低点。为此，读数时，视线应与弯月面下缘实线的最低点在同一水平面上。有色溶液如$KMnO_4$、I_2溶液等，视线应与液面两侧的最高点相切。

3)滴定时最好每次从0.00 mL开始，或从接近“0”的任一刻度开始，这样可以固定在某一段体积范围内量度滴定时所消耗的标准溶液，减少体积误差。读数必须准确至0.01 mL。

4. 滴定操作

滴定最好在锥形瓶中进行，必要时也可在烧杯中进行。使用酸式滴定管时，应用左手控制滴定管旋塞，大拇指在前，食指和中指在后，手指略微弯曲，轻轻向内扣住旋塞，手心空握，以免碰到旋塞使其松动，甚至可能顶出旋塞。右手握持锥形瓶，边滴边摇动，向同一方向做圆周旋转，而不能前后振动，否则会溅出溶液。滴定速度一般为每秒3～4滴(或根据反应原理)。临近滴定终点时，应一滴或半滴地加入，并用洗瓶吹入少量水冲洗锥形瓶内壁(高氯酸除外)，使附着的溶液全部流下，然后摇动锥形瓶。如此继续滴定至准确到达终点为止。

使用碱式滴定管时，左手拇指在前，食指在后，捏住橡皮管中的玻璃球所在部位稍上处，向手心捏挤橡皮管，使其与玻璃球之间形成一条缝隙，溶液即可流出。应注意，不能捏挤玻璃球下方的橡皮管，否则易进入空气形成气泡。为防止橡皮管来回摆动，可用中指和无名指夹住尖嘴的上部。

5. 滴定结束后滴定管的处理

滴定结束后，把滴定管中剩余的溶液倒掉(不能倒回原储液瓶)，并用水洗净，然后用蒸馏水充满滴定管，垂直夹在滴定管架上，下嘴口距架台底座1～2 cm，并用小烧杯盖住管口。

药品常规检验基本操作内容很多、面很广。本次介绍的内容是其中最为基础的环节，我们会随着大家的需求，增加普遍关注的内容。

(中国食品药品检定研究院　吴建敏)

思 考 题

1. 如何在日常检验工作中培养正确的操作习惯?

模块十七　药品常规检验基本操作及注意事项(二)

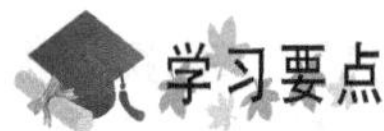

学习要点

了解生物化学药品试验中涉及的一些基本实验操作，熟悉和掌握玻璃器皿的清洗干燥方法、移液器特别是微量移液器的使用方法、电泳的基本实验技术以及蛋白质的几种含量测定方法。

一、玻璃及塑料器皿的清洗和干燥方法

(一)玻璃及塑料器皿的清洗方法

实验中所用的玻璃器皿清洁与否，直接影响实验的结果，往往由于器皿的不清洁或被污染而造成较大的实验误差，有时甚至会导致实验的失败。生化药品实验对玻璃器皿清洁程度的要求，比一般化学药品实验的要求更高。这是因为：①生化药品实验中蛋白质、酶、核酸等往往都是以“毫克”和“微克”计的，稍有杂质，影响就很大。②生化药品实验对许多常见的污染杂质十分敏感，如金属离子(钙、镁离子等)、去污剂和有机物残基等。特别是酶的活性实验，对器皿的清洁度要求更高，如有上述污染物存在，可能导致酶的活性严重下降，甚至失活，因此玻璃器皿(包括离心管等塑料器皿)是否彻底清洗净就显得尤为重要。

1. 玻璃器皿的清洗

新购买的玻璃器皿表面常附着有游离的碱性物质，可先用0.5%的去污剂洗刷，再用自来水洗净，然后浸泡在1%～2%盐酸溶液中过夜(不可少于4小时)，再用自来水冲洗，最后用无离子水冲洗两次，在100～120℃烘箱内烘干备用。

对于使用过的玻璃器皿，可先用自来水洗刷至无污物，再用合适的毛刷沾去污剂(粉)洗刷，或浸泡在0.5%的清洗剂中超声清洗(比色皿不可超声)，然后用自来水彻底洗净去污剂，用去离子水洗两次，烘干备用(计量器皿不可烘干)。清洗后器皿内外不可挂有水珠，否则重洗，若重洗后仍挂有水珠，则需用洗液浸泡数小时后(或用去污粉擦洗)，重新清洗。

2. 石英和玻璃比色皿的清洗

不可用强碱清洗上述器皿，因为强碱会侵蚀抛光的比色皿。用毕应立即用自来水反复冲洗干净，避免内容物干涸粘留在比色皿壁上。如仍有残留，可用去污剂或 1%～2%的盐酸浸泡，然后用自来水反复冲洗。严禁使用试管刷或粗糙的布与纸擦拭，以保护比色皿的透光性。可用一支绸布包裹的小棒或棉花球棒刷洗，效果会更好，清洗干净的比色皿也应内外壁不挂水珠。

3. 塑料器皿的清洗

聚乙烯、聚丙烯等制成的塑料器皿，在生化药品实验中已用的越来越多。第一次使用塑料器皿时，可先用 8 mol/L 尿素(用浓盐酸调 pH = 1)清洗，接着依次用去离子水、1 mol/L KOH 和无离子水清洗，然后用 1～3 mol/L EDTA 除去金属离子的污染，最后用无离子水彻底清洗。以后每次使用时，可只用 0.5%的去污剂清洗，然后用自来水和去离子水洗净即可。

(二)玻璃及塑料器皿的干燥方法

玻璃器皿的干燥方法可根据不同器皿的种类而定。

1. 晾干

一般而言洗净的玻璃器皿，应倒置在晾架上自然干燥。

2. 烘干

如有急用，可放置于烤箱中烘干。烤干时，首先从底部加热，并使器皿倾斜，口略向下，以便水能由口流出避免将器皿炸裂。但量具，如容量瓶、吸量管、滴定管和烧结、结构复杂的玻璃器皿等，以及塑料器皿，严禁烘烤。可采用水泵抽气法干燥此类器皿。

3. 有机溶剂干燥

体积小的容器急需干燥时，可用此法。洗净的器皿先用少量酒精洗一次，再用少量丙酮或乙醚洗涤，吹干(不必加热)。

(三)器皿干净的判断标准

洗涤后倒置容器，其内壁应光洁、清亮，无污渍、无水珠挂壁；干燥后的器皿内外干净，无污物残留的痕迹，被水湿润后，管壁呈现均匀水膜。

二、取液器的使用

(一)微量进样器

微量进样器常用作气相和液相色谱仪的进样器，在生化药品实验中主要是用作电泳

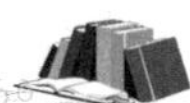

实验的加样器，通常可分为无存液和有存液两种。

1) 0.5～5 μL 无存液微量进样器：进样器的不锈钢芯子直接通到针尖端处，不会出现存液，所以可用于 5μL 以下的极微量液体进样。

2) 10～100 μL 有存液微量进样器：不锈钢的针尖管部分是空管，进样器的柱塞不能到达，因而管内会存有空气或液体，其使用注意事项是：①不可吸取浓碱溶液，以免腐蚀玻璃和不锈钢零件。②因为有存液，所以吸液时要来回多拉几次，将针尖管内的气泡全部排尽。③针尖管内孔极小，使用后，尤其是吸取过蛋白质溶液后，必须立即清洗针尖管，防止堵塞。若遇针尖管堵塞，不可用火烧，只能用直径为 0.1 mm 的不锈钢丝耐心串通。④进样器未润湿时不可来回干拉芯子，以免磨损而漏气。⑤若进样器内发黑，有不锈钢氧化物，可用芯子蘸少量肥皂水，来回拉几次即可除之。

(二) 微量移液器

微量移液器(又称“移液枪”、“取液器”)，是一种取样量连续可调的精密取液仪器，其基本原理是活塞通过弹簧的伸缩运动来实现吸液和放液。活塞移动的距离是由调节轮控制螺杆机构来实现的，推动按钮带动推杆使活塞向下移动，排出了活塞腔内的气体。松手后，活塞在复位弹簧的作用下恢复原位，此时吸入液体，再由活塞推动空气排出液体。使用移液器时，配合弹簧的伸缩性特点来操作，可以很好地控制移液的速度和力度。微量移液器移动的液体是以微升为基本单位的，在操作过程中因空气的进出介入相关动作，都会影响实验的精确度，必须考虑温度、密闭性、轴心移动速度、试剂的蒸气。

微量移液器在生化药品试验中大量地使用，主要用于多次重复的快速定量移液，可以只用一只手操作，十分方便。移液的准确度(即容量误差)为±(0.5%～1.5%)，移液的精密度(即重复性误差)更小些，为≤0.5%。

微量移液器可分为以下两种。

1. 固定体积的移液器

常用的有 100 μL 等多种规格。每种取液器都有其专用的聚丙烯塑料吸头，吸头通常是一次性使用，也可以超声清洗后重复使用。此类吸头可以进行 120℃高压灭菌。

2. 可调体积的移液器

可调体积的移液器，分为单道、多道移液器；规格有 1，2，10，20，100，200，1000，5000(单位：μL)，常用的有 100 μL，200 μL 和 1000 μL 等；可调式微量移液器的示意图及组成零件的名称如图 17.1 所示。

具体吸液排液的操作方法有两种。

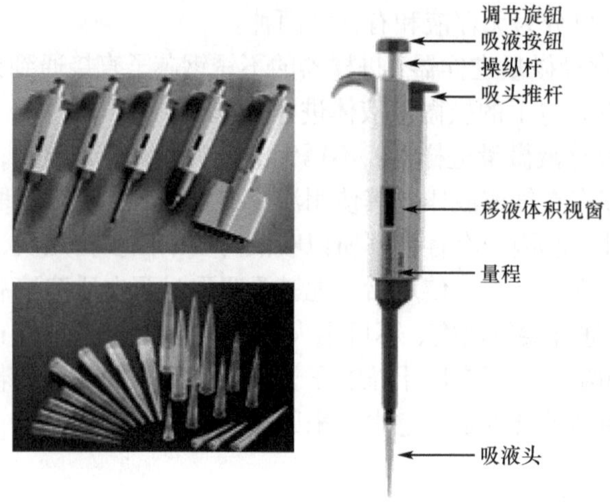

图 17.1　可调式微量移液器的示意图

1)正向吸液法：用拇指和食指旋转取液器上部的旋钮，使数字窗口出现所需容量体积的数字，在取液器下端插上一个塑料吸头[严禁手拿微量移液器在吸头盒上撞击接取吸头(图 17.2)]，并旋紧以保证气密，然后四指并拢握住取液器上部，用拇指按住柱塞杆顶端的按钮，向下按到第一停点，将取液器的吸头插入待取的溶液中，缓慢松开按钮，吸上液体，并停留 1～2 秒钟(黏性大的溶液可加长停留时间)，将吸头沿器壁滑出容器，用吸水纸擦去吸头表面可能附着的液体，排液时吸头接触倾斜的器壁，先将按钮按到第一停点，停留一秒钟(黏性大的液体要加长停留时间)，再按压到第二停点，吹出吸头尖部的剩余溶液，如果不便于用手取下吸头，可按下除吸头推杆，将吸头推入废物缸(图 17.3)。

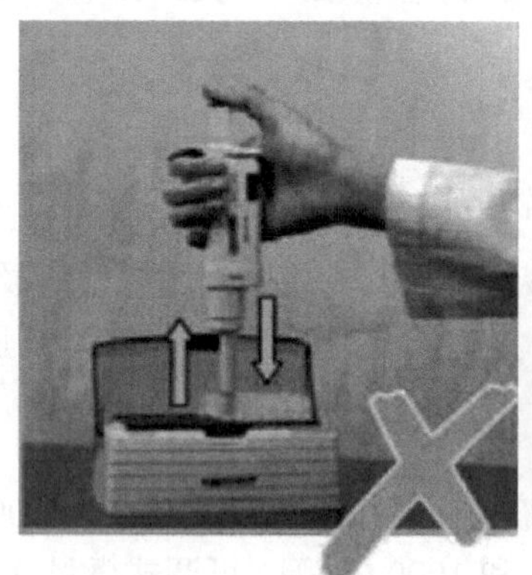
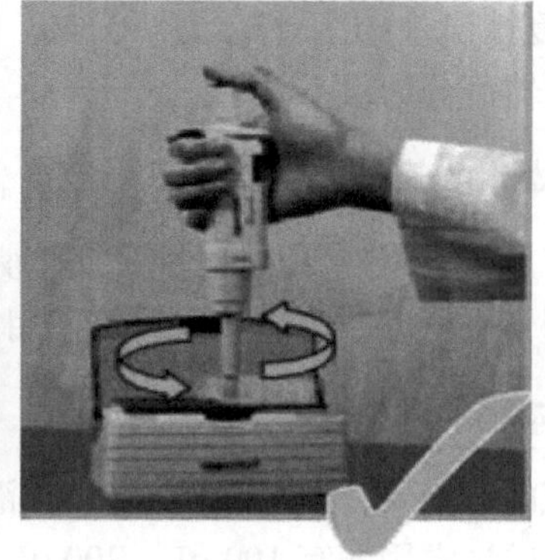

图 17.2　接取吸头正误示意图

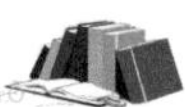

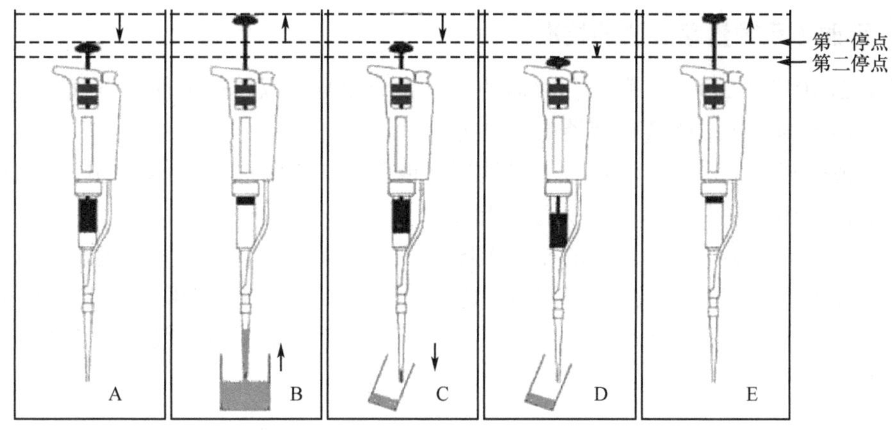

图 17.3　可调式微量移液器的使用要点

图 A：把按钮压至第一停点；图 B：垂直握持加样器，使吸头浸入液面下 3～5 mm 处，然后缓慢平稳地松开按钮，吸入液体；图 C：将吸头口贴到容器内壁底部并保持倾斜，平稳地把按钮压到第一停点；图 D：压住按钮，同时提起加样器，使吸头贴容器壁擦过；图 E：松开按钮，按吸头弹射器除去吸头。

2）反向吸液法：在转移高黏度液体、生物活性液体、易起泡液体或极微量液体时，操作不当很容易导致取液体积出现较大误差。为了保证移液的准确性，应采取反向移液法，正向与反向吸液法的操作差别如图 17.4 所示。①直接将按钮按至第二停点，将吸头尖端没入液面下，轻缓松开按钮回到原点，吸取液体。②将吸有液体的吸头在容器壁上停靠一下，以去除多余液体。③将吸头紧贴容器壁，轻按按钮至第一停点，排出液体。④继续按住按钮，将留在吸头中未被转移的多余液体返回原来的容器，向下按按钮至第二停点，排出吸头液体，或将剩余液体随吸头丢弃。

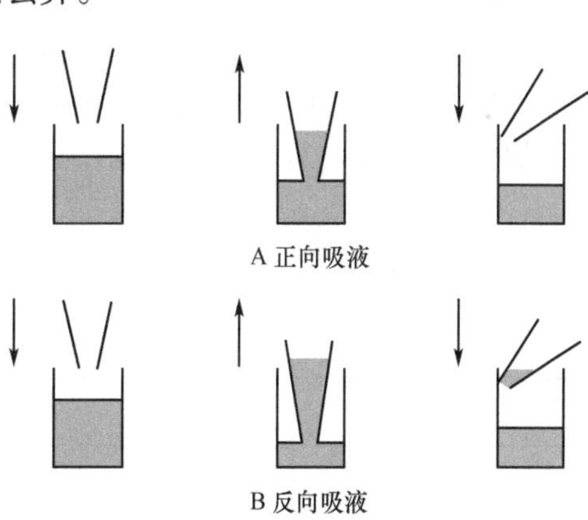

图 17.4　正向与反向吸液法的操作差别

微量移液器的使用注意事项是：①吸取液体时一定要缓慢平稳地松开拇指，绝不允许突然松开，以防将溶液吸入过快而冲入取液器内腐蚀柱塞而造成漏气。②为获得较高的精度，吸头需预先吸取一次样品溶液，然后再正式移液，因为吸取血清蛋白质溶液或有机溶剂时，吸头内壁会残留一层“液膜”，造成排液量偏小而产生误差。③浓度和黏度大的液体，会产生误差，为消除其误差的补偿量，可由试验确定，补偿量可用调节旋钮改变读数窗的读数来进行设定。④可用分析天平精密称量所取纯水的质量并进行计算的方法，来校正取液器，1 mL 蒸馏水 20℃时重 0.9982 g。⑤严禁倒置或平放吸取液体后的微量移液器，避免液体回流腔体，造成污染。如有液体回流，则不仅极难清理，而且下次使用排出空气时会将污染物排入吸头，进而污染溶液，造成后续试验无法分析原因的严重误差。特别是当微量移液器用于有无菌要求的微生物学试验时，极易造成大范围的微生物污染。

3. 可调体积微量移液器的校准

根据 2010 年 EDQM 对微量移液器的校准指导原则，以单通道使用空气垫的可调式微量移液器为例，介绍微量移液器的校准方法。

1) 目视检查：①移液器活塞可平滑地压下或弹起。②吸取标示体积的超纯水后保持移液器垂直，10 秒钟后吸头尖端无液滴出现。

2) 校准环境与器具：①环境的相对湿度应在 50%以上。②校准用超纯水的温度应保持在 15～30℃，并稳定在某一温度±0.5℃的范围内。温度的影响可由表 17.2 中的 Z 因子进行补偿。③校准所用物品需在室温下平衡至少 2 小时。④准备精度与待校准体积相当的天平，见表 17.1。

表 17.1　准确度与待校准体积相当的天平

待校体积	天平精度
1～10 μL	0.001 mg
> 10～100 μL	0.01 mg
>100 μL	0.1 mg

3) 校准方法：①以微量移液器最大量程、50%最大量程、10%最大量程三个体积进行校准，每个体积测量 10 次。②测量超纯水的温度，用超纯水润洗吸头 3 次以保证移液器死体积内的水蒸气达到平衡。③缓慢平稳地吸取超纯水，转移至称量容器中，缓慢地排出吸取的液体，最后吸头在瓶壁划过。④称量、记录吸取的液体，重复吸排液及称重操作 9 次。⑤再次测量超纯水的温度。

4) 计算：①计算第一次称量及最后一次称量时超纯水的平均温度 t。②用大气压 B 值及平均温度 t，从表 17.2 中查出相应的 Z 因子。③由每次称量值 m_i 计算体积 V_i。④求得平均体积后计算与标示体积的偏差 e 及 10 次称量的相对标准偏差(CV)。⑤由表 17.2 评价移液器移液体积是否合格。表 17.3 给出的是许可的最大系统误差和最大随机误差，各实验室可根据自身情况规定更为严格的限度。

表 17.2　Z 因子(μL/mg)

B/kPa t/℃	80	85	90	95	100	101.3	105
15.0	1.0017	1.0018	1.0019	1.0019	1.0020	1.0020	1.0020
15.5	1.0018	1.0019	1.0019	1.0020	1.0020	1.0021	1.0021
16.0	1.0019	1.0020	1.0020	1.0021	1.0021	1.0021	1.0022
16.5	1.0020	1.0020	1.0021	1.0021	1.0022	1.0022	1.0022
17.0	1.0021	1.0021	1.0022	1.0022	1.0023	1.0023	1.0023
17.5	1.0022	1.0022	1.0023	1.0023	1.0024	1.0024	1.0024
18.0	1.0022	1.0023	1.0023	1.0024	1.0025	1.0025	1.0025
18.5	1.0023	1.0024	1.0024	1.0025	1.0025	1.0026	1.0026
19.0	1.0024	1.0025	1.0025	1.0026	1.0026	1.0027	1.0027

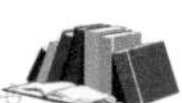

续表

B/kPa t/℃	80	85	90	95	100	101.3	105
19.5	1.0025	1.0026	1.0026	1.0027	1.0027	1.0028	1.0028
20.0	1.0026	1.0027	1.0027	1.0028	1.0028	1.0029	1.0029
20.5	1.0027	1.0028	1.0028	1.0029	1.0029	1.0030	1.0030
21.0	1.0028	1.0029	1.0029	1.0030	1.0031	1.0031	1.0031
21.5	1.0030	1.0030	1.0031	1.0031	1.0032	1.0032	1.0032
22.0	1.0031	1.0031	1.0032	1.0032	1.0033	1.0033	1.0033
22.5	1.0032	1.0032	1.0033	1.0033	1.0034	1.0034	1.0034
23.0	1.0033	1.0033	1.0034	1.0034	1.0035	1.0035	1.0036
23.5	1.0034	1.0035	1.0035	1.0036	1.0036	1.0036	1.0037
24.0	1.0035	1.0036	1.0036	1.0037	1.0037	1.0038	1.0038
24.5	1.0037	1.0037	1.0038	1.0038	1.0039	1.0039	1.0039
25.0	1.0038	1.0038	1.0039	1.0039	1.0040	1.0040	1.0040
25.5	1.0039	1.0040	1.0040	1.0041	1.0041	1.0041	1.0042
26.0	1.0040	1.0041	1.0041	1.0042	1.0042	1.0043	1.0043
26.5	1.0042	1.0042	1.0043	1.0043	1.0043	1.0044	1.0044
27.0	1.0043	1.0044	1.0044	1.0045	1.0045	1.0045	1.0046
27.5	1.0045	1.0045	1.0046	1.0046	1.0047	1.0047	1.0047
28.0	1.0046	1.0046	1.0047	1.0047	1.0048	1.0048	1.0048
28.5	1.0047	1.0048	1.0048	1.0048	1.0049	1.0050	1.0050
29.0	1.0049	1.0049	1.0050	1.0050	1.0051	1.0051	1.0051
29.5	1.0050	1.0051	1.0051	1.0051	1.0052	1.0052	1.0053
30.0	1.0052	1.0052	1.0053	1.0053	1.0054	1.0054	1.0054

表 17.3　最大的可接受的标准

标示体积	许可的最大系统误差		许可的最大随机误差	
[μL]	[%]	[μL]	[%]	[μL]
1	±5	±0.05	±5	±0.05
2	±4	±0.08	±2	±0.04
5	±2，5	±0.125	±1.5	±0.075
10	±1.2	±0.12	±0.8	±0.08
20	±1	±0.2	±0.5	±0.1
50	±1	±0.5	±0.4	±0.2
100	±0.8	±0.8	±0.3	±0.3
200	±0.8	±1.6	±0.3	±0.6
500	±0.8	±4.0	±0.3	±1.5
1000	±0.8	±8.0	±0.3	±3.0

续表

标示体积	许可的最大系统误差		许可的最大随机误差	
[μL]	[%]	[μL]	[%]	[μL]
2000	±0.8	±16.0	±0.3	±6.0
5000	±0.8	±40.0	±0.3	±15.0
10000	±0.6	±60.0	±0.3	±30.0

三、生化药品常规检验项目的基本操作

(一)溶液的混匀

生化药品的操作体积较小，通常全部液体加完后，总体积只有十到几十微升，难以用常规混匀的方法将各种成分彻底混匀。微量混匀的方法有：旋涡震荡法和指弹混匀法。

1. 旋涡震荡法

将盛有液体的离心管盖紧，握紧并将其底部与旋涡震荡器接触，液体会在管内高速旋转而混匀。

2. 指弹混匀法

左手持试管上端，用右手指轻轻弹动试管下部，或用一只手的大拇指和食指持管的上端，用其余三个手指反复弹动离心管，使管内的液体作旋涡运动。最后，用高速台式离心机将全部液体甩到离心管的底部。

(二)蛋白质类大分子供试品溶液的制备和保存

生化药品中涉及的多为结构复杂的大分子物质，如蛋白质、多肽、多糖和核酸等，因此，这类样品进行供试品溶液的制备和保存时，有诸多与化学药品的不同之处。

1. 样品制备

由于大分子样品具有一定的空间结构和黏度，在对冻干粉针类制品进行溶解时，应注意加液速度和加液方式。加液应缓慢，沿瓶壁缓缓流入样品瓶中。同时不应一次性大量加入溶剂，应分批分次地加入溶剂，使得样品瓶中的所有内容物能充分溶解，形成均一溶液。在进行溶液混匀时，应尽量避免剧烈震荡，以免产生气泡，影响随后的准确定容或者影响这类样品的生物学活性。由于供试品的相对分子质量较大，容易发生聚合或变性沉淀现象，因此试验过程中应随时关注供试品的溶解性，一旦发现沉淀产生，则应重新取样进行试验。

2. 保存

(1) 不可反复冻融

生物活性大分子物质发挥活性不仅依赖于其一级结构的氨基酸序列，很大程度上还

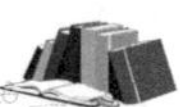

要依赖于其空间结构。如果供试品是溶液状态，经过反复冻融这样的固液相态的转变，可能引起蛋白质中氢键、疏水键的强弱变化，从而引起蛋白质的高级结构发生变化。而蛋白质的空间构象一旦发生变化，则极易造成活性的丧失。同时，失去了稳定空间结构的蛋白质也极易变性沉淀，从而影响含量测定的准确性。因此供试品一经开盖，必须严格按照稳定性要求进行试验。

(2) 对照品不可反复取用

生化药品的对照品，一般而言，一经开盖后，即使保存于存储条件下，亦不可反复从瓶中取用。这是因为大多数生物活性大分子对环境条件极为敏感，开盖后与氧气、水分、光线的接触，有可能造成活性的下降和相关物质的产生，从而影响量值传递。同时，生化药品在对照品制备过程中，为了保证蛋白质的稳定性，多加入一些保护剂或赋形剂而制成冻干品的形式销售或运输，因此，使用对照品时应按照说明书或实验要求使用整支对照品，切不可自行称量，分次取用。

(3) 低浓度蛋白溶液的存放

生化药品中的酶类制剂，由于具有较高的比活，通常每支制剂中只有几微克的含量。而一般的玻璃器皿，其表面的二氧化硅离子所带的负电荷可吸附一部分带正电荷的蛋白质分子，根据所用玻璃器皿的大小和材质的不同，吸附效应也有所不同。这种吸附作用，对于高浓度的蛋白质溶液而言，可忽略不计，但对于低浓度的酶溶液，则影响极为显著。因此，在酶制剂的活性和含量测定中，如果需要系列稀释的操作步骤，应尽可能迅速地稀释，并采用对蛋白质吸附作用较小的器皿，如聚丙烯和聚碳酸酯的容器或硅烷化的玻璃器皿。

(三) 不连续 SDS-聚丙烯酰胺凝胶电泳的凝胶制备方法

不连续 SDS-聚丙烯酰胺凝胶电泳是目前生化大分子药物检验的常用技术手段。它可分离多种酶类、多肽和蛋白质等，多用于检验待测物的纯度及相对分子质量。不连续电泳系统由两种不同的凝胶层组成。上层为浓缩胶，下层为分离胶。蛋白质与 SDS 形成的负电荷复合物在浓缩胶中得到百倍浓缩，在分离胶中按照相对分子质量大小进行泳动分离。该方法的基本原理概述和各种溶液的配制，《中国药典》2010 年版二部附录ⅤF 第五法有介绍。本章详细介绍垂直板不连续 SDS-聚丙烯酰胺凝胶电泳的浓缩与分离原理、制胶方法与注意事项。

1. 浓缩与分离原理

浓缩效应：浓缩胶为大孔胶，缓冲液为 Tris-HCl 系统，pH 为 6.8，而电极缓冲液为 Tris-Gly 系统。开始电泳时，浓缩胶中的 HCl 几乎全部解离为 Cl^-，但在浓缩胶的 pH 条件下，只有极少部分的 Gly 发生解离。蛋白质的等电点一般为 5，因此，在此 pH 条件下其解离度在 Cl^-和 Gly 之间。这三种离子中，Cl^-的泳动速度最快，称为快离子，Gly 泳动速度最慢，称为慢离子。Cl^-的快速泳动使得其后形成离子浓度较低的低电导高电压的区域，蛋白质与 Gly 则在此区域内加速泳动，形成一个稳定而不断向阳极端移动的界面。

由于蛋白质的有效移动率恰好介于快慢离子之间，因此被数百倍地浓缩成一条狭窄带。

分离原理：分离胶为小孔胶，缓冲液为 Tris-HCl 系统，pH 为 8.8，在蛋白质和 Gly 越过浓缩胶进入分离胶时，分离胶中的高 pH 使得 Gly 迅速离子化，形成的 Gly 离子迅速越过堆积的蛋白质复合物而紧随 Cl^-泳动，形成一个电位和 pH 均匀分布的区带，蛋白质与 SDS 的复合物在此区带中依各自的相对分子质量大小得到分离。

2. 模具组装

如图 17.5A 所示，一个两侧带夹子的支架与一厚一薄一高一低中间有垫片的两块干净的玻璃板组成制胶的基本模具。制胶时，应在水平面上将两块玻璃板装入支架，同时在松散状态下于水平面上来回拉动支架，使玻璃板底端平齐。然后将两侧夹子上紧，并检查玻璃板底端是否平齐(图 17.5B)。随后，将整个装置卡入支架，确保低矮的玻璃板朝外，并且玻璃板的底端卡在橡胶软垫的中央。此时可以少量去离子水检验装置的密封性，如果有漏液的地方，则应拆除装置，从图 17.5A 开始重新组装。如果反复试验仍然漏液，可用融化的琼脂糖或其他密封物质在缝隙处进行密封，随后仍用水检验密封性。密封良好后，倾出玻璃之间的去离子水，准备灌胶。

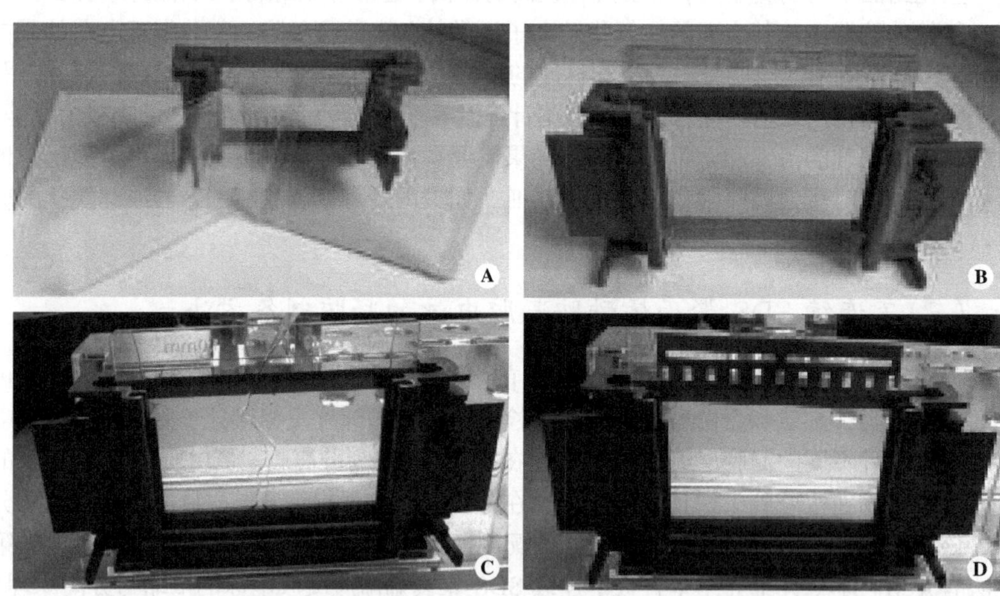

图 17.5　垂直板 SDS-聚丙烯酰胺凝胶电泳的制胶过程

3. 灌胶

按照试验所需的交联浓度配制分离胶，以微量移液器尽快吸取分离胶，迅速从两块玻璃的中间位置灌入(图 17.5C)。分离胶的高度应与样品梳的下缘有 1～2 cm 的距离。灌胶结束后应小心地在分离胶表面加入一层水，或者水饱和度异丙醇或正丁醇，封住胶面，以促使聚合并使分离胶表面平直。室温聚合 1～2 h 以后，可以从水平方向看到一个分界线，表示凝胶聚合。此时先倾倒掉凝胶表面的液体，用浓缩胶缓冲液淋洗凝胶，然后迅速配制浓缩胶。按照分离胶的灌注方法，迅速灌入浓缩胶至与低矮玻璃板的顶端平

齐。此时，迅速插入与模具大小相当，与凝胶厚度相当的样品梳。为防止气泡陷入，样品梳应倾斜插入，然后摆成垂直方向(图 17.5D)。室温聚合约 1h。凝胶聚合的时间随温度变化而变化，一般夏季聚合较快而冬季聚合较慢，应根据实际情况调整聚合时间。浓缩胶的配制与灌注最好在使用前进行，否则长时间放置可能会影响分辨率。

4.注意事项

1)凝胶聚合较快，特别是高交联度的凝胶更是如此，要求操作迅速果断，在聚合开始前灌注完毕。

2)液态的聚丙烯酰胺有很强的神经毒性，配胶灌胶需带手套操作。

3)电泳前，低矮的玻璃板应朝向阴极液方向，待阴极电泳缓冲液与高玻璃板的上沿平齐后再垂直拔出样品梳，使得阴极液灌注于样品孔中。

4)为保证电泳效果，阴极液与阳极液应绝缘隔离，否则将影响电泳效果。

(四)蛋白质含量测定的常用方法

1. 凯式定氮法

蛋白质的含氮量几乎是恒定的，在 15%～16%。因此只要测定蛋白氮，乘以含氮量，即为蛋白质含量。当被测的天然含氮有机物与浓硫酸共热时，其中的碳、氢元素转变成 CO_2 和 H_2O，而氮元素转变成氨，并进一步与硫酸反应生成硫酸铵，此过程称为“消化”。消化时分解反应进行得很慢，需要加入硫酸钾以提高沸点(可由 290℃提高到 400℃)，加入硫酸铜作为催化剂(其他氧化剂如 H_2O_2 也可)。消化完成后，在凯氏定氮仪中加入强碱碱化消化液，使硫酸铵分解放出氨。用水蒸气蒸馏法，将氨蒸入过量标准无机酸(硼酸)溶液中，然后用标准盐酸溶液进行滴定，从而计算出含氮量。

操作要点：①样品的取用量应适中，以免影响后续反应。②加入的催化剂硫酸钾和硫酸铜的配比适宜。③催化剂的添加量一定要准确，否则催化速度不一致，导致反应程度和挥发的氨不一样，误差增大。④消化时应注意旋转凯氏烧瓶，将附在瓶壁上的碳粒冲下，确保消化完全。消化的时间应该充分，至溶液呈现透明的浅蓝色，若样品不易消化至澄清透明，可将凯氏烧瓶中溶液冷却，加入数滴过氧化氢后，再继续加热消化至完全。⑤消化后要将液体充分冷却，定容到容量瓶中备用。⑥消化之前检查凯氏定氮仪的气密性是否良好，后用蒸馏水充分清洗凯氏定氮仪。⑦加入碱液后要迅速关闭进样口，防止反应放出的氨气逸出。⑧消化时，若样品含糖量或含脂量较高时，火焰的温度要适当，温度太小加热过慢，太大容易导致溶液暴沸甚至从进气口溢出，一般应向消化管中加入几颗玻璃珠防止液体爆沸，也可加入少量辛醇或液体石蜡，或硅消泡剂减少泡沫产生。⑨消化过程中，应当用硼酸封住蒸馏管口，防止氨气逸出。⑩消化过程中，加热应保持均衡，冷凝水流速控制均衡，防止出现倒吸。⑪收集完氨气后，应用蒸馏水将蒸馏管口清洗，以收集在管壁残余的氨气。硼酸吸收液的温度不应超过 40℃，否则氨吸收减弱，造成检测结果偏低。可把接收瓶置于冷水浴中。⑫滴定的时候，要控制滴定的速度由快到慢，准确判断滴定终点。⑬应制备三份平行样品，其测定结果的相对偏差应满足要求，以确保操作的准确性。

2. 福林酚法(lowry 法)

蛋白质在碱性溶液中其肽键与 Cu^{2+}螯合，形成蛋白质-铜复合物，此复合物使酚试剂的磷钼酸还原，产生蓝色化合物，同时在碱性条件下酚试剂易被蛋白质中酪氨酸、色氨酸、半胱氨酸还原呈蓝色反应。在一定条件下，利用蓝色深浅与蛋白质浓度的线性关系作标准曲线并测定样品中蛋白质的浓度。

操作要点：①应按顺序添加试剂。这是因为试剂乙（磷钼酸）在酸性条件下稳定，碱性条件下（试剂甲）易被破坏，因此加试剂乙后要立即混匀，加一管混匀一管，使试剂乙在破坏前即被还原。②测定样品较多时应用秒表按照一定间隔顺序加液和测量，以免存在前后样品反应时间的差异。③水浴时应密闭试管口，防止水分蒸发影响检测结果。

3. 双缩脲法

蛋白质含有两个以上的肽键，在碱性溶液中蛋白质与 Cu^{2+}形成紫红色络合物，其颜色的深浅与蛋白质的浓度成正比，而与蛋白质的相对分子质量及氨基酸成分无关。在一定的实验条件下，未知样品的溶液与标准蛋白质溶液同时反应，并于 540～560 nm 下比色，可以通过标准蛋白质的标准曲线求出未知样品的蛋白质浓度。

操作要点：①本实验方法测定范围为 1～10 mg/mL 蛋白质，必须于显色后 30 min 内比色测定。②样品中有大量脂肪存在时可产生浑浊，应采用适当除去脂肪的样品前处理方法，使供试品溶液澄清后再进行测定。③若双缩脲试剂出现黑色沉淀，则应弃去不用。

4. 2，2’-联喹啉-4，4’二羧酸法

蛋白质分子在碱性溶液中将 Cu^{2+}还原为 Cu^{+}，2,2’-联喹啉-4,4’二羧酸（BCA）与 Cu^{+}结合生成紫色复合物，在一定范围内其颜色深浅与蛋白质浓度呈正比，以蛋白质对照品溶液作标准曲线，采用比色法测定供试品中的蛋白质含量。

操作要点：①因为 BCA 法测定时颜色会随着时间的延长不断加深，并且显色反应因温度升高而加快，如操作的样品较多，应注意保证每个样品的反应时间和温度都一致，以确保准确定量。②当试剂甲液和乙液混合初时可能会有浑浊，但混匀后则会消失。③37℃水浴时应密闭试管口，防止水分蒸发影响检测结果。

5. 考马斯亮蓝法(Bradford 法)

酸性溶液中考马斯亮蓝 G250 与蛋白质分子中的碱性氨基酸（精氨酸）和芳香族氨基酸结合形成蓝色复合物，在一定范围内其颜色深浅与蛋白质浓度成正比，以蛋白质对照品溶液作标准曲线，采用比色法测定供试品中的蛋白质含量。

操作要点：①考马斯亮蓝法反应较为迅速，一般反应 5 min 内已充分显色，但在 10～15 min 后开始出现沉淀，所以试验操作中动作应迅速，应在 10 min 之内完成试验。②不可使用石英比色皿，如使用玻璃比色皿，着色较强难以洗净时，可先

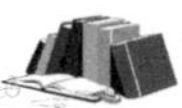

用甲醇冲洗，再以玻璃制品清洁剂洗涤，最后用水或丙酮冲洗。也可使用一次性塑料比色皿。③酸性染色液应避光保存，使用前应摇匀，如有沉淀产生则应过滤后再使用。

6. 紫外-可见分光光度法

蛋白质分子中含有共轭双键的酪氨酸、色氨酸等芳香族氨基酸，其在 280 nm 的波长处具最大吸光度，在一定范围内其吸光度大小与蛋白质浓度呈正比。

操作要点：①选用石英比色皿进行测定。②pH 条件对蛋白质含量测定的影响极大，应确保对照品溶液与供试品溶液具有相同的 pH 环境。

(中国食品药品检定研究院　李　晶)

思　考　题

1. 如何正确使用微量移液器?
2. 电泳时为何低矮的玻璃板要朝向阴极槽?
3. 每次电泳结束后都将阴极液与阳极液混合会对电泳造成影响吗？请根据浓缩与分离原理进行说明。

模块十八　细菌内毒素检查法介绍

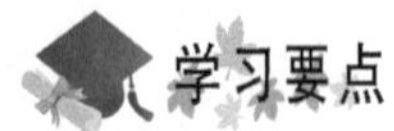

了解细菌内毒素的检查法。

一、简　　述

细菌内毒素检查法系利用鲎试剂来检测或量化由革兰阴性菌产生的细菌内毒素，以判断供试品中细菌内毒素的限量是否符合规定的一种方法。

细菌内毒素检查包括两种方法，即凝胶法和光度测定法。凝胶法包括限度试验和半定量试验；光度法包括动态浊度法、动态显色法、终点浊度法和终点显色法。供试品检测时，可使用其中任何一种方法进行试验。当测定结果有争议时，除另有规定外，以凝胶限度试验结果为准。

反应原理如图 18.1 所示。

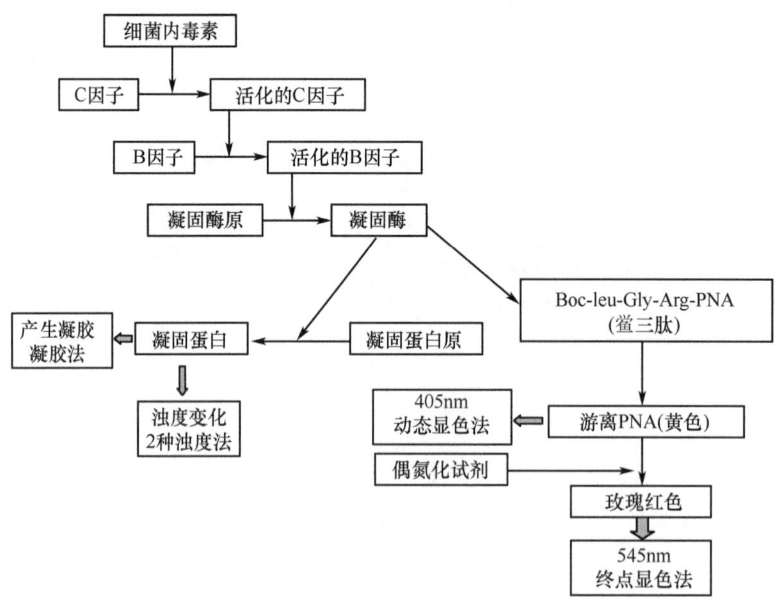

图 18.1　细菌内毒素检查法反应原理

药典或国家标准或其他标准中已有内毒素检验标准规定的品种，可直接进行内毒素检查，如在检验中出现干扰的情况需再进行干扰试验的验证；未建立内毒素检查的品种需先进行干扰试验的研究，确定限值和不干扰浓度后再进行内毒素检查。

二、相关概念

1. 供试品细菌内毒素限值的确定

1) 药典中或国家标准有规定的，按供试品各论中规定限值。

2) 无标准规定的，一般按以下公式确定供试品内毒素限值(L)：

$$L=K/M$$

式中，L 为供试品的细菌内毒素限值，一般以 EU/mL、EU/mg 或 EU/U(活性单位)表示；K 为人每千克体重每小时最大可接受的内毒素剂量，以 EU/(kg·h)表示，注射剂 K=5 EU/(kg·h)，放射性药品注射剂 K=2.5 EU/(kg·h)，鞘内用注射剂 K=0.2 EU/(kg·h)；M 为人用每千克体重每小时的最大供试品剂量，以 mL/(kg·h)、mg/(kg·h)或 U/(kg·h)表示，人均体重按 60 kg 计算，人体表面积按 1.62 m^2 计算。注射时间若不足 1 小时，按 1 小时计算。供试品每平方米体表面积剂量乘以 0.027 即可转换为每千克体重剂量(M)。

按人用剂量计算限值时，如遇特殊情况，可根据生产和临床用药实际情况做必要调整，但需说明理由。

2. 最大有效稀释倍数的确定

最大有效稀释倍数(MVD) 是指在试验中供试品溶液被允许达到稀释的最大倍数，在不超过此稀释倍数的浓度下进行内毒素限值的检测。用以下公式来确定 MVD：

$$\mathrm{MVD}=cL/\lambda$$

式中，L 为供试品的细菌内毒素限值；c 为供试品溶液的浓度，当 L 以 EU/mL 表示时，则 c 等于 1.0 mL/mL，当 L 以 EU/mg 或 EU/U 表示时，c 的单位需为 mg/mL 或 U/mL。如供试品为注射用无菌粉末或原料药，则 MVD 取 1，可计算供试品的最小有效稀释浓度 $c=\lambda/L$；λ 为在凝胶法中鲎试剂的标示灵敏度(EU/mL)，或是在光度测定法中所使用的标准曲线上最低的内毒素浓度。

3. 干扰作用

细菌内毒素检查法中提到的干扰作用是指，供试品溶液中含有的某些成分会对细菌内毒素与鲎试剂的反应产生一定的影响，而出现假阴性或假阳性结果。一般将导致假阴性结果的干扰现象称为抑制干扰，导致假阳性结果的干扰现象称为增强作用。

实际上大部分的干扰作用都可以通过使用细菌内毒素检查用水稀释供试品的方法排除。当有些干扰作用仅使用稀释法不能排除时，可采用其他方法消除干扰因素，然后再进行试验。常出现的干扰和排除干扰的方法见表 18.1。

表 18.1　常见干扰因素及排除方法

干扰因素	干扰作用类型	排除方法
供试品溶液本身为强酸、强碱，或本身具有偏酸偏碱的缓冲作用	抑制	将供试品的 pH 调节至 6.0～8.0
含有螯合剂(如 EDTA)	抑制	添加适当 Ca^{2+}、Mg^{2+}
含有某些抗凝因子	抑制	将供试品适当加热，使抗凝因子失活
含葡聚糖类物质	增强	使用抗增液或特异性鲎试剂

将有干扰作用的样品进行稀释或其他方法处理后，需进行验证是否已排除了干扰作用，不会出现假阴性或假阳性结果。验证的方法即是干扰试验。当通过干扰试验确证后，此稀释浓度或处理方法即可用于日常检验工作。

凝胶法的检查试验中制备的供试品阳性对照，和光度法的检查试验中制备的回收管，目的也是为了验证在当时的试验条件下不存在干扰作用，保证结果的准确性和可靠性。

4. 细菌内毒素单位

细菌内毒素的量用内毒素单位(EU)表示，1EU 与 1 个内毒素国际单位(IU)相当。

三、试验材料及相关要求

(一)试剂

1. 细菌内毒素标准品

细菌内毒素标准品按级别分为国际标准品、国家标准品和工作标准品。

其中，细菌内毒素国际标准品是由 WHO 制备，在世界范围内进行效价的协作标定，主要用于世界各国标定各自国家的标准品之用。

细菌内毒素国家标准品系自大肠埃希菌提取精制而成，以细菌内毒素国际标准品为基准标定其效价，用于标定、仲裁鲎试剂灵敏度、标定细菌内毒素工作标准品的效价、干扰试验及检查法中编号 B 和 C 溶液的制备、凝胶法中鲎试剂灵敏度复核试验、光度测定法中标准曲线可靠性试验。

细菌内毒素工作标准品系以细菌内毒素国家标准品为基准标定其效价，用于干扰试验及检查法中编号 B 和 C 溶液的制备、凝胶法中鲎试剂灵敏度复核试验、光度测定法中标准曲线可靠性试验。

在细菌内毒素检查试验中，除另有规定外，应使用由中国药品生物制品检定所统一发放的标准品。

2. 细菌内毒素检查用水

细菌内毒素检查用水系指内毒素含量小于 0.015 EU/mL(用于凝胶法)或 0.005 EU/mL(用于光度测定法)且对内毒素试验无干扰作用的灭菌注射用水。用于标准品、供试品的复溶、稀

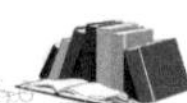

释，鲎试剂的溶解，阴性对照的制备等。

3. 鲎试剂

鲎试剂包括凝胶法鲎试剂、动态浊度法鲎试剂、动态显色法鲎试剂、终点显色法鲎试剂和终点浊度法鲎试剂。

（二）仪器设备

1）天平：供试品称量用，精度为 0.1 mg 以下。

2）电热干燥箱：除外源性内毒素用，温度应能达到 250℃，温度需经过校验，或使用“细菌内毒素灭活验证标准品”进行内毒素的灭活验证。

3）漩涡混合器：由于细菌内毒素具有两极性，在溶液中易聚集和被吸附，因此在细菌内毒素检查法试验中必须使用漩涡混合器将内毒素分布达到均匀状态。

4）恒温水浴箱或适宜的恒温器（37℃±1℃），温度需经过校验。

5）细菌内毒素光度测定仪器，波长、温度、稳定性等需经过校验，满足试验要求。

（三）试验用具

1. 玻璃器皿

（1）清洗

将玻璃器皿放入铬酸洗液或其他热原灭活剂或清洗液中充分浸泡，然后取出将洗液空干，用自来水将残留洗液彻底洗净，再用蒸馏水反复冲洗三遍以上，空干后放入适宜的密闭金属容器中或用锡箔纸包好后再放入金属容器内，放置入烤箱。

（2）玻璃器皿表面可能存在的外源性内毒素的去除

玻璃器皿置烤箱后，将烤箱调至 250℃，待烤箱温度升至设定的温度后开始计时，干烤 30 分钟以上。达到规定时间后，关断电源，待烤箱温度自然降至室温。

2. 微量移液器

微量移液器或移液管等需使用量程的，需经过校验，符合试验要求。

3. 塑料器械

若使用塑料器械，如微孔板和与微量加样器配套的吸头等，应选用标明无内毒素并且对实验无干扰的器械。

（四）试验环境

实验操作应在清洁环境中进行，过程中应防止内毒素和微生物的污染。

(五)人员及实验室资质

对于进行细菌内毒素检测的人员，要求参加过有关于细菌内毒素检验的相关培训并有记录或证书。实验室应定期参加相关的外部能力验证。

四、凝胶法试验介绍

凝胶法系通过鲎试剂与内毒素产生凝集反应的原理来检测或半定量内毒素的方法。分为鲎试剂灵敏度复核试验、干扰试验和检查试验。

(一)鲎试剂灵敏度复核

鲎试剂的灵敏度是指该批鲎试剂能够检测的最低内毒素浓度。如果供试品溶液中所含的内毒素大于或等于鲎试剂的灵敏度就会形成坚实凝胶，反应为阳性。

灵敏度复核的目的不仅是考察鲎试剂的灵敏度是否准确，也是考查检验人员操作方法是否正确及实验条件是否符合规定。

因此要求每个实验室在使用一批新的鲎试剂前必须进行灵敏度复核实验。

1.实验操作

(1)细菌内毒素标准溶液的制备

取细菌内毒素国家标准品或工作标准品一支，按照标准品说明书加入规定量的细菌内毒素检查用水溶解其内容物，用封口膜将瓶口封严，置旋涡混合器上混合 15 min。然后进行稀释，制备成 4 个浓度的细菌内毒素标准溶液，即 2λ、λ、0.5λ、0.25λ(λ 为所复核的鲎试剂的标示灵敏度)，每稀释一步均应在旋涡混合器上混合 30 秒钟(详细过程请参见标准品使用说明书)。

若使用的为细菌内毒素国家标准品，可按其使用说明书将其稀释至规定浓度后分装、保存。若为细菌内毒素工作标准品，为一次性使用。

(2)待复核鲎试剂的准备

取规格为 0.1 mL/支的鲎试剂 18 支，每支加入 0.1 mL 检查用水溶解，轻轻转动瓶壁，使内容物充分溶解，避免产生气泡。若待复核鲎试剂的规格不是 0.1 mL/支时，取若干支按其标示量加入检查用水复溶，充分溶解后将鲎试剂溶液混和在一起，然后每 0.1 mL 分装到 10 mm×75 mm 凝集管中，要求至少分装 18 管备用。

(3)加样

2λ、λ、0.5λ、0.25λ 的内毒素标准溶液每一浓度加 4 支管，加样体积为 0.1 mL；另 2 支(管)作为阴性对照，分别加入 0.1 mL 检查用水。

(4)封口保温

加样结束后，将鲎试剂用封口膜封口，轻轻振动混匀，避免产生气泡，放入 37℃±1℃

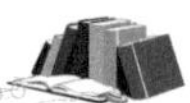

水浴或适宜恒温器中，保持水平状态，保温 60 min±2 min。

(5) 观察并记录结果

将每管拿出缓缓倒转 180°观察，若管内形成凝胶，并且凝胶不变形，不从管壁滑脱者为阳性，记录为(+)；未形成凝胶或形成的凝胶不坚实、变形并从管壁滑脱者为阴性，记录为(–)。保温和拿取试管过程应避免受到振动造成假阴性结果。

2. 实验结果计算

最大浓度 2λ 4 管均为阳性，最低浓度 0.25λ 4 管均为阴性，阴性对照为阴性时实验为有效，按下式计算反应终点浓度的几何平均值即为鲎试剂灵敏度的复核结果(λ_c)。

$$\lambda_c = \lg^{-1}(\sum X/4)$$

式中，X 为反应终点浓度的对数值(lg)。反应终点浓度是系列递减的内毒素标准溶液中最后一个呈阳性结果的浓度。

3. 结果判断

当 λ_c 在 0.5λ～2λ(包括 0.5λ 和 2λ)时判定该批鲎试剂灵敏度复核合格，可用于干扰试验和供试品细菌内毒素检查，并以 λ(标示灵敏度)为该批鲎试剂的灵敏度。

(二) 干扰试验

干扰试验的目的是确定供试品在多大的稀释倍数或浓度下对内毒素和鲎试剂的反应不存在干扰作用，为能否使用细菌内毒素检查法提供依据。并且验证当供试品的配方和工艺有变化，鲎试剂来源改变或供试品阳性对照结果呈阴性时供试品是否存在干扰作用。

由于干扰试验检验的是在供试品存在的情况下内毒素与鲎试剂的反应是否正常，与所使用鲎试剂的灵敏度无关，因此在干扰试验中原则上可使用任一灵敏度的鲎试剂。但建议使用较低灵敏度(如 0.5 或 0.25 EU/mL)的鲎试剂，可尽量避免供试品所含的内毒素对干扰试验造成的阳性影响。

1. 干扰试验预试验

预试验的目的是初步确定供试品的最大不干扰浓度(当限值以 EU/mg 或 EU/U 活性单位表示)或最小不干扰稀释倍数(当限值以 EU/mL 表示)，为正式干扰试验提供依据。

1) 将无可检测到内毒素的供试品进行一系列倍数的稀释，但最大的稀释倍数不得超过 $MVD=CL/\lambda_{0.03}$(0.03 EU/mL 为现今我国市售鲎试剂的最高灵敏度)。

2) 使用鲎试剂对每一稀释倍数进行检验。每一稀释倍数下做 2 支供试品管和 2 支供试品阳性对照(即用该浓度的供试品稀释液将内毒素标准品制成 2λ 浓度)。另取 2 支加入细菌内毒素检查用水作为阴性对照，2 支加入 2λ 浓度的内毒素标准溶液作为阳性对照。保温(60±2) min 后，观察并记录结果。

3) 当阴性对照为阴性，阳性对照为阳性时，试验为有效。当系列浓度中出现供试品溶液 2 管为阴性，供试品阳性对照 2 管为阳性时，认为供试品在该浓度下不干扰试验，此稀释倍数即为最小不干扰稀释倍数。即可选择该稀释倍数进行正式干扰试验。

当系列浓度中所有浓度的供试品管都不为阴性，或供试品阳性对照管不为阳性时，说明供试品对内毒素与鲎试剂的反应存在干扰，则应对供试品进行更大倍数稀释（不得超过 $MVD=CL/\lambda_{0.03}$），或通过其他适宜的方法（如过滤、中和、透析或加热处理等）排除干扰。为确保所选择的处理方法能有效地排除干扰且不会使内毒素失去活性，要使用预先添加了标准内毒素再经过处理的供试品溶液作为供试品阳性对照进行干扰试验。

当供试品的内毒素限值单位为 EU/mg 或 EU/U 时，应将最小不干扰稀释倍数换算成最大不干扰浓度（即该稀释倍数下溶液的浓度），以 mg/mL 或 U/mL 表示。

4）举例。

设某注射液限值为 2.5 EU/mL，按 $MVD=CL/\lambda$ 计算出灵敏度为 0.03 EU/mL 下的 MVD 的 83 倍，将供试品溶液稀释一系列进行检验，用灵敏度为 0.25 EU/mL 的鲎试剂进行预试验。结果见表 18.2。

表 18.2　干扰试验预试验结果

稀释倍数	原液	5	10	20	40	80
供试品溶液	－－	－－	－－	－－	－－	－－
供试品阳性对照	－－	－－	－－	＋＋	＋＋	＋＋

如上结果可初步确定该样品的最小不干扰稀释倍数为 20 倍，可在此浓度下进行正式干扰试验。

2. 干扰试验

干扰试验目的是检验在某一浓度下的供试品对于鲎试剂与内毒素的反应有无干扰作用。

（1）制备内毒素标准对照溶液

取 1 支细菌内毒素标准品，用细菌内毒素检查用水稀释成 4 个浓度的标准溶液即 2λ、λ、0.5λ、0.25λ。

（2）制备含内毒素的供试品溶液

将供试品稀释至预试验中确定的不干扰稀释倍数，再用此稀释液将同一支细菌内毒素标准品稀释成 4 个浓度，即 2λ、λ、0.5λ、0.25λ 的含内毒素的供试品溶液。

（3）鲎试剂的准备

取规格为 0.1 mL/支的鲎试剂 36 支，每支加入 0.1 mL 检查用水溶解。若鲎试剂的规格不是 0.1 mL/支时，按其标示量加入检查用水复溶，将复溶后的鲎试剂溶液混和在一起，然后每 0.1 mL 分装到 10 mm×75 mm 凝集管中，要求至少分装 36 管备用。

（4）加样

将准备好的 36 支鲎试剂放在试管架上。将 2λ、λ、0.5λ、0.25λ 的内毒素标准溶液每一浓度加 4 支管，另取 2 支加入检查用水作为阴性对照。将含 2λ、λ、0.5λ、0.25λ 的内毒素的供试品溶液每一浓度加 4 支管，另取 2 支加入供试品溶液作为样品阴性对照。加样体积均为 0.1 mL。加样结束后，放入 37℃±1℃水浴或适宜恒温器中，保温 60min±2min，

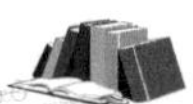

观察并记录结果。

(5) 实验结果计算

如两组最大浓度 2λ 均为阳性，最低浓度 0.25λ 均为阴性，阴性对照 4 管均为阴性时，按下式计算用检查用水制成的内毒素标准溶液的反应终点浓度的几何平均值(E_s)和用供试品溶液或稀释液制成的内毒素溶液的反应终点浓度的几何平均值(E_t)。

$$E_s=\lg^{-1}(\Sigma X_s/4)$$
$$E_t=\lg^{-1}(\Sigma X_t/4)$$

式中，X_s、X_t 分别为检查用水和供试品溶液或稀释液制成的内毒素溶液的反应终点浓度的对数值(lg)。

(6) 结果判断

当 E_s 在 0.5λ～2λ(包括 0.5λ 和 2λ)时，且 E_t 在 $0.5E_s$～$2.0E_s$(包括 $0.5E_s$ 和 $2.0E_s$)时，则认为供试品在该浓度下不干扰试验，可在该浓度下对此供试品进行细菌内毒素检查。

当 E_t 不在 $0.5E_s$～$2.0E_s$(包括 $0.5E_s$ 和 $2.0E_s$)时，则认为供试品在该浓度下干扰试验。应使用适宜方法排除干扰，如对供试品进行更大倍数的稀释，是排除干扰因素的简单有效方法。

建立新品种细菌内毒素检查方法时，每个厂家至少取三个批号(不包括亚批)的供试品，用两个以上鲎试剂生产厂家的鲎试剂进行干扰试验。

(7) 举例

设供试品为某注射液，预试验中初步确定其最小不干扰稀释倍数为 20 倍，使用灵敏度为 0.25 EU/mL 的鲎试剂检测供试品是否对内毒素检查存在干扰。结果见表 18.3。

表 18.3　干扰试验结果

内毒素浓度/(EU/mL)	0.5	0.25	0.125	0.0625	NC	反应终点浓度
1　内毒素标准溶液	+	+	+	–	–	0.125
2	+	+	+	–	–	0.125
3	+	+	+	–		0.125
4	+	+	+	–		0.125
1　含供试品的	+	+	–	–	–	0.25
2　内毒素溶液	+	+	–	–	–	0.25
3	+	+	–	–		0.25
4	+	+	–	–		0.25

$$E_s=\lg^{-1}(\Sigma X_s/4)$$
$$=\lg^{-1}[(\lg 0.125+\lg 0.125+\lg 0.125+\lg 0.125)/4]$$
$$=0.125(\text{EU/mL})$$
$$E_t=\lg^{-1}(\Sigma X_t/4)$$
$$=\lg^{-1}[(\lg 0.25+\lg 0.25+\lg 0.25+\lg 0.25)/4]$$

$=0.25$（EU/mL）

E_t 在 $0.5E_s$～$2.0E_s$ 范围内，说明该供试品进行 20 倍稀释后确已排除干扰作用，在低于或等于此浓度的情况下即可使用细菌内毒素检查法。

（三）供试品细菌内毒素检查

在细菌内毒素检查中，每批供试品必须做 2 支供试品管和 2 支供试品阳性对照，同时每次试验必须做 2 支阳性对照和 2 支阴性对照。

1. 操作方法

（1）供试品溶液制备

首先计算 $MVD = C \cdot L/\lambda$，然后将供试品进行稀释，其稀释倍数不得超过 MVD。

溶于水的供试品：要使用细菌内毒素检查用水复溶、稀释；

不溶于水的供试品：可使用其他溶剂溶解（酒精、DMSO 等），再用检查用水稀释。但要对溶剂进行内毒素含量的检验和不干扰稀释倍数的验证。

医疗器械：在溶液中浸提制成供试品溶液。

（2）阳性对照溶液的制备

用检查用水将标准品稀释制成 2λ 浓度的内毒素标准溶液。

（3）供试品阳性对照溶液的制备

用待检测的供试品溶液或其稀释液将内毒素标准品制成 2λ 浓度的内毒素溶液。

（4）阴性对照液

即细菌内毒素检查用水。

（5）鲎试剂的准备

取复溶后规格为 0.1 mL/支或分装好的鲎试剂 8 管备用。

其中 2 支加入 0.1 mL 供试品溶液或其稀释液（其稀释倍数不得超过 MVD）作为供试品管，2 支加入 0.1 mL 阳性对照溶液作为阳性对照管（PC），2 支加入 0.1 mL 检查用水作为阴性对照（NC），2 支加入 0.1 mL 供试品阳性对照溶液作为供试品阳性对照管（PPC）。

（6）封口保温

将管中溶液轻轻混匀后，用封口膜封闭管口，垂直放入 37℃±1℃水浴或适宜恒温器中，保温 60min±2min。

2. 结果判断

当阳性对照都为阳性、供试品阳性对照都为阳性且阴性对照都为阴性时，实验方为有效。若供试品 2 管均为阴性，认为该供试品符合规定。当供试品的稀释倍数等于 MVD 时结果出现供试品 2 管均为阳性，应认为不符合规定；如 2 管中 1 管为阳性，1 管为阴性，按上述方法另取 4 支供试品管复试，4 管中如有 1 管为阳性，即认为不符合规定。若供试品的稀释倍数小于 MVD 而结果出现 2 管均为阳性或 2 管中 1 管为阳性时，按同

样方法将其稀释至 MVD 重新实验，再对结果进行判断。

3. 异常结果的处理

当实验结果出现异常时，应对产生的原因进行分析，常见异常结果情况及原因分析见表 18.4。

表 18.4　常见异常结果情况及原因分析

异常结果	原因分析
阴性对照为阳性	系统中可能存在内毒素的污染（器具、环境）
阳性对照为阴性	标准品稀释是否准确，鲎试剂是否失活，反应温度时间是否正确，仪器状态是否正常，所用试剂、器材有无抑制干扰作用等
样品阳性对照为阴性	标准品稀释是否准确，供试品存在抑制干扰作用
样品为阳性	启动“可疑结果处理程序”对试验过程进行回顾，有无造成内毒素污染的可能，按程序规定处理 应排除假阳性结果的可能 并可使用定量方法提供数据，以供参考

五、光度测定法简介

光度测定法的实质是使用内毒素标准物质制备标准曲线，反求出样品中的内毒素含量值。分为浊度法和显色基质法。

浊度法系利用检测鲎试剂与内毒素反应过程中的浊度变化而测定内毒素含量的方法。根据检测原理，可分为终点浊度法和动态浊度法。终点浊度法是依据反应混合物中的内毒素浓度和其在孵育终止时的浊度（吸光度或透光率）之间存在着量化关系来测定内毒素含量的方法。动态浊度法是检测反应混合物的浊度到达某一预先设定的吸光度所需要的反应时间，或是检测浊度增加速度的方法。

显色基质法系利用检测鲎试剂与内毒素反应过程中产生的凝固酶使特定底物释放出呈色团的多少而测定内毒素含量的方法。根据检测原理，分为终点显色法和动态显色法。终点显色法是依据反应混合物中内毒素浓度和其在孵育终止时释放出的呈色团的量之间存在的量化关系来测定内毒素含量的方法。动态显色法是检测反应混合物的色度达到某一预先设定的吸光度所需要的反应时间，或检测色度增长速度的方法。

光度测定试验需在特定的仪器中进行，温度一般为 37℃±1℃。

供试品和鲎试剂的加样量、供试品和鲎试剂的比例以及保温时间等，参照所用仪器和试剂的有关说明进行。

光度测定法可通过回收率的变化，分析出样品排除干扰的趋势，尤其对于凝胶法中出现的阳性结果是由于样品本身内毒素含量过高还是存在增强干扰作用可作出可靠的判断。

1. 实验操作

使用检查用水将一支内毒素标准品溶解稀释，并制成至少 3 个浓度的稀释液（相邻浓度间稀释倍数不得大于 10），如 10、1、0.1 EU/mL 或 0.5、0.25、0.125、0.0625、0.03 EU/mL，但最低浓度不得低于所用鲎试剂的标示检测限。

将供试品进行稀释，但不得超过 MVD。选择标准曲线中点或一个靠近中点的内毒素浓度，设为 λ_m，作为添加到供试品中的标准内毒素浓度。

标准曲线每个浓度不少于 2 支平行管，供试品每个浓度不少于 2 支平行管，同时供试品每个浓度的样品阳性对照也不少于 2 支平行管。并用检查用水做 2 支阴性对照。

将标准内毒素溶液、供试品、供试品阳性对照和阴性对照按仪器要求的体积分装到仪器配置的反应容器中，再将鲎试剂也按要求的体积加入到反应容器中，轻轻混匀，避免产生气泡，然后将反应容器放入光度测定仪中进行反应。

2. 实验结果计算

当反应完毕后，仪器生成标准曲线并按所得线性回归方程分别计算出供试品溶液和含标准内毒素的供试品溶液的内毒素含量 C_t 和 C_s，按下式计算供试品每一浓度的回收率（R）。

$$R=(C_s-C_t)/\lambda_m\times100\%$$

3. 结果判断

当反应完毕后，使用标准曲线来计算供试品的每一个平行管的内毒素浓度。试验必须符合以下三个条件方为有效。

1）标准曲线的结果要符合“标准曲线的可靠性试验”中的要求。

2）该浓度下的内毒素回收率要在 50%～200%的范围内。

3）阴性对照的反应时间大于标准曲线最低浓度的反应时间。

若供试品溶液所有平行管的平均内毒素浓度乘以稀释倍数后，小于规定的内毒素限值，判供试品符合规定。若大于或等于规定的内毒素限值，判供试品不符合规定。

(中国食品药品检定研究院　蔡　彤)

思 考 题

1. 细菌内毒素检查法共有几种方法，分别是什么？
2. 细菌内毒素标准品复溶后需要在漩涡混合器上混合多长时间？为什么？
3. 进行细菌内毒素检查时需制备几种对照？
4. 最大有效稀释倍数的计算公式是什么？
5. 当检查试验结果出现异常时，可如何处理？

参 考 文 献

1. 国家药典委员会. 2010. 中华人民共和国药典.
2. 中国药品检验标准操作规程. 2010.

模块十九　药品微生物限度及无菌检查法

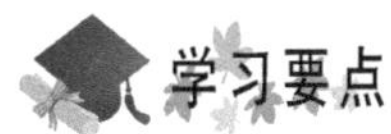

学习要点

了解药品微生物限度及无菌检查的方法。

一、无 菌 检 查

(一)概述

无菌检查法系用于检查药典要求无菌的药品、医疗器具、原料、辅料及其他品种是否无菌的一种方法。它是根据用于试验的培养基中是否有微生物生长来判断样品的无菌性。由于无菌试验的抽样局限性，从理论上讲，污染的检出率要比实际产品的污染率低得多。也就是说，药典的无菌检查法无法设计成可确定整批产品是否无菌或已彻底灭菌，当供试品符合无菌检查法的规定时，仅表明了供试品在该检验条件下未发现微生物污染。

在现代医学实践中，规定应无菌的药品及器材可能直接进入或间接作用于人体内环境，一旦引入污染微生物，将严重危及患者生命，后果极其严重。所以，尽管无菌检查存在明显的局限性，但是由于它可用于确定批产品不符合无菌要求，一定程度避免微生物污染药械的应用，减少药害悲剧的发生率。因此，无菌检查在各国药品质量控制体系中具有十分重要的意义。

美国、欧洲和日本三方(ICH)无菌检查法的协调案已进入最后阶段，并已被三方药典正式收载，方法中重要的方面均取得了一致。《中国药典》2010 年版的无菌检查法与 ICH 无菌检查法的主要内容是一致的，基本达到与国际接轨。

由于无菌检查是对样本进行破坏性检查的试验，药品被微生物污染又是随机的和复杂的，而药品污染微生物通常属于小概率事件，所以无菌检查试验一般没有复试意义，目前各国药典均将无菌检查规定为一次性检验结论。但是，微生物在自然界广泛存在，如何保证在检验过程中供试品不被污染，即避免“假阳性”的实验结论？同时，由于药品通常并不是微生物存活的良好环境，经过生产过程的处理和药品的长时间作用，药品中污染的微生物可能处于受损伤、受抑制的状态，如何将这些受损伤、受抑制的微生物尽可能地复苏、培养出来，从而提高检出效率，即避免“假阴性”的实验结论？这些问题的存在，使得药品无菌检查并不是一件简单的工作，而是一项复杂的系统工程，应该以系统化的思维来看待这一工作(图 19.1)，加强实验保障、完善方法验证和标准化操作规程(SOP)、增加结果判断的技术手段，并重视无菌检查实验过程监控，通过这些方方面面的努力，提高无菌检查结果的可靠性和科学性，切实做到无菌检查的一次性结论，这是无菌检查的基本要求。

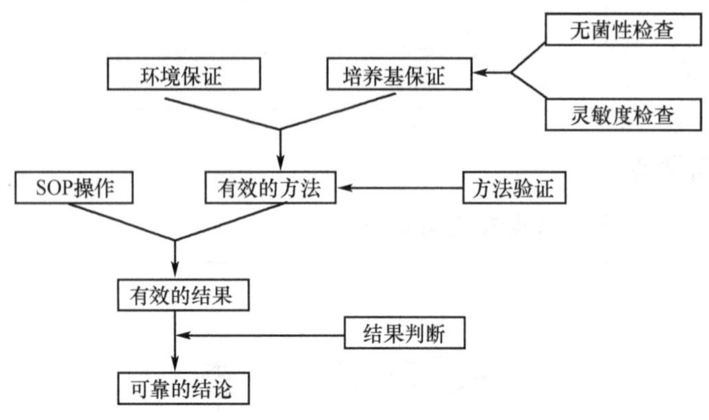

图 19.1　药品微生物检查的系统思维框架示意图

(二)培养基适用性检查

无菌检查用的硫乙醇酸盐流体培养基及改良马丁培养基等应符合培养基的无菌性检查及灵敏度检查的要求。本检查可在供试品的无菌检查前或与供试品的无菌检查同时进行。如果培养基适用性检查结果不符合规定，应逐一排查干粉、配制、灭菌、储存条件等各个环节，必要时可采用对照培养基同时对比实验排查原因。

1. 无菌性检查

每批培养基随机取不少于 5 支(瓶)，培养 14 天，应无菌生长。

2. 灵敏度检查

菌种：培养基灵敏度检查所用的菌株传代次数不得超过 5 代(从菌种保存中心获得的冷冻干燥菌种为第 0 代)，并采用适宜的菌种保存技术，以保证试验菌株的生物学特性。

金黄色葡萄球菌(*Staphylococcus aureus*)［CMCC(B) 26 003］

铜绿假单胞菌(*Pseudomonas aeruginosa*)［CMCC(B) 10 104］

枯草芽孢杆菌(*Bacillus subtilis*)［CMCC(B) 63 501］

生孢梭菌(*Clostridium sporogenes*)［CMCC(B) 64 941］

白色念珠菌(*Candida albicans*)［CMCC(F) 98 001］

黑曲霉(*Aspergillus niger*)［CMCC(F) 98 003］

接种金黄色葡萄球菌、铜绿假单胞菌、枯草芽孢杆菌的新鲜培养物至营养肉汤或营养琼脂培养基中，接种生孢梭菌的新鲜培养物至硫乙醇酸盐流体培养基中，30～35℃培养 18～24 小时；接种白色念珠菌的新鲜培养物置改良马丁培养基或改良马丁琼脂培养基

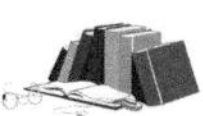

中，23～28℃培养 24～48 小时，上述培养物用 0.9%无菌氯化钠溶液制成每 1 mL 含菌数小于 100CFU（菌落形成单位）的菌悬液。接种黑曲霉的新鲜培养物置改良马丁琼脂斜面培养基上，23～28℃培养 5～7 天，加入 3～5 mL 含 0.05%（*V*/*V*）聚山梨酯 80 的 0.9%无菌氯化钠溶液，将孢子洗脱。然后，用适宜的方法吸出孢子悬液至无菌试管内，用含 0.05%（*V*/*V*）聚山梨酯 80 的 0.9%无菌氯化钠溶液制成每 1mL 含孢子数小于 100CFU 的孢子悬液。

菌悬液制备后应在 2 小时内使用，若保存在 2～8℃的菌悬液中可以在 24 小时内使用。黑曲霉也可制成稳定的孢子悬液在 2～8℃保存，在验证过的储存期内替代对应量的新鲜孢子悬液使用。

培养基接种： 取每管装量为 12 mL 的硫乙醇酸盐流体培养基 9 支，分别接种小于 100CFU 的金黄色葡萄球菌、铜绿假单胞菌、枯草芽孢杆菌、生孢梭菌各 2 支，另 1 支不接种作为空白对照，培养 3 天；取每管装量为 9 mL 的改良马丁培养基 5 支，分别接种小于 100CFU 的白色念珠菌、黑曲霉各 2 支，另 1 支不接种作为空白对照，培养 5 天。逐日观察结果。

结果判定：空白对照管应无菌生长，若加菌的培养基管均生长良好，判该培养基的灵敏度检查符合规定。

（三）无菌检查方法验证

1. 关于方法验证实验的一般情况

方法验证是所有分析测试工作的基本要求，同其他检查方法一样，药品微生物检查也应通过相应的验证实验建立自身的检验方法。

微生物的生长受许多因素的影响，特别是药品中污染的微生物尤为如此。药品微生物检验是检测药品中具有繁殖能力的活细胞，这些活的微生物在药品中处于不稳定的状态，它的检出与否受许多因素的影响，主要影响因素有如下几点。

（1）供试品组分

由于供试品本身的特性，可能含有具有抑菌作用的组成成分，如中药中的黄连、牛黄、冰片等。另外，很多供试品中加入抑菌剂或防腐剂以防止供试品中的微生物再污染和再繁殖，也包括增溶剂、乳化剂、抗氧剂等其他辅料。这些组分在一定浓度下对微生物具有抑制作用，并可能对药品中污染的微生物造成不同程度的损伤。供试品中污染的微生物在这些条件的影响下有可能检不出。这时，它们虽然被抑制甚至受到损伤，但并未死亡，在一定条件下它们还可以稳定地存活一段时间。当微生物生存环境改变时，如抑菌成分消除或浓度降低时，这些微生物便可以复苏并繁殖，患者使用后同样可危及人体健康。对于这些药品，如按常规方法进行微生物检验，往往显示假阴性结果。

除此之外，在药品微生物检验中，由于原料来源不同（特别是中药制剂），生产工艺的差别及使用的辅料不同等，使不同厂家生产的同一产品，甚至是同一厂家生产的同一产品不同批次的药品往往对同一种微生物的生长也有不同程度的影响。

从理论上讲，许多药品含有影响微生物生长的物质，许多试验也表明了这一点，供试品的组分及其浓度将直接影响供试品中污染微生物的检查结果准确与否。

(2)微生物污染的检查方法

微生物限度检查方法包括供试液制备方法和微生物检测方法，它是保证检验结果准确可靠的最重要前提。

微生物检测时，首先进行供试液的制备，不同特性的供试品，应采用不同的供试液制备方法，如水溶性供试品直接加稀释剂制备即可；不溶于水的固体供试品采用匀浆或加混悬剂制成均匀的混悬液；非水溶性油剂或软膏剂，因其与水难溶，使其中污染的微生物难与培养基接触或因缺氧而无法生长，需采用乳化剂使其成均匀分散的乳浊液；有抑菌成分的供试品可加入消除抑菌成分的中和剂；离心沉淀及薄膜过滤消除抑菌成分的方法等，这些物理或化学的供试液制备方法在进行过程或多或少地影响着供试品中微生物的回收。

同一份供试液采用不同的微生物检测方法，如常规法、培养基稀释法、薄膜过滤法、MPN 法等，其检测的结果可不同，因为其中所含的供试品浓度不同，特别是有抑菌作用的供试品。

(3)检验条件

药品中污染的微生物的检查是基于微生物在培养基中的生长情况进行的结果判断。因此，培养基的质量、pH、培养温度、培养时间及供氧情况等均影响微生物的生长，导致检验结果的差异。除此之外，试验人员操作的误差，不同实验室的误差等原因，均可影响微生物结果的检出。

综上分析，目前药品微生物检验方法是有限的，而检验所涉及的实验条件和人员因素等，可以通过标准化管理在一定程度上消除，相对来讲，影响药品微生物检验更主要的因素是供试品。所以，千差万别的药品成分和工艺是决定药品个性化检验方法的根本原因，也就是说，消除供试品在检验条件下对微生物生长的影响是方法验证的中心任务，这种消除效果的检验或确证是通过接种药典规定的标准菌株的生长试验来判断的。按这一分析，可以归纳出药品微生物检查方法验证实验的一般程序和关键环节（图 19.2）。

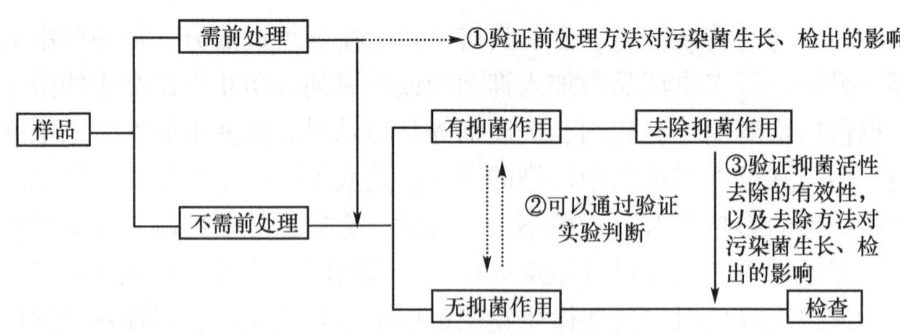

图 19.2　微生物检查方法验证的一般程序及关键环节

《中国药典》2005 年版之前，无菌检查法和微生物限度检查法中未规定对方法的适用性进行验证。《中国药典》2000 年版之前的无菌检查法，是以阳性对照试验确认所采用的无菌检查方法是否适合于所检样品。然而产品中污染的微生物是多种多样的，阳性

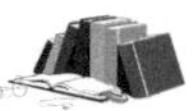

试验菌很难有代表性。《中国药典》2000年版参照USP增订了抑细菌、抑真菌试验，其目的是采用直接接种法确定供试品是否具有抑菌作用，以判断产品无菌检查方法应采用直接接种法还是薄膜过滤法，这种评价是片面的，因为供试品有无抑菌作用是相对于相应的检测方法而言的。在微生物限度检查法中，控制菌检查的阳性对照试验基本上可以起到部分验证试验的作用；而污染菌数测定时，除了高稀释级的菌数等于或高于低稀释级的菌数(计数结果相差10倍或10倍以上)时，需要改用培养基稀释法进行样品的菌数测定，其他均按“菌数报告规则”确定计数结果，这意味着样品抑菌作用再强，也可采用培养基稀释法测定。另外，由于微生物限度标准和方法的限制，有的样品即使存在两稀释级计数结果相差10倍或10倍以上，也无法从试验中看出，由此可能将不合格的样品判为合格。

由此可见，若不进行方法验证，将无法确认药品中污染微生物的回收程度，可能造成检验结果无法体现样品污染的真实情况。

2. 无菌检查方法验证

《中国药典》2010年版规定，当建立产品的无菌检查法时，应进行方法的验证，以证明所采用的方法适合于该产品的无菌检查。若该产品的组分或原检验条件发生改变时，检查方法应重新验证。

验证时，按“供试品的无菌检查”的规定及下列要求进行操作。对每一试验菌应逐一进行验证。

(1) 菌种及菌液制备

除大肠埃希菌(*Escherichia coli*)[CMCC(B) 44102]外，金黄色葡萄球菌、枯草芽孢杆菌、生孢梭菌、白色念珠菌、黑曲霉同培养基灵敏度检查。大肠埃希菌的菌液制备同金黄色葡萄球菌。

(2) 薄膜过滤法

取每种培养基规定接种的供试品总量按薄膜过滤法过滤，冲洗，在最后一次的冲洗液中加入小于100CFU的试验菌，过滤。取出滤膜接种至硫乙醇酸盐流体培养基或改良马丁培养基中，或将培养基加至滤筒内。另取一装有同体积培养基的容器，加入等量试验菌，作为对照。按照规定温度培养3～5天，各试验菌同法操作。

(3) 直接接种法

取符合直接接种法培养基用量要求的硫乙醇酸盐流体培养基8管，分别接入小于100CFU的金黄色葡萄球菌、铜绿假单胞菌(或大肠埃希菌)、枯草芽孢杆菌、生孢梭菌各2管，取符合直接接种法培养基用量要求的改良马丁培养基4管，分别接入小于100CFU的白色念珠菌、黑曲霉各2管。其中1管接入每支培养基规定量的供试品量，另1管作为对照，按照规定的温度培养3～5天。

(4) 结果判断

与对照管比较，如含供试品各容器中的试验菌均生长良好，则说明供试品的该检验量在该检验条件下无抑菌作用或其抑菌作用可以忽略不计，照此检查方法和检查条件进行供试品的无菌检查。如含供试品的任一容器中的试验菌生长微弱、缓慢或不生长，则说明供试品的该检验量在该检验条件下有抑菌作用，可采用增加冲洗量，增加培养基的用量，使用中和剂或灭活剂，更换滤膜品种等方法，消除供试品的抑菌作用，并重新进行方法验证试验。

验证试验也可与供试品的无菌检查同时进行。

3. 无菌检查方法验证报告

无菌检查方法验证实验结束后，应形成一份标准化的技术文件，应就方法验证实验中出现的问题和实验现象认真总结，并有关于检验程序明确的结论。涉及与产品紧密相关的供试品处理方法、检验中的关键实验点(如无菌检查方法中冲洗液体积等)应有详细描述，基本要求是另一实验方能根据方法验证报告全关重现验证试验结论。无菌检查方法验证报告是相应品种无菌检查方法个论化的基础。

(四)无菌检查法

1. 无菌检查的一般要求

(1)无菌检查的环境

无菌检查应在环境洁净度 10 000 级下的局部洁净度 100 级的单向流空气区域内或隔离系统中进行，其全过程应严格遵守无菌操作，防止微生物污染，防止污染的措施不得影响供试品中微生物的检出。单向流空气区、工作台面及环境应定期按《医药工业洁净室(区)悬浮粒子、浮游菌和沉降菌的测试方法》的现行国家标准进行洁净度验证。如果使用隔离系统进行无菌检查，应按相关的要求进行验证，其内部环境的洁净度必须符合无菌检查的要求。

(2)设备与器材

除一般意义的微生物实验器皿和设施，无菌检查需要专用的标准化仪器和器材。为了保证无菌检查结果的可靠性，在供试品性状许可的条件下，各国药典均推荐采用薄膜过滤法进行无菌检查，针对这一要求，近年来国内外普遍采用标准化的无菌检查集菌仪(millipore)(图 19.3)和无菌检查一次性使用全封闭过滤培养器(图 19.4)，极大地提高了无菌检查的质量和效率。

(3)人员

无菌检查人员必须具备微生物专业知识，并经过无菌技术的培训。

(4)实验室监控

为保证检验结果的科学、可靠和实验人员的安全，无菌检查实验室应作为一个系统处于严格监控中，不仅要保证各个子系统或设备运行有序、功能正常，更重要的是应对检测环境和程序中的各个关键点进行微生物监控，建立实验室的监控菌株库和微生物分

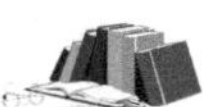

布趋势图，为结果判断和微生物溯源调查提供依据。

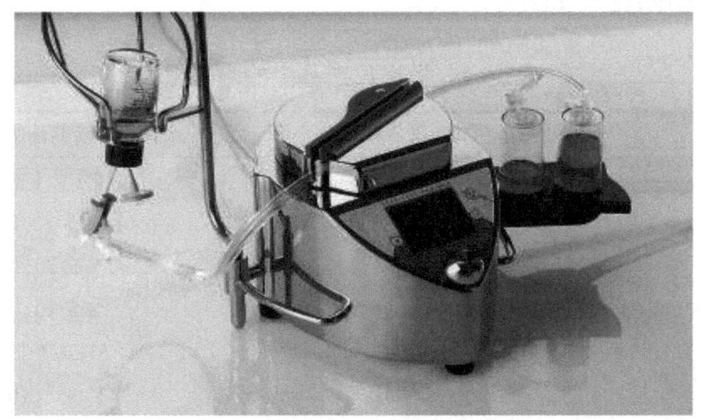

图 19.3　无菌检查用集菌仪

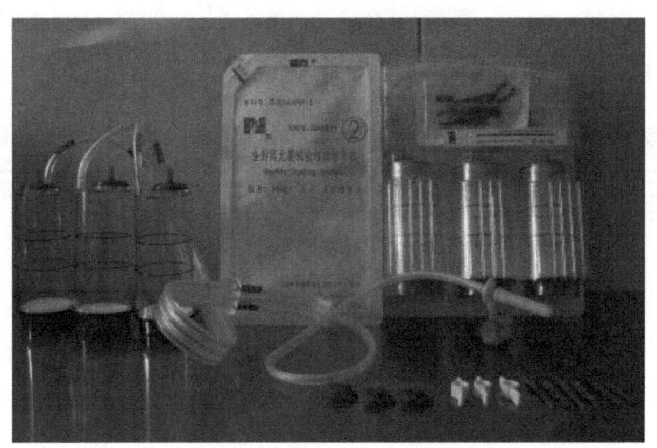

图 19.4　无菌检查一次性使用全封闭过滤培养器

(5) 文件控制

由于无菌检查过程影响因素众多，为保证实验结果的可靠性，对于实验流程的各个环节均应有文件控制。

2. 培养基、稀释剂与冲洗液

参见《中国药典》2010 年版二部，附录Ⅺ H 无菌检查法项下，培养基及稀释液、冲洗液及其制备方法要求。

3. 供试品的无菌检查

(1) 检验数量

检验数量是指一次试验所用供试品最小包装容器的数量。除另有规定外，出厂产品按表 19.1 规定；上市产品监督检验按表 19.2、表 19.3 规定。表 19.1、表 19.2、表 19.3 中最少检验数量不包括阳性对照试验的供试品用量。一般情况下，供试品无菌检查若采用薄膜过滤法，应增加 1/2 的最小检验数量作阳性对照用；若采用直接接种法，应增加供试品 1 支(或瓶)作阳性对照用。

表 19.1　批出厂产品少检验数量

供试品	批产量 N/个	接种每种培养基所需的最少检验数量
注射剂	≤100	10%或 4 个(取较多者)
	100 < N≤500	10 个
	> 500	2%或 20 个(取较少者)
大体积注射剂(> 100mL)		2%或 10 个(取较少者)
眼用及其他非注射产品	≤200	5%或 2 个(取较多者)
	> 200	10 个
桶装无菌固体原料	≤4	每个容器
	4 < N≤50	20%或 4 个容器(取较多者)
	> 50	2%或 10 个容器(取较多者)

注：若供试品每个容器内的装量不够接种两种培养基，那么表中的最少检验数量加倍。

表 19.2　液体制剂最少检验量及上市抽验样品的最少检验数量

供试品装量 V /mL	每支供试品接入每管种培养基的最少量	供试品最少检验数量/瓶或支
≤1	全量	10
1 < V < 5	半量	10
5≤V < 20	2 mL	10
20≤V < 50	5 mL	10
50≤V < 100	10 mL	10
50≤V < 100(静脉给药)	半量	10
100≤V≤500	半量	6
V > 500	500 mL	6

注：若供试品每个容器内的装量不够接种两种培养基，那么表中的最少检验数量加倍。

表 19.3　固体制剂最少检验量及上市抽验样品的最少检验数量

供试品装量 M/(支或瓶)	每支供试品接入每管种培养基的最少量	供试品最少检验数量/瓶或支
<50mg	全量	10①
50mg≤M<300mg	半量	10
300mg≤M<5g	150 mg	10
M≥5g	500 mg	10②

注：①若供试品每个容器内的装量不够接种两种培养基，那么表中的最少检验数量加倍。

②桶装固体原料的最少检验数量为 4 个包装。

(2)检验量

是指一次试验所用的供试品总量(g 或 mL)。除另有规定外，每份培养基接种的供试品量按表 19.2、表 19.3 规定。若每支(瓶)供试品的装量按规定足够接种两份培养基，则

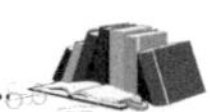

应分别接种硫乙醇酸盐流体培养基和改良马丁培养基。采用薄膜过滤法时，只要供试品特性允许，应将所有容器内的全部内容物过滤。

(3) 阳性对照

应根据供试品特性选择阳性对照菌：无抑菌作用及抗革兰阳性菌为主的供试品，以金黄色葡萄球菌为对照菌；抗革兰阴性菌为主的供试品以大肠埃希菌为对照菌；抗厌氧菌的供试品，以生孢梭菌为对照菌；抗真菌的供试品，以白色念珠菌为对照菌。阳性对照试验的菌液制备同培养基灵敏度检查，加菌量为小于100CFU，供试品用量同供试品无菌检查每份培养基接种的样品量。阳性对照管培养48~72小时应生长良好。

(4) 阴性对照

供试品无菌检查时，应取相应溶剂和稀释液、冲洗液同法操作，作为阴性对照。阴性对照不得有菌生长。

无菌试验过程中，若需使用表面活性剂、灭活剂、中和剂等试剂，应证明其有效性，且对微生物无毒性。

无菌检查法包括薄膜过滤法和直接接种法。只要供试品性状允许，应采用薄膜过滤法。供试品无菌检查所采用的检查方法和检验条件应与验证的方法相同。

操作时，用适宜的消毒液对供试品容器表面进行彻底消毒，如果供试品容器内有一定的真空度，可用适宜的无菌器材(如带有除菌过滤器的针头)向容器内导入无菌空气，再按无菌操作起开容器取出内容物。

(5) 供试品处理及接种培养基

除另有规定外，按下列方法进行。

1) 薄膜过滤法。

薄膜过滤法应优先采用封闭式薄膜过滤器。无菌检查用的滤膜孔径应不大于0.45 μm，直径约为50 mm。根据供试品及其溶剂的特性选择滤膜材质。滤器及滤膜使用前应采用适宜的方法灭菌。使用时，应保证滤膜在过滤前后的完整性。

水溶性供试液过滤前先将少量的冲洗液过滤以润湿滤膜。油类供试品，其滤膜和过滤器在使用前应充分干燥。为发挥滤膜的最大过滤效率，应注意保持供试品溶液及冲洗液覆盖整个滤膜表面。供试液经薄膜过滤后，若需要用冲洗液冲洗滤膜，每张滤膜每次冲洗量一般为100 mL，总冲洗量不得超过1000 mL，以避免滤膜上的微生物受损伤。

水溶液供试品：取规定量，直接过滤，或混合至含适量稀释液的无菌容器内，混匀，立即过滤。如供试品具有抑菌作用或含防腐剂，必须用冲洗液冲洗滤膜，冲洗次数一般不少于三次，所用的冲洗量、冲洗方法同方法验证试验。冲洗后，分别将100 mL硫乙醇酸盐流体培养基及改良马丁培养基加入相应的滤筒内。如果需要，另增加一份做阳性对照用。

可溶于水的固体制剂供试品：取规定量，加适宜的稀释液溶解或按标签说明复溶，然后照水溶液供试品项下的方法操作。

非水溶性制剂供试品：取规定量，直接过滤；或混合溶于含聚山梨酯80或其他适宜乳化剂的稀释液中，充分混合，立即过滤。用含0.1%～1%聚山梨酯80的冲洗液冲洗滤膜至少3次。加入含或不含聚山梨酯80的培养基培养。接种培养基照水溶液供试品项下的方法操作。

可溶于十四烷酸异丙酯的膏剂和黏性油剂供试品：取规定量，混合至适量的无菌十四烷酸异丙酯中，剧烈振摇，使供试品充分溶解，如果需要可适当加热，但温度不得超过44℃，趁热迅速过滤。

无菌十四烷酸异丙酯的制备可采用薄膜过滤法过滤除菌。

无菌气(喷)雾剂供试品：取规定量，将各容器置至少–20℃的冰室冷冻约1小时。以无菌操作迅速在容器上端钻一小孔，释放抛射剂后再无菌开启容器，并将供试液转移至无菌容器中，然后照水溶液或非水溶性制剂供试品项下的方法操作。

装有药物的注射器供试品：取规定量，排出注射器中的内容物，若需要可吸入稀释液或标签所示的溶剂溶解，直接过滤，或混合至含适量稀释液的无菌容器内，混匀，立即过滤。然后按水溶性供试品项下方法操作。同时应采用直接接种法进行包装中所配带的无菌针头的无菌检查。

具有导管的医疗器具(输血、输液袋等)供试品：取规定量，每个最小包装用50~100 mL冲洗液分别冲洗内壁，收集冲洗液于无菌容器中，然后照水溶液供试品项下方法操作。同时应采用直接接种法进行包装中所配带的针头的无菌检查。

2) 直接接种法。

直接接种法即取规定量供试品分别接种至各含硫乙醇酸盐流体培养基和改良马丁培养基的容器中。除另有规定外，每个容器中培养基的用量应符合接种的供试品体积不得大于培养基体积的10%，同时，硫乙醇酸盐流体培养基每管装量不少于15 mL，改良马丁培养基每管装量不少于10 mL。培养基的用量和高度同方法验证试验。

混悬液等非澄清水溶液供试品：取规定量，接种至各管培养基中。

固体制剂供试品：取规定量直接接种至各管培养基中。或加入适宜的溶剂溶解，或按标签说明复溶后，取规定量接种至各管培养基中。

有抑菌活性的供试品：取规定量，混合，加入适量的无菌中和剂或灭活剂，然后接种至各管培养基中。或直接接入含适量中和剂或灭活剂的各管培养基中。

非水溶性制剂供试品：取规定量，混合，加入适量的聚山梨酯80或其他适宜的乳化剂及稀释剂使其乳化，接种至各管培养基中。或直接接种至含聚山梨酯80或其他适宜乳化剂的各管培养基中。

3) 培养及观察。

上述含培养基的容器按规定的温度培养14天。培养期间应逐日观察并记录是否有菌生长。如在加入供试品后或在培养过程中，培养基出现浑浊，培养14天后，不能从外观上判断有无微生物生长，可取该培养液适量转种至同种新鲜培养基中，置原对应条件下细菌培养2天、真菌培养3天，观察接种的同种新鲜培养基是否再出现浑浊；或取培养液涂片，染色，镜检，判断是否有菌。

4. 结果判断

(1) 确定有效的实验结果

若供试品管均澄清，或虽显浑浊但经确证无菌生长，判供试品符合规定；若供试品

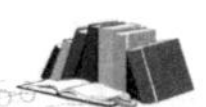

管中任何一管显浑浊并确证有菌生长，判供试品不符合规定，除非能充分证明试验结果无效，即生长的微生物非供试品所含。当符合下列至少一个条件时方可判试验结果无效。

1)无菌检查试验所用的设备及环境的微生物监控结果不符合无菌检查法的要求。

2)回顾无菌试验过程，发现有可能引起微生物污染的因素。

3)阴性对照管有菌生长。

4)供试品管中生长的微生物经鉴定后，确证是因无菌试验中所使用的物品和(或)无菌操作技术不当引起的。

试验若经确认无效，应重试。重试时，重新取同量供试品，依法检查，若无菌生长，判供试品符合规定；若有菌生长，判供试品不符合规定。

(2)溯源调查

对于实验中出现的有效的阳性结果，应对其中的微生物进行及时的分离鉴定，并注意采用适当的措施对阳性培养物和分离菌株妥善保藏。将阳性培养物中的分离培养物与实验室监控微生物进行比较分析，进一步确证阳性培养物中微生物来源于样品本身的可能性。

如果确证阳性培养物中的微生物来源于样品，应结合生产环节的监控进一步寻找污染的源头，改进生产管理，杜绝再次污染；如果不能排除阳性培养物中的微生物来源于检测实验室污染的可能性，应追溯到实验室污染的环节，确证实验室污染的源头和原因，为重试实验提供事实依据，并采取措施避免实验室污染的再次发生。

5. 实验记录

无菌检查原始记录应包括样品信息、实验设备及器材信息、简明扼要的实验程序描述、培养管的逐日观察记录、检验结论和实验人员、复核人员的签名等，为便于记录可根据实验室管理要求设计成记录表格(表 19.4)，经实验室主管审批后作为受控文档使用。

表 19.4　×××无菌检查实验(薄膜过滤法)记录

检品编号：　　　　操作间(台)　　　室温：　　　℃，湿度：　　　%　　　编号：

检品名称：	规格：	包装：
生产单位：	批号：	效期：
供样部门：	检品数量：	验讫数量：
收检日期：	检验日期：	报告日期
检验依据：		
培养基：硫乙醇酸盐流体培养基批号 　　　　改良马丁培养基批号 　　　　冲洗液(稀释液) 集菌仪： 供试液制备：取供试品　　瓶(支)，溶解于　　mL　　溶液中。 检查法：取供试液　　mL 滤过　　联无菌滤器，冲洗液用量　　mL/膜，冲洗液　　。	制备时间 制备时间 制备时间 薄膜过滤器：	

培养时间(天)	1	2	3	4	5	6	7	8	9	10	11	12	13	14	备注
硫乙醇酸盐流体培养基管															
改良马丁培养基管															
阳性对照(培养基:) (对照菌:)															
阴性对照1: 阴性对照2:															

结论：本品按　　　　　　　　　检验，结果　　　　　　　　　规定。

检验人员：　　　　　　　　　复核人员：

二、微生物限度检查

(一)概述

微生物限度检查系检查非规定无菌制剂及其原料、辅料受微生物污染程度的方法。检查项目包括细菌数、霉菌和酵母菌数及控制菌检查。

对于规定无菌的药物，包括注射剂、用于体腔、严重烧伤、溃疡及眼科的药等，必须严格符合无菌要求，即在规定检验量的供检样品中不得检出活微生物；对于非规定无菌的药物，包括常用的口服制剂及局部外用制剂等，允许在规定量的样品中，检出一定限量的微生物，但不得检出某些控制菌，通常药品微生物限度检查的检验对象多为此类药物。此外，与药品质量密切相关的还有辅料、包装材料以及生产环境的监测和医用材料、器械等也都制定了相应的微生物学限度标准，采用微生物限度检查法检查。微生物限度检查的规定及相应标准的设立，是对不同药品按其使用要求、制剂类型、原料性质以及生产条件等综合考虑的结果。

细菌、霉菌和酵母菌计数是检测非灭菌制剂污染的活菌数量，是判定药品受到微生物污染程度的重要指标，也是对生产企业的药品原料、辅料、设备器具、工艺流程、环境和操作者的卫生状况进行卫生学评价的综合依据之一。细菌、霉菌和酵母菌计数测定按细菌、霉菌和酵母菌适宜生长的培养条件，制备相应的培养基，采用平板法或稀释法、薄膜过滤法测得。平板菌落计数法是活菌计数最常用的方法之一，也是目前国际上许多国家药典采用的一种方法。该方法以在琼脂平板上的细菌(营养琼脂)、霉菌(玫瑰红钠琼脂)、酵母菌(玫瑰红钠琼脂或酵母浸出粉胨葡萄糖琼脂)形成一个独立可见的菌落为计数依据。测定结果只反映在规定条件下所生长的细菌(一群在营养琼脂上发育的嗜中温、需氧和兼性厌氧菌)、霉菌和酵母菌的菌落数。不包括对营养、氧气、温度、pH和其他因素有特殊要求的细菌、霉菌和酵母菌。一个细菌、霉菌和酵母菌的菌落均可由一个或多个菌细胞生长繁殖而成。因此供试品中所测的菌落数实际为菌落形成单位数(colony forming unity，CFU)，而不应理解为细菌、霉菌、酵母菌的个数。在进行本法测定时，必须严格按规定条件操作，以免产生实验误差。

控制菌检查是测定单位质量(体积或面积)药品中的某些特定微生物。按药品的不同使用途径，从某些特定微生物的存在可能造成的危害考虑，规定相应产品不得检出沙门菌、金黄色葡萄球菌、铜绿假单胞菌、梭菌、白色念珠菌等；对于一般口服制剂以及含原粉的中药口服制剂，规定不得检出大肠埃希菌，或限定大肠菌群数量，以控制药品被粪便水质污染。控制菌检查通常是将供试样品制成适宜的供试液后，按照待检菌的特性分别进行增菌、分离培养，在获得单个疑似菌株培养物的基础上作形态学、生物化学及血清学的鉴定，某些菌还需要通过动物试验等来确定菌种或菌属的鉴定。由于药品中染菌量通常很小，且分布不均，制备好适宜的供试液及作好增菌培养特别重要，在此等步骤中，待检菌应受到保护，复苏并呈优势增长及均匀分布于培养液中，而非检测目标菌应相对受到抑制，以免干扰鉴定。因此不仅要选择好适宜的增菌培养基，并须增加预增菌步骤。此外，选择适宜的特征性鉴定培养基，对待检菌生长、鉴定均至关重要。除国内外药典规定的控制菌检查方法外，一些自动化仪器和新的检测方法均可提高阳性检出率，但在用于检测之前，必须事先经过严格的验证试验。国内外药典规定控制菌结论为一次性报告。

对于非无菌产品的微生物检查,《美国药典》收载的微生物限度检查法和《欧洲药典》收载的非无菌产品微生物检查法二者存在一定差异，并一直在协调过程中。2005 年 11 月，USP 和 EP 在美国芝加哥药典讨论组织(Pharmacopeial Discussion Group，PDG)会议上签署了微生物限度检查法最后阶段的协调协议(Stage 6A)，完成了非无菌产品微生物检查法协调案(以下简称“协调案”)的最后修订，双方分别在 2008 年出版的 USP 31 版和 EP 6.0 版中与各自原微生物限度检查法并列收载协调案作为过渡。USP 31 规定自 2009 年 5 月 1 日起协调案全面取代 USP 原微生物限度检查法；EP 6.0 规定协调案与 EP 原微生物检查法同为官方方法，但指出发展趋势是协调案必将取代 EP 原微生物检查法。

我国药品微生物限度检查工作经过 30 多年的发展，具有自身的特点，并逐步与国际接轨,《中国药典》2005 年版收载了微生物限度方法验证，2010 年版收载了培养基适用性实验要求，是对微生物限度检查法的不断丰富和完善。

(二)培养基适用性检查

1. 计数测定用培养基的适用性检查

细菌、霉菌及酵母菌计数用的培养基应进行培养基的适用性检查，包括成品培养基、由脱水培养基或按培养基处方配制的培养基均应检查。

(1)菌种

验证试验所用的菌株传代次数不得超过 5 代(从菌种保存中心获得的冷冻干燥菌种为第 0 代)，并采用适宜的菌种保藏技术，以保证试验菌株的生物学特性。

大肠埃希菌(*Escherichia coli*)[CMCC(B)44 102]

金黄色葡萄球菌(*Staphylococcus aureus*)[CMCC(B)26 003]

枯草芽孢杆菌(*Bacillus subtilis*)[CMCC(B)63 501]

白色念珠菌(*Candida albicans*)[CMCC(F)98 001]

黑曲霉（*Aspergillus niger*）［CMCC（F）98 003］

（2）菌液制备

接种大肠埃希菌、金黄色葡萄球菌、枯草芽孢杆菌的新鲜培养物至营养肉汤培养基或营养琼脂培养基中，培养 18～24 小时；接种白色念珠菌的新鲜培养物至改良马丁培养基或改良马丁琼脂培养基中，培养 24～48 小时。上述培养物用 0.9%无菌氯化钠溶液制成每 1 mL 含菌数为 50～100CFU 的菌悬液。接种黑曲霉的新鲜培养物至改良马丁琼脂斜面培养基中，培养 5～7 天，加入 3～5 mL 含 0.05%（*V*/*V*）聚山梨酯 80 的 0.9%无菌氯化钠溶液，将孢子洗脱。然后，用适宜方法吸出孢子悬液至无菌试管内，用含 0.05%（*V*/*V*）聚山梨酯 80 的 0.9%无菌氯化钠溶液制成每 1 mL 含孢子数 50～100CFU 的孢子悬液。

菌悬液制备后应在 2 小时内使用，若保存在 2～8℃的菌悬液可以在 24 小时内使用。黑曲霉也可制成稳定的孢子悬液保存在 2～8℃，在验证过的储存期内替代对应量的新鲜孢子悬液使用。

（3）适用性检查

取大肠埃希菌、金黄色葡萄球菌、枯草芽孢杆菌各 50～100CFU，分别注入无菌平皿中，立即倾注营养琼脂培养基，每株试验菌平行制备 2 个平皿，混匀，凝固，置 30～35℃培养 48 小时，计数；取白色念珠菌、黑曲霉各 50～100CFU，分别注入无菌平皿中，立即倾注玫瑰红钠琼脂培养基，每株试验菌平行制备 2 个平皿，混匀，凝固，置 20～25℃培养 72 小时，计数；取白色念珠菌 50～100CFU，注入无菌平皿中，立即倾注酵母浸出粉胨葡萄糖琼脂培养基，平行制备 2 个平皿，混匀，凝固，置 20～25℃培养 72 小时，计数。同时，用对应的对照培养基替代被检培养基进行上述试验。

（4）结果判定

被检培养基的菌落数与对照培养基菌落数相比大于 70%，且菌落形态大小应与对照培养基上的菌落一致。判该培养基的适用性检查符合规定。

2. 控制菌检查用培养基的适用性检查

控制菌检查用的培养基应进行培养基的适用性检查，成品培养基、由脱水培养基或按培养基处方配制的培养基均应检查。检查项目包括培养基的促生长、指示和抑制特性能力。

（1）菌种

对试验菌种的要求同计数培养基的适用性检查。

大肠埃希菌（*Escherichia coli*）［CMCC（B）44 102］

金黄色葡萄球菌（*Staphylococcus aureus*）［CMCC（B）26 003］

乙型付伤寒沙门菌（*Salmonella paratyphi* B）［CMCC（B）50 094］

铜绿假单胞菌（*Pseudomonas aeruginosa*）［CMCC（B）10 104］

生孢梭菌（*Clostridium sporogenes*）［CMCC（B）64 941］

白色念珠菌（*Candida albicans*）［CMCC（F）98 001］

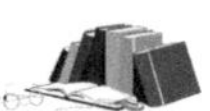

(2) 菌液制备

接种大肠埃希菌、金黄色葡萄球菌、乙型付伤寒沙门菌、铜绿假单胞菌的新鲜培养物至营养肉汤培养基或营养琼脂培养基中，生孢梭菌的新鲜培养物至硫乙醇酸盐流体培养基中，培养 18～24 小时；接种白色念珠菌的新鲜培养物至改良马丁培养基或改良马丁琼脂培养基中，培养 24～48 小时。用 0.9%无菌氯化钠溶液制成每 1 mL 含菌数为 10～100CFU 的菌悬液。

菌悬液制备后应在 2 小时内使用，若保存在 2～8℃的菌悬液可以在 24 小时内使用。

(3) 适用性检查

控制菌检查用培养基的适用性检查所用的菌株及检测项目见表 19.5。

表 19.5　控制菌检查用培养基的促生长、抑制和指示能力检查

控制菌检查	培养基	特性	试验菌株
大肠埃希菌	胆盐乳糖培养基	促生长能力	大肠埃希菌
		抑制能力	金黄色葡萄球菌
	MUG 培养基	促生长能力+指示能力	大肠埃希菌
	曙红亚甲蓝琼脂或麦康凯琼脂	促生长能力+指示能力	大肠埃希菌
大肠菌群	乳糖胆盐发酵培养基	促生长能力	大肠埃希菌
		抑制能力	金黄色葡萄球菌
	乳糖发酵培养基	促生长能力+指示能力	大肠埃希菌
	曙红亚甲蓝琼脂或麦康凯琼脂	促生长能力+指示能力	大肠埃希菌
沙门菌	营养肉汤	促生长能力	乙型付伤寒沙门菌
	四硫磺酸钠亮绿培养基	促生长能力	乙型付伤寒沙门菌
		抑制能力	金黄色葡萄球菌
	胆盐硫乳琼脂或沙门、志贺氏属琼脂	促生长能力+指示能力	乙型付伤寒沙门菌
	曙红亚甲蓝琼脂或麦康凯琼脂	促生长能力+指示能力	乙型付伤寒沙门菌
铜绿假单胞菌	胆盐乳糖培养基	促生长能力	铜绿假单胞菌
		抑制能力	金黄色葡萄球菌
	溴化十六烷基三甲铵琼脂	促生长能力	铜绿假单胞菌
		抑制能力	大肠埃希菌
	绿脓菌素测定用培养基	促生长能力+指示能力	铜绿假单胞菌
金黄色葡萄球菌	亚碲酸盐肉汤培养基	促生长能力	金黄色葡萄球菌
		抑制能力	大肠埃希菌
	卵黄氯化钠琼脂培养基或甘露醇盐琼脂	促生长能力+指示能力	金黄色葡萄球菌
		抑制能力	大肠埃希菌
梭菌	梭菌增菌培养基	促生长能力	生孢梭菌
	哥伦比亚琼脂	促生长能力	生孢梭菌
白色念珠菌	沙氏葡萄糖肉汤	促生长能力	白色念珠菌
	沙氏葡萄糖琼脂	促生长能力+指示能力	白色念珠菌
	念珠菌显色培养基	促生长能力+指示能力	白色念珠菌
		抑制能力	大肠埃希菌
	吐温 80 玉米琼脂培养物	促生长能力+指示能力	白色念珠菌

(4)增菌培养基促生长能力检查

分别接种不大于 100CFU 的试验菌(表 19.5)于被检培养基和对照培养基中，在相应控制菌检查规定的培养温度及最短培养时间下培养。与对照培养基管比较，被检培养基管试验菌应生长良好。

(5)固体培养基促生长能力检查

取试验菌各 0.1 mL(50～100CFU)分别涂布于被检培养基和对照培养基平板中，每种培养基平行制备 2 个平皿，在相应控制菌检查规定的培养温度及最短培养时间下培养，计数。被检培养基的菌落数与对照培养基菌落数相比应不小于 70%，且生长的菌落形态应一致。

(6)培养基抑制能力检查

划线接种试验菌(表 19.5)于被检培养基平板上，在相应控制菌检查规定的培养温度和时间下培养，试验菌应不得生长。

(7)培养基指示能力检查

分别接种少量试验菌(表 19.5)于被检培养基和对照培养基平板上，在相应控制菌检查规定的培养温度和时间下培养。被检培养基中试验菌生长的菌落形态、大小、指示剂反应情况等应与对照培养基一致。

(三)微生物限度检查方法验证

1. 方法验证实验的一般情况

同无菌检查方法验证部分。

2. 微生物限度检查方法验证

(1)计数方法的验证

当建立产品的微生物限度检查法时，应进行细菌、霉菌及酵母菌计数方法的验证，以确认所采用的方法适合于该产品的细菌、霉菌及酵母菌数的测定。若产品的组分或原检验条件发生改变可能影响检验结果时，计数方法应重新验证。

验证时，按供试液的制备和细菌、霉菌及酵母菌计数所规定的方法及下列要求进行。对各试验菌的回收率应逐一进行验证。

1)菌种及菌液制备。同计数测定用培养基的适用性检查。

2)验证方法。验证试验至少应进行 3 次独立的平行试验，并分别计算各试验菌每次试验的回收率。

a. 试验组。平皿法计数时，取试验可能用的最低稀释级供试液 1 mL 和 50～100CFU 试验菌，分别注入平皿中，立即倾注琼脂培养基，每株试验菌平行制备 2 个平皿，按平皿法测定其菌数。薄膜过滤法计数时，取规定量试验可能用的最低稀释级供试液，

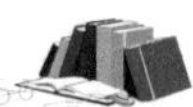

过滤，冲洗，在最后一次的冲洗液中加入 50～100CFU 试验菌，过滤，按薄膜过滤法测定其菌数。

b. 菌液组。测定所加的试验菌数。

c. 供试品对照组。取规定量供试液，按菌落计数方法测定供试品本底菌数。

d. 稀释剂对照组。若供试液制备需要分散、乳化、中和或薄膜过滤等特殊处理时，应增加稀释剂对照组，以考察供试液制备过程中微生物受影响的程度。试验时，可用相应的稀释液替代供试品，加入试验菌，使最终菌浓度为每 1mL 供试液含 50～100CFU，按试验组的供试液制备方法和菌落计数方法测定其菌数。

3) 结果判断。在 3 次独立的平行试验中，稀释剂对照组的菌回收率(稀释剂对照组的平均菌落数占菌液组的平均菌落数的百分率)应均不低于 70%。若试验组的菌回收率(试验组的平均菌落数减去供试品对照组的平均菌落数的值占菌液组的平均菌落数的百分率)均不低于 70%，照该供试液制备方法和计数法测定供试品的细菌、霉菌及酵母菌数；若任一次试验中试验组的菌回收率低于 70%，应采用培养基稀释法、薄膜过滤法、中和法(表 19.6)等方法或联合使用这些方法消除供试品的抑菌活性，并重新进行方法验证。

表 19.6　常见干扰物的中和剂或灭活方法

干扰物	可选用的中和剂或灭活方法
戊二醛	亚硫酸氢钠
酚类、乙醇、吸附物	稀释剂
醛类	稀释剂、甘氨酸、硫代硫酸盐
季铵类化合物(QACs)、对羟基苯甲酸酯	卵磷脂、聚山梨醇酯
汞类制剂	亚硫酸氢钠、巯基乙酸盐、硫代硫酸盐
双胍类化合物	卵磷脂
碘酒、洗必泰类	聚山梨醇酯
卤化物	硫代硫酸盐
乙二胺四乙酸(EDTA)	镁或钙离子
磺胺类	对氨基苯甲酸
β-内酰胺类抗生素	β-内酰胺酶

若没有适宜的方法消除供试品中的抑菌作用，那么验证试验中微生物回收的失败可看成是因供试品的抗菌活性引起的，同时表明该供试品不能被试验菌污染。然而，供试品也可能仅对试验用菌株具有抑制作用，而对其他菌株没有抑制作用。因此，根据供试品须符合的微生物限度标准和菌数报告规则，在不影响检验结果判断的前提下，应采用能使微生物生长的更高稀释级的供试液进行方法验证试验。若验证试验符合要求，应以该稀释级供试液作为最低稀释级的供试液进行供试品检验。

计数方法验证时，若采用上述计数方法总存在一株或多株试验菌的回收率达不到要求，那么选择回收情况最接近要求的方法和试验条件进行供试品的检测。

验证试验也可与供试品的总需氧菌、霉菌及酵母菌计数同时进行。

(2)控制菌检查方法的验证

当建立药品的微生物限度检查法时，应进行控制菌检查方法的验证，以确认所采用的方法适合于该药品的控制菌检查。若药品的组分或原检验条件发生改变可能影响检验结果时，检查方法应重新验证。

验证时，依各品种项下微生物限度标准中规定检查的控制菌选择相应验证的菌株，验证大肠菌群检查法时，应采用大肠埃希菌作为验证菌株。验证试验按供试液的制备和控制菌检查法的规定及下列要求进行。

1)菌种及菌液制备。同控制菌检查用培养基的适用性检查。

2)验证方法。

a. 试验组。取规定量供试液及10～100CFU试验菌加入增菌培养基中，依相应控制菌检查法进行检查。当采用薄膜过滤法时，取规定量供试液，过滤，冲洗，试验菌应加在最后一次冲洗液中，过滤后，注入增菌培养基或取出滤膜接入增菌培养基中。

b. 结果判断。若试验组检出试验菌，按此供试液制备法和控制菌检查法进行供试品的该控制菌检查；若试验组未检出试验菌，应采用培养基稀释法、薄膜过滤法、中和法等方法或联合使用这些方法消除供试品的抑菌活性，并重新进行方法验证。

验证试验也可与供试品的控制菌检查同时进行。

3. 方法验证报告

微生物检查方法验证试验结束后，应形成一份标准化的技术文件，应就方法验证试验中出现的问题和试验现象认真总结，并有关于检验程序明确的结论。涉及与产品紧密相关的供试品处理方法(如微生物限度检查供试品处理用到的溶液、处理程序、实验参数等)、检验中的关键试验点(如无菌检查方法中冲洗液体积等)应有详细描述，基本要求是另一试验方能根据方法验证报告全关重现验证试验结论。微生物限度检查方法验证报告是相应品种微生物限度检查方法个论化的基础。

(四)微生物限度检查法

1. 药品微生物限度检查的特点和要求

(1)微生物限度检查的特点

1)活体细胞。

药品微生物限度检查以活体菌细胞为对象。污染菌在药品中处于不稳定状态，可随存放时间延长而死亡，也可在适宜条件下大量繁殖。如一批不含抑菌成分的液体制剂，出厂检验时染菌，但未超过限度标准，经存放后它可能大量繁殖超过限度成为不合格品。又当继续存放由于介质的营养耗尽或代谢产物积累产生毒性或pH改变，菌数又可能减少而成为合格品。药品还可因为本身性质，存放温、湿度，暴露空气等状态不一，污染菌发生变化导致检出结果的差异。由于检验对象的这种活体特征，保持供检样品污染菌

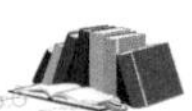

尚存活而又不大量增殖尤为重要。

2)分布不匀。

药品中微生物污染通常是局部的，非均匀的，同一批产品中不同部位、人员操作、包装点的不同瓶(盒、袋)常出现检测结果差异。常见的现象是同批号的液体制剂，一瓶染菌而另一瓶未染菌，固体制剂一部分染菌多，另一部分染菌少。为提高检出的阳性率，限度检验的供检样品数量和抽样代表性应有一定要求。

3)多数处于受损状态。

药品污染菌在生产过程中受到原料处理、加工、加热以及药物本身的影响，有一定的损伤，受损的菌细胞在常规的直接培养中，往往不能及时复苏，进入繁殖周期，所得检验结果常是“阴性”或计数偏低而“符合规定”的结论。因此，在检验时须采用一些措施，利于被检菌的恢复从而提高阳性检出率。

4)生境复杂。

由于药品的种类繁多、剂型多样，使染菌的生境多样而复杂，在某些药品中大量繁殖，而在另一些药品中不能生长。药物的pH、渗透压、含水量以及药物本身是否具有抑菌活性都会对药品中污染菌的存活及繁殖有直接影响。不同剂型的药物对污染菌的检查常会出现不同的结果，如一些非水溶性油剂、软膏剂，由于其疏水性致使菌细胞与培养基成分隔离或因缺氧而难于生长。

(2)微生物限度检查的基本要求

1)一般要求。

微生物限度检查应在环境洁净度10 000级下的局部洁净度100级的单向流空气区域内进行。检验全过程必须严格遵守无菌操作，防止再污染。单向流空气区域、工作台面及环境应定期按《医药工业洁净室(区)悬浮粒子、浮游菌和沉降菌的测试方法》的现行国家标准进行洁净度验证。

供试品检查时，如果使用了表面活性剂、中和剂或灭活剂，应证明其有效性及对微生物的生长和存活无影响。

除另有规定外，本检查法中细菌及控制菌培养温度为30～35℃；霉菌、酵母菌培养温度为23～28℃。

检验结果以1 g、1 mL、10 g、10 mL、10 cm^2为单位报告，特殊品种可以最小包装单位报告。

此外，对于人员、实验室监控和文件控制要求同上述无菌检查法。

2)检验量。

检验量即一次试验所用的供试品量(g、mL或cm^2)。

除另有规定外，一般供试品的检验量为10 g或10 mL；膜剂为100 cm^2；贵重药品、微量包装药品的检验量可以酌减。要求检查沙门菌的供试品，其检验量应增加20 g或20 mL。

检验时，应从2个以上最小包装单位中抽取供试品，大蜜丸还不得少于4丸，膜剂还不得少于4片。

一般应随机抽取不少于检验用量(两个以上最小包装单位)的 3 倍量供试品。

(3) 检验设备和器材

1) 常用器材。

常用玻璃容器：烧杯、锥形瓶、试剂瓶(磨口与非磨口、白色与棕色等)、滴瓶、洗瓶等；常用量器：量杯、量筒、容量瓶、滴定管、移液管(刻度吸管、胖肚吸管、奥氏吸管、自动移液管)、注射器、移液器(配备式一次性移液头)、瓶口分液器(图 19.5)等。

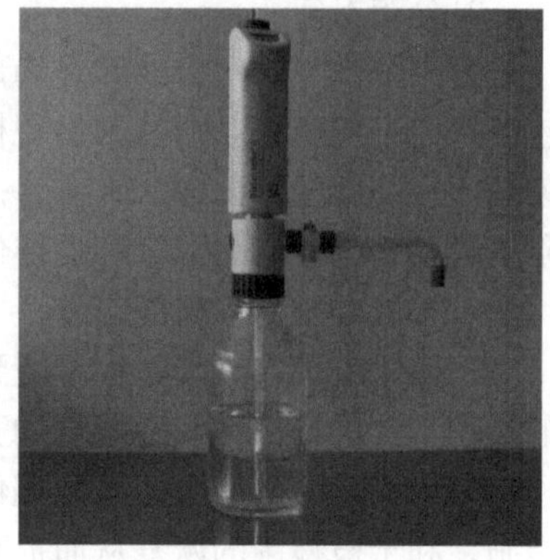

图 19.5　瓶口分液器(BRAND)

其他常用器皿：培养皿、培养瓶、载玻片与盖玻片、试管、离心管、毛细吸管、发酵管、干燥器等。

其他用具：试管架、吸管筒、培养皿筒(铝制)、试管夹、试管篓、手术剪、镊、不锈钢匙、接种环、接种针、酒精灯、电炉、微波炉、蒸馏器、药物天平(或电子天平)、吸气球、橡皮管、石棉网、定时钟、瓷研钵、广口瓶、温度计、玻璃棒、玻璃珠、陶瓦盖、抽滤瓶、放大镜、硅氟塑料塞、毛刷、滤纸、擦镜纸、棉花(脱脂及普通棉花)、纱布、牛皮纸、棉线绳等。

2) 常用设备。

培养设备：各式电热培养箱(控温条件与室温相差小于 10 应选用有制冷条件的培养箱,电热恒温箱可用于干燥实验器皿)、厌氧培养箱或厌氧培养罐(袋)(用于厌氧菌培养)。

保藏设备：电冰箱、低温冰箱、超低温冰箱。

灭菌设备：高压蒸汽灭菌器(湿热灭菌)、电热干燥箱(干热灭菌)。

操作设备：净化工作台、生物安全柜、隔离器。

观察设备：显微镜、显微成像系统。

制样设备：低速离心机、高速离心机、电动匀浆仪、拍击式均质仪。

监控设备：微粒计数器、风速测量计、浮游菌采集仪(图 19.6)、微生物鉴定及分析系统、温度监控系统、压力监控系统。

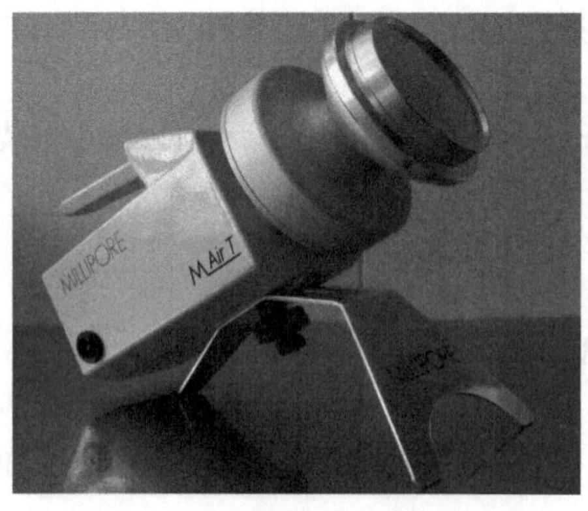

图 19.6　浮游菌采集仪(Millipore)

检查设备：自动接种仪、菌落成像计数仪、薄膜过滤装置。

3) 新型专用设备。

近年来，随着检验科学的进步，为满足微生物检验的需要，出现了许多微生物限度检查的新型器材和设备。如便于计数和减轻药渣堵膜的 Φ75 mm 可拆卸式薄膜过滤器(图 19.7)；从制样、接种到报告的全自动微生物限度检查系统(图 19.8)。

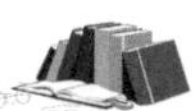

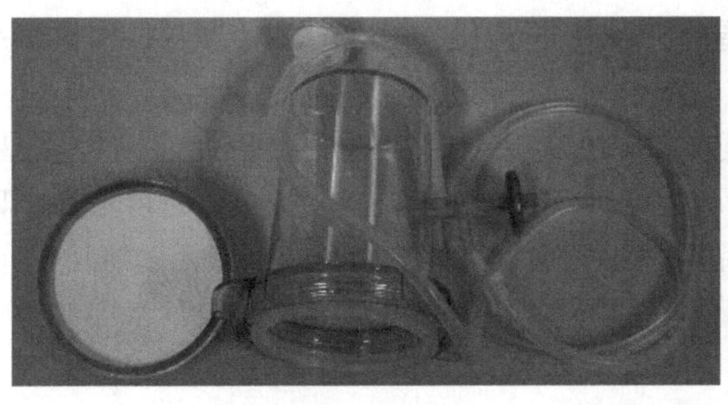
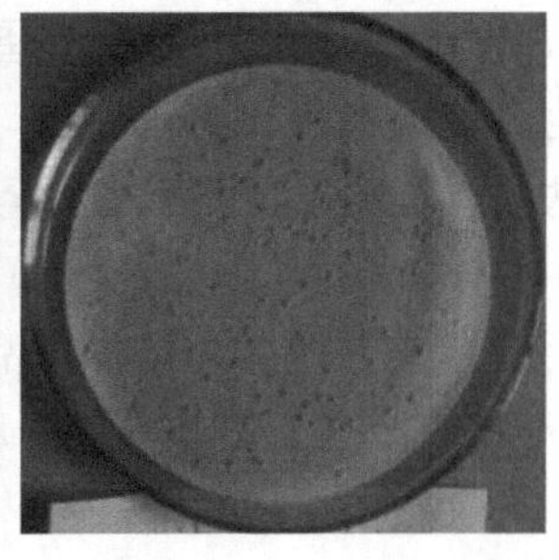

图 19.7　可拆卸式 75 mm 薄膜过滤器（北京牛牛基因技术有限公司）及其菌落计数测定效果

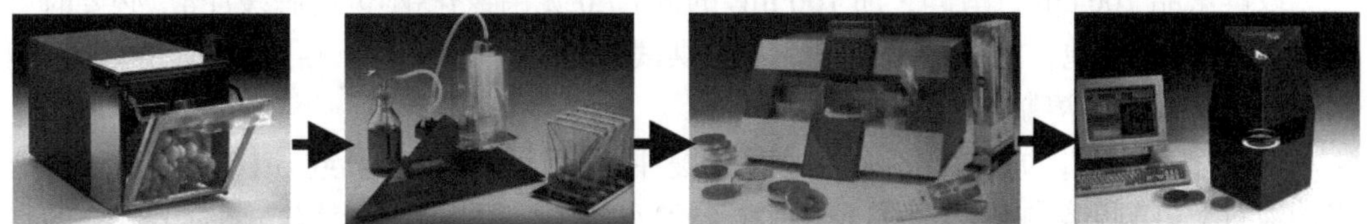

图 19.8　从供试液制备、自动稀释、自动接种到报告生成的全套微生物限度检查设备（西班牙 IUL）

2. 供试液制备

供试液的制备是微生物限度检查的关键步骤之一，根本目的是将供试品在适宜的稀释剂中分散均匀，一方面是为了让药物制剂中各个部分污染的微生物尽可能充分释放出来，另一方面是为了后续步骤便于取样以及进一步处理。应根据供试品的理化特性与生物学特性，采取适宜的方法制备供试液。中心环节是确保处理过程中尽量保持微生物原始污染状态，不应因为制备供试液而受损，影响检出率。供试液制备若需用水浴加温时，温度不应超过 45℃。供试液从制备至加入检验用培养基，不得超过 1 小时。

除另有规定外，常用的供试液制备方法如下。

（1）液体供试品

取供试品 10 mL，加 pH 7.0 无菌氯化钠-蛋白胨缓冲液至 100 mL，混匀，作为 1：10 的供试液。油剂可加入适量的无菌聚山梨酯 80 使供试品分散均匀。水溶性液体制剂也可用混合的供试品原液作为供试液。

（2）固体、半固体或黏稠性供试品

取供试品 10 g，加 pH 7.0 无菌氯化钠-蛋白胨缓冲液至 100 mL，用匀浆仪或其他适宜的方法，混匀，作为 1：10 的供试液。必要时加适量的无菌聚山梨酯 80，并置水浴中适当加温使供试品分散均匀。

（3）需用特殊供试液制备方法的供试品

1）非水溶性供试品。

方法 1：取供试品 5 g（或 5 mL），加至含溶化的（温度不超过 45℃）5 g 司盘 80、3 g 单硬脂酸甘油酯、10 g 聚山梨酯 80 无菌混合物的烧杯中，用无菌玻棒搅拌成团后，慢慢加入 45℃的 pH 7.0 无菌氯化钠-蛋白胨缓冲液至 100 mL，边加边搅拌，使供试品充分乳化，作为 1∶20 的供试液。

方法 2：取供试品 10 g，加至含 20 mL 无菌十四烷酸异丙酯(制法见附录XIII B 无菌检查法中供试品的无菌检查项下)和无菌玻璃珠的适宜容器中，必要时可增加十四烷酸异丙酯的用量，充分振摇，使供试品溶解。然后加入 45℃的 pH 7.0 无菌氯化钠-蛋白胨缓冲液 100 mL，振摇 5～10 分钟，萃取，静置，使油水明显分层，取其水层作为 1∶10 的供试液。

2)膜剂供试品。

取供试品 100 cm^2，剪碎，加 100 mL 的 pH 7.0 无菌氯化钠-蛋白胨缓冲液(必要时可增加稀释液)，浸泡，振摇，作为 1∶10 的供试液。

3)肠溶及结肠溶制剂供试品。

取供试品 10 g，加 pH 6.8 无菌磷酸盐缓冲液(用于肠溶制剂)或 pH 7.6 无菌磷酸盐缓冲液(用于结肠溶制剂)至 100 mL，置 45℃水浴中，振摇，使溶解，作为 1∶10 的供试液。

4)气雾剂、喷雾剂供试品。

取规定量供试品，置冰冻室冷冻约 1 小时，取出，迅速消毒供试品开启部位，用无菌钢锥在该部位钻一小孔，放至室温，并轻轻转动容器，使抛射剂缓缓全部释出。用无菌注射器吸出全部药液，加至适量的 pH 7.0 无菌氯化钠-蛋白胨缓冲液(若含非水溶性成分，加适量的无菌聚山梨酯 80)中，混匀，取相当于 10 g 或 10 mL 的供试品，再稀释成 1∶10 的供试液。

5)贴膏剂供试品。

取规定量供试品，去掉贴剂的保护层，放置在无菌玻璃或塑料片上，粘贴面朝上。用适宜的无菌多孔材料(如无菌纱布)覆盖贴剂的粘贴面以避免贴剂粘贴在一起。然后将其置于适宜体积并含有灭活剂(如聚山梨酯 80 或卵磷脂)的稀释剂中，用力振荡至少 30 分钟，或以其他方法制备成供试液。

6)具抑菌活性的供试品。

当供试品有抑菌活性时，应在消除供试液的抑菌活性后，再依法检查。常用的方法如下。

培养基稀释法：取规定量的供试液，至较大量的培养基中，使单位体积内的供试品含量减少，至不含抑菌作用。测定细菌、霉菌及酵母菌的菌数时，取同稀释级的供试液 2 mL，每 1 mL 供试液可等量分注多个平皿，倾注琼脂培养基，混匀，凝固，培养，计数。每 1 mL 供试液所注的平皿中生长的菌数之和即为 1 mL 的菌落数，计算每 1 mL 供试液的平均菌落数，按平皿法计数规则报告菌数；控制菌检查时，可加大增菌培养基的用量。

薄膜过滤法：见细菌、霉菌及酵母菌计数项下的“薄膜过滤法”。

中和法：凡含汞、砷或防腐剂等具有抑菌作用的供试品，可用适宜的中和剂或灭活剂消除其抑菌成分。中和剂或灭活剂可加在所用的稀释液或培养基中。

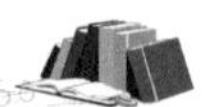

3. 细菌、霉菌及酵母菌计数

计数方法包括平皿法和薄膜过滤法。检查时，按已验证的计数方法进行供试品的细菌、霉菌及酵母菌菌数的测定。

按计数方法的验证试验确认的程序进行供试液制备。用 pH 7.0 无菌氯化钠-蛋白胨缓冲液稀释成 1∶10、1∶10^2、1∶10^3 等稀释级。

(1) 平皿法

取供试液 1 mL，置直径 90 mm 的无菌平皿中，注入 15～20 mL 温度不超过 45℃的溶化的营养琼脂培养基或玫瑰红钠琼脂培养基或酵母浸出粉胨葡萄糖琼脂培养基，混匀，凝固，倒置培养。每稀释级每种培养基至少制备 2 个平板。

1) 阳性对照。除另有规定外，抗真菌供试品以白色念珠菌为对照菌，其他供试品以金黄色葡萄球菌为对照菌，按供试品的细菌(霉菌和酵母菌)计数方法，测定试验菌在该供试品中的回收率。回收率应不小于 70%。否则实验结果无效，应重新确定计数方法。

2) 阴性对照试验。取试验用的稀释液 1 mL，置无菌平皿中，注入培养基，凝固，倒置培养。每种计数用的培养基各制备 2 个平板，均不得有菌生长。

3) 培养和计数。除另有规定外，细菌培养 3 天，逐日点计菌落数，一般以 3 天的菌落数报告；霉菌、酵母菌培养 5 天，逐日点计菌落数，一般以 5 天的菌落数报告，必要时，可适当延长培养时间至 7 天进行菌落计数并报告。菌落蔓延生长成片的平板不宜计数。点计菌落数后，计算各稀释级供试液的平均菌落数，按菌数报告规则报告菌数。若同稀释级两个平板的菌落平均数不小于 15，则两个平板的菌落数不能相差 1 倍或以上。

一般营养琼脂培养基用于细菌计数；玫瑰红钠琼脂培养基用于霉菌及酵母菌计数；酵母浸出粉胨葡萄糖琼脂培养基用于酵母菌计数。在特殊情况下，若营养琼脂培养基上长有霉菌和酵母菌、玫瑰红钠琼脂培养基上长有细菌，则应分别点计霉菌和酵母菌、细菌菌落数。然后将营养琼脂培养基上的霉菌和酵母菌数或玫瑰红钠琼脂培养基上的细菌数，与玫瑰红钠琼脂培养基中的霉菌和酵母菌数或营养琼脂培养基中的细菌数进行比较，以菌落数高的培养基中的菌数为计数结果。

含蜂蜜、王浆的液体制剂，用玫瑰红钠琼脂培养基测定霉菌数，用酵母浸出粉胨葡萄糖琼脂培养基测定酵母菌数，合并计数。

4) 菌数报告规则。细菌、酵母菌宜选取小于 300CFU、霉菌宜选取平均菌落数小于 100CFU 的稀释级，作为菌数报告(取两位有效数字)的依据。以最高的平均菌落数乘以稀释倍数的值报告 1 g、1 mL 或 10 cm^2 供试品中所含的菌数。

如各稀释级的平板均无菌落生长，或仅最低稀释级的平板有菌落生长，但平均菌落数小于 1 时，以 <1 乘以最低稀释倍数的值报告菌数。

(2) 薄膜过滤法

采用薄膜过滤法，滤膜孔径应不大于 0.45 μm，直径约一般为 50 mm，若采用其他直径的滤膜，冲洗量应进行相应的调整。选择滤膜材质时应保证供试品及其溶剂不影响微生物的充分截留。滤器及滤膜使用前应采用适宜的方法灭菌。使用时，应保证滤膜在过滤前后的完整性。水溶性供试液过滤前先将少量的冲洗液过滤以润湿滤膜。油类供试品，其滤膜和过滤器在使用前应充分干燥。为发挥滤膜的最大过滤效率，应注意保持供试品溶液及冲洗液覆盖整个滤膜表面。供试液经薄膜过滤后，若需要用冲洗液冲洗滤膜，每张滤膜每次冲洗量不超过 100 mL，总冲洗量不得超过 1000 mL，以避免滤膜上的微生物受损伤。

取相当于每张滤膜含 1 g、1 mL 或 10 cm^2 供试品的供试液，加至适量的稀释剂中，混匀，过滤。若供试品每 1 g、1 mL 或 10 cm^2 所含的菌数较多时，可取适宜稀释级的供试液 1 mL，过滤。用 pH 7.0 无菌氯化钠-蛋白胨缓冲液或其他适宜的冲洗液冲洗滤膜，冲洗方法和冲洗量同“计数方法的验证”。冲洗后取出滤膜，菌面朝上贴于营养琼脂培养基或玫瑰红钠琼脂培养基或酵母浸出粉胨葡萄糖琼脂培养基平板上培养。每种培养基至少制备一张滤膜。

贴膏剂应采用薄膜过滤法进行细菌、霉菌及酵母菌计数。

1) 阳性对照。除另有规定外，抗真菌供试品以白色念珠菌为对照菌，其他供试品以金黄色葡萄球菌为对照菌，按已验证的计数方法，测定试验菌在该供试品中的回收率。回收率应不小于 70%。否则实验结果无效，应重新确定计数方法。

2) 阴性对照试验。取试验用的稀释液 1 mL 照上述薄膜过滤法操作，作为阴性对照。阴性对照不得有菌生长。

3) 培养和计数。培养条件和计数方法同平皿法，每片滤膜上的菌落数应不超过 100 个。

4) 菌数报告规则。以相当于 1 g、1 mL 或 10 cm^2 供试品的菌落数报告菌数；若滤膜上无菌落生长，以 <1 报告菌数(每张滤膜过滤 1 g、1 mL 或 10 cm^2 供试品)，或 <1 乘以最低稀释倍数的值报告菌数。

4. 控制菌检查

参见《中国药典》2010 年版二部，附录Ⅺ J 微生物限度检查法项下，控制菌检查要求。

5. 微生物限度检查结果判断

供试品检出控制菌或其他致病菌时，按一次检出结果为准，不再复试。

供试品的细菌数、霉菌和酵母菌数其中任何一项不符合该品种项下的规定，应从同一批样品中随机抽样，独立复试两次，以 3 次结果的平均值报告菌数。

眼用制剂检出霉菌和酵母菌数时，须以两次复试结果均不得长菌，方可判供试品的霉菌和酵母菌数符合该品种项下的规定。

若供试品的细菌数、霉菌和酵母菌数、控制菌三项检验结果均符合该品种项下的规定，判供试品符合规定；若其中任何一项不符合该品种项下的规定，判供试品不符合规定。

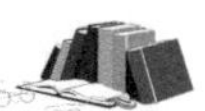

6. 微生物限度检查用稀释液

参见《中国药典》2010年版二部，附录XI J微生物限度检查法项下，稀释液要求。

7. 微生物限度检查用培养基及其制备方法

参见《中国药典》2010年版二部，附录XI J微生物限度检查法项下，培养基及其制备方法要求。

8. 微生物限度标准

非无菌药品的微生物限度标准是基于药品的给药途径和对患者健康潜在的危害以及中药的特殊性而制订的。药品的生产、储存、销售过程中的检验，中药提取物及辅料的检验，新药标准制订，进口药品标准复核，考察药品质量及仲裁等，除另有规定外，其微生物限度均以本标准为依据。

(1)无菌制剂

制剂通则、品种项下要求无菌的制剂及标示无菌的制剂，应符合无菌检查法规定。

(2)口服给药制剂

1)不含药材原粉的制剂。

细菌数：每1 g不得超过1000CFU。每1 mL不得超过100CFU。

霉菌和酵母菌数：每1 g或1 mL不得超过100CFU。

大肠埃希菌：每1 g或1 mL不得检出。

2)含药材原粉的制剂

细菌数：每1 g不得超过10 000CFU(丸剂每1 g不得超过30 000CFU)。每1 mL不得超过500CFU。

霉菌和酵母菌数：每1 g或1 mL不得超过100CFU。

大肠埃希菌：每1 g或1 mL不得检出。

大肠菌群：每1 g应小于100个。每1 mL应小于10个。

3)含豆豉、神曲等发酵成分原药材的制剂。

细菌数：每1 g不得超过100 000CFU。每1 mL不得超过1000CFU。

霉菌和酵母菌数：每1 g不得超过500CFU。每1 mL不得超过100CFU。

大肠埃希菌：每1 g或1 mL不得检出。

大肠菌群：每1 g应小于100个。每1 mL应小于10个。

(3)局部给药制剂

1)用于手术、烧伤或严重创伤的局部给药制剂，应符合无菌检查法规定。

2)用于表皮或黏膜不完整的含药材原粉的局部给药制剂。

细菌数：每1 g或10 cm^2不得超过1000CFU。每1 mL不得超过100CFU。

霉菌和酵母菌数：每1 g、1 mL或10 cm^2不得超过100CFU。

金黄色葡萄球菌、铜绿假单胞菌：每 1 g、1 mL 或 10 cm^2 不得检出。

3)用于表皮或黏膜完整的含药材原粉的局部给药制剂。

细菌数：每 1 g 或 10 cm^2 不得超过 10 000CFU。每 1 mL 不得超过 100CFU。

霉菌和酵母菌数：每 1 g、1 mL 或 10 cm^2 不得超过 100CFU。

金黄色葡萄球菌、铜绿假单胞菌：每 1 g、1 mL 或 10 cm^2 不得检出。

4)眼部给药制剂。

细菌数：每 1 g 或 1 mL 不得超过 10CFU。

霉菌和酵母菌数：每 1 g 或 1 mL 不得检出。

金黄色葡萄球菌、铜绿假单胞菌、大肠埃希菌：每 1 g 或 1 mL 不得检出。

5)耳、鼻及呼吸道吸入给药制剂。

细菌数：每 1 g、1 mL 或 10 cm^2 不得超过 100CFU。

霉菌和酵母菌数：每 1 g、1 mL 或 10 cm^2 不得超过 10CFU。

金黄色葡萄球菌、铜绿假单胞菌：每 1 g、1 mL 或 10 cm^2 不得检出。

大肠埃希菌：鼻及呼吸道给药的制剂，每 1 g、1 mL 或 10 cm^2 不得检出。

6)阴道、尿道给药制剂。

细菌数：每 1 g、1 mL 或 10 cm^2 不得超过 100CFU。

霉菌和酵母菌数：每 1 g、1 mL 或 10 cm^2 应小于 10CFU。

金黄色葡萄球菌、铜绿假单胞菌、梭菌、白色念珠菌：每 1 g、1 mL 或 10 cm^2 不得检出。

7)直肠给药制剂。

细菌数：每 1 g 不得超过 1000 个。每 1 mL 不得超过 100CFU。

霉菌和酵母菌数：每 1 g 或 1 mL 不得超过 100CFU。

金黄色葡萄球菌、铜绿假单胞菌：每 1 g 或 1 mL 不得检出。

8)其他局部给药制剂。

细菌数：每 1 g、1 mL 或 10 cm^2 不得超过 100CFU。

霉菌和酵母菌数：每 1 g、1 mL 或 10 cm^2 不得超过 100CFU。

金黄色葡萄球菌、铜绿假单胞菌：每 1 g、1 mL 或 10 cm^2 不得检出。

(4)特殊口服给药制剂

含动物脏器(包括提取物)及动物类原药材粉(蜂蜜、王浆、动物角、阿胶除外)的口服给药制剂：每 10g 或 10mL 还不得检出沙门菌。

(5)有兼用途径的制剂

应符合各给药途径的标准。

(6)霉变、长螨药剂

霉变、长螨药剂以不合格论。

(7)中药提取物及辅料

参照相应制剂的微生物限度标准执行。

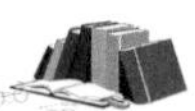

9. 微生物限度检查的注意事项

(1)微生物限度检查的几点注意事项

由于污染菌在药品中的不稳定性和诸多影响因素，为真实地反映药品的污染状况，除采用准确可靠的方法和对检验结果的正确判断外，尤须注意以下几点。

1)保持供检样品的原污染状态。

对供检样品提供原始污染状况的微生物检查数据是限度检查的基本任务。药品的第二次污染及繁殖或死亡引起的状态改变均不能反映药品的微生物学真实质量。为此，必须保存在该药品要求的保存条件下，一般应在阴凉干燥处，不得置于太阳直射、湿热及含消毒气体或辐照的环境。供检样品在开始检验前不得任意开启，或破损包装者不能作为供检样品。同一样品若须同时检测化学含量等其他项目时，应先取样做微生物限度检查。

2)严格无菌操作技术。

进行限度检查时，操作人员的无菌观念应贯穿全过程，即在检查过程中每一空间、每一动作、任一器具未经灭菌处理都是带菌的，供检样品或接种物与之接触都会造成污染，即使在洁净室内操作，仍须严格按照无菌程序操作，避免操作不当的污染造成检验结果错误。

3)按规定抽样检验。

由于药品染菌的随机和不均匀性，欲从小量抽样检验反映整批药品的染菌状况是不可能的。例如，某批产品污染率为 10%，其污染状况已很严重，然而抽验两份样品，其检出受到污染样品的概率仅为 0.19，也就是说 81%的可能将被误判该产品为“合格”。目前各国药典对无菌检查的抽验样品量虽有明确规定，但其检验结果仍不能满足对产品总体污染作出可靠性估计的评价；对非规定灭菌制剂的微生物限度检查，我国药典仅规定了检验量每次应从两个以上最小包装单位取 10 g 或 10 mL 样品，膜剂应从不少于 4 片中取样 100 cm^2。抽验样品量为一次检验量的 3 倍，即 6 个以上最小包装单位，后者是为可疑的检验结果提供复试及备查所需的最小量。由于微生物限度检验是破坏性检验，检验一瓶则破坏一瓶，增加抽验量及检验量对提高检出率无疑是有利的，但抽量过多生产、经营单位难于承受，显然，从如此小量样品很难对整批药品作出可靠的评价。若对这样的规定抽验量都不能提供，则检验结果的可靠性又何从谈起。我国历年制定的检验方法和 SOP 中另有规定，对异常的供试品应针对性抽验，即发现可疑污染或对有争议复验的样品，应抽取可疑污染和有争议复验的原样品，以获取较多的阳性检出率。并规定凡能从瓶口(外盖内侧及瓶口周围)，外观已能观察到发霉、生虫及变质者，无需再继续检验，可直接判为不合格。不能以外观有上述情况而检查内容物合格来否定不合格结论，因为药品瓶口一旦染菌，药品倾出或服用时必然遭致污染，对服用者造成危害。

4)适宜的供试液制备方法。

正确制备供试液是保证检验结果可靠的前提条件，供试液制备的基本要求是，供试品必须均匀分散于供试液中，被检菌应受到必要的保护。对固体供试品宜采用具有标准转速的匀浆仪；对非水溶性制剂应使用增溶或乳化剂；对含抑菌活性成分的药物应用适宜的灭(减)活措施；并注意控制供试液的pH、温度以及增加蛋白胨成分以保护菌细胞等。

5)验证试验及对照试验。

为保证试验结果的可靠性，国内外药典均规定了检验方法的验证试验。验证的目的主要是考察供检药品中有无抑菌活性物质干扰试验、检验方法和培养条件(包括培养基)的可行性。验证试验是在供试品存在与不存在的条件下，加入定量已知的试验菌株，同时进行检测，二者均应得出正确的检验结果，否则检查结果是无效的。

当建立药品的微生物限度检查法时，应进行细菌、霉菌及酵母菌计数方法的验证，以确认所采用的方法适合于该药品的细菌、霉菌及酵母菌数的测定。若在确立新药检验方法及当检验条件更变时，如药品的组分、供试液方法或培养基变更等可能影响检验结果时，需重新做验证试验。

对一些已确立检验方法的品种，采用可行的供试液制备方法和固定的培养基，在进行常规检验时可免去验证试验的繁琐步骤，只作一些必要的对照试验。通常对照试验有两种，一种为阴性对照，另一种为阳性对照。前者是对试验条件、器具本底的无菌状态考察，也用于某种试验菌对某种试验为阴性的复核，常用稀释剂代替样品供试液进行试验，当阴性对照出现了阳性结果，则所有试验呈现的阳性结果无效。后者主要考察试验条件的可行性以及是否有抑菌活性成分干扰，常用已知试验菌株加入供试液中与供试样品的检验同时进行试验，加入已知菌株的供试液检验应能检出或呈阳性反应，否则供试品检验未检出或阴性反应结论不能成立。

用于阳性对照试验的试验菌株，进行试验时应与供试品分开进行，在专用实验室或无菌接种柜中操作，严防污染供试品操作系统。一经污染必须进行严格的消毒灭菌处理。

(2)菌落计数

平板法菌落计数是受一定条件的限制：如供试液是否均质，供试液中的细菌是否充分分散；培养基的质量、培养温度及时间的影响；有繁殖能力的菌细胞才能形成菌落。在实验操作中应考虑到这些问题。

一般营养琼脂培养基用于细菌计数；玫瑰红钠琼脂培养基用于霉菌及酵母菌计数；酵母浸出粉-胨-葡萄糖琼脂培养基用于酵母菌计数。在特殊情况下，若营养琼脂培养基上长有霉菌和酵母菌、玫瑰红钠琼脂培养基上长有细菌，则应分别点计霉菌和酵母菌、细菌菌落数。然后将营养琼脂培养基上的霉菌和酵母菌数或玫瑰红钠琼脂培养基上的细菌数与玫瑰红钠琼脂培养基中的霉菌和酵母菌数或营养琼脂培养基中的细菌数进行比较，以菌落数高的培养基中的菌数为计数结果报告。菌落计数应注意如下几点。

1)供试液中常会有不溶性颗粒或沉淀物存在，有时很难与菌落区分，必要时可使用放大镜或显微镜进行观察，如仍难区分，可延长培养时间至5～7天或在未加TTC的营

养琼脂培养基平板上加入 0.001% TTC 5～10 mL，30 min 后菌落即染成深红色，可与其他有形物进行鉴别。

2）细菌与酵母菌菌落的区别：细菌和酵母菌都是单细胞的微生物，有的嗜酸性细菌可在玫瑰红钠琼脂培养基及 YPD 琼脂培养基上生长，由于两者菌落形态具有类似的特征，如较湿润，光滑，易挑起，菌落正、反面及边缘、中心的颜色较一致，质地均匀等。但酵母菌菌落单个者一般较大，生长在琼脂表面者凸起较高，无光泽，呈边缘整齐的正圆形，乳酪状，菌落表面培养物极易被挑起。生长在琼脂内的菌落有的呈铁饼形、三角形。酵母产生的色素较单一，通常为白色或奶油色，少数为红色或黑色。产生假菌丝的种类，细胞易向外围蔓延，边缘粗糙不齐。直观不能判别的可借助显微镜检查，根据细胞大小，细胞群体中的出芽生殖情况及形成假菌丝的形态，便可以加以识别。

3）注意酵母菌形成的假菌丝与霉菌菌丝的区别：酵母菌的假菌丝实际上是酵母菌在进行无性繁殖时产生的特征形态，即芽孢子长到正常大小时不与母细胞分离而是再继续发生出芽生殖所形成的。假菌丝中子细胞与母细胞之间仅以极狭窄面积相连，两细胞之间呈现藕节一样的细腰。而霉菌的菌丝有隔，菌丝的横隔处两细胞宽度是一致的。

4）玫瑰红钠琼脂培养基对酵母菌的生长并不很理想，曾发现过在检查某液体制剂时，在玫瑰红钠琼脂培养基上仅有少量的酵母菌生长，后改用酵母浸出粉胨葡萄糖（YPD）琼脂培养基，则培养出大量的酵母菌，故在含王浆和蜂蜜的液体制剂检查时，同时增加 YPD 琼脂培养基来检查酵母菌是必要的，并可考虑用于液体制剂。

5）在发生爆瓶的口服液体制剂中检查肇事微生物时，不能仅考虑检查酵母菌，细菌中有的产气性厌氧菌亦能引起安瓿爆瓶。由于爆瓶的样品通常储存时间较长，微生物代谢过程中 pH 下降、有毒物质产生可能已使肇事菌死亡。故有时经反复培养并无菌落生长，这种情况可取可疑样品直接离心集菌后镜检，即可知肇事微生物的大致情况。

6）霉菌菌落计数时，如果初次计数后还需继续培养观察，初次计数时平板不宜反复翻动，以防止霉菌孢子在翻动时散落并长成新的菌落而影响后期计数结果。

7）注意识别玫瑰红钠琼脂培养基上形成药物的结晶体。有的药物在玫瑰红钠琼脂培养基上能形成似霉菌菌落样形体，如双氯芬酸钠缓释片，在玫瑰红钠琼脂培养基上可形成梅花状结晶体，从背面观察似有放射状菌丝的“霉菌菌落”。在 1∶10 稀释级平板上大量出现，而在 1∶100 稀释级以上的平板上则不产生，此为药物浓度降低所致，将该疑似菌落置低倍显微镜下直接观察，则不难鉴别。

（3）复试的规定与应用

由于药品中的污染菌不可能像药品的化学含量那样均匀分布在各个部分，并且污染在总体中总是少量的，而限度检验又受到抽验与检验量的限制，日常工作中，未能检测到污染部分造成假阴性而被漏检的情况是经常存在的。一般来说，一旦检测出阳性结果，排除意外实验室事故（如污染）外，多数表明该样品污染已很严重，而通常对阳性或菌数超标的检验结果进行复试时，其复试结果常会出现阴性，如果用复试的阴性结果来否定初试阳性检出结果常会造成错误结论。以某药品染菌率10%为例，检验1件不合格的概率只有0.1，检出机会很小，也就是说产品中有10%污染了大肠埃希菌，仍不易检出，因此，抽验一次检验的方法，即使检不出也不能说该产品一定未污染大肠埃希菌，当一次检查后不下结论，而要复试检验仍为阳性才下不合格的结论，这样实际上已失去控制质量的意义了，因为根据概率相乘定理，上述产品连续二次抽验均为阳性的概率为 0.1×0.1=0.01，这样很小的概率，已几乎不可能检出了。因此，《中国药典》规定，供试品检出控制菌或其他致病菌时，按一次检出结果为准，不再复试。

对于染菌限度检验，同一批产品第一次抽验菌数不合格，第二次抽验合格的情况也是经常出现的，尤其是单剂量的合剂，少数瓶(支)检出染菌而多数未查见染菌的情况也是很常见的，限度检查多次抽验不可能像化学药品含量测定那样能得出近似相同的结果。但菌数测定在有些情况下是能够重复的，如同一瓶药物在相同时间及条件下测定，在同时同一环境包装的同批固体药物，特别是药品本身不含抑菌成分者，其检测结果应基本相同。对于用同一供试液或同一菌悬液同时作菌数测定，其结果更能重复。有人曾指出：同一菌液，同一稀释度及不同稀释度，不同次数活菌计数的测定，误差应小于10%。日常工作中不能借口药品染菌的不均匀性而忽视严格的限度检查的灭菌程序和精确的操作步骤，更不能以复试“合格”的结果否定初试检查的不合格结论。

《中国药典》规定对菌数测定当第一次检查不合格时，应从同一批样品中随机抽样，独立复试两次，以3次检查结果的平均值报告菌数，这是对染菌数处在合格边缘的产品，避免由此引起可能的争议采取的一种界定方法。因为当第一次抽验结果菌数超过限度标准3倍时，即使复试二次结果均为“0”，以三次平均值计仍然超过限度标准，判为不合格，在此情况下复试已无意义。决不能以后二次复试结果推翻第一次的不合格结论。除非能证明第一次检查时操作环境、所用器具、培养基或操作步骤受污染或阴性对照生长菌落等情况的存在。

10. 微生物限度检查实验记录

微生物限度检查原始记录应包括样品信息、实验设备及器材信息、简明扼要的实验程序描述、培养观察记录、检验结论和实验人员、复核人员的签名等，为便于记录可根据实验室管理要求设计成记录表格(表 19.7)，经实验室主管审批后作为受控文档使用。

表 19.7　XXX微生物限度检查实验(口服剂)记录

检品编号：　　操作间(台)编号：　　室温：　　℃，湿度：　　%

检品名称：	规格：	包装：
生产单位：	批号：	效期：
供样部门：	检品数量：	验讫数量：
收检日期：	检验日期：	报告日期
检验依据：		

培养基：营养琼脂培养基批号　　制备时间

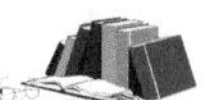

玫瑰红钠琼脂培养基批号　　　　　　　　　　　　　　制备时间

冲洗液(稀释液)　　　　　　　　　　　　　　　　　　制备时间

集菌仪：　　　　　　　　　　　　　　　　　　　　　薄膜过滤器：

其他仪器设备：

1. 供试液制备

取供试品：(1)常规供试品　　　　g(mL)，加 pH 7.0 氯化钠蛋白胨缓冲液　　　　mL

①匀浆仪　　档　　　　min　　　　　②研钵法　　　　③保温振摇法

(2)非水溶性供试品：供试品　　　　g(mL)，加乳化剂　　　　g(mL)

(3)抑菌性供试品处理方法

①培养基稀释法：吸取供试液　　mL 加入平皿后，倾注培养基(20 mL/皿)。

②薄膜过滤法：0.1%的蛋白胨水溶液，冲洗　　　　mL(　　　mL/次)

③加入中和剂法：加入　　　　　　中和剂　　　　　g(mL)

2. 细菌数、霉菌及酵母菌数

	细菌数　30~35℃　48h				霉菌(酵母菌)总数　23~28℃　72h			
	10^{-1}	10^{-2}	10^{-3}	阴性对照	原液	10^{-1}	10^{-2}	阴性对照
1								
2								
3								
平均								
结果	CFU/g(mL)				CFU/g(mL)			

3. 控制菌检查

大肠埃希菌			大肠菌群				沙门菌		
试剂/培养基	供试品	阳性对照	供试品 g(mL)			阳性对照	试剂/培养基	供试品	阳性对照
			0.1	0.01	0.001				
胆盐乳糖增菌液							营养肉汤		
MUG、靛基质							TTB		
EMB 或 MacC							DHL 或 SS 平板		
革兰染色、镜检							TSI 斜面		
结果							结果		

4. 活螨检查

供试品	瓶或盒	1 直接检查法：	2 集螨法：

5. 结论：本品按　　　　　　微生物限度检查法检验，结果　　　　　　规定。

检验者：　　　　　校对者：

(中国食品药品检定研究院　戴　翚)

思　考　题

1. 微生物实验室向核心区传入供试样品，为降低带入污染的风险，对样品所应采取的措施有哪些？

2. 无菌检查中确定无菌检查的取样量应考虑哪些因素？
3. 无菌产品发生微生物污染的事件属于何种事件？
4. 容易污染微生物需要定期进行清洁和消毒的设备有哪些？
5. 微生物限度检查中消除抑菌活性的常用方法是哪些？
6. 微生物限度检查计数方法验证中，合理选择验证供试液的稀释级的标准是什么？

参考文献

1. 国家药典委员会. 2010. 中华人民共和国药典二部附录Ⅺ H无菌检查法.
2. 国家药典委员会. 2010. 中华人民共和国药典二部附录Ⅺ J微生物限度检查法.
3. 国家药典委员会. 2010. 中华人民共和国药典二部附录ⅪX Q微生物实验室规范指导原则.
4. 国家药典委员会. 2010. 中华人民共和国药典一部.
5. 苏德模，马绪荣. 2007. 药品微生物检验技术. 北京：华龄出版社.
6. Hcott Sutton. 2006. The Harmonization of the Microbial Limits Test-Enumeration. Pharma- ceutical Microbiology Forum Newsletter，12(3)：2-3.
7. EP6.0. 2008. Vol Ⅰ
8. USP31-NF26.2008.Vol Ⅰ

模块二十　食品检测：微生物检验与质量控制和菌种保藏

学习要点

了解食品微生物检测实验室的设计要求，了解实验室和设备的使用规范。掌握食品样品的采样的基本原则，掌握无菌采样的观念，理解二级采样和三级采样的概念。掌握食品中致病菌检测的基本流程，了解样品处理、样品增菌、选择性增菌与分离的设计原则和意义，了解细菌鉴定的原则。掌握细菌菌种保藏的基本原理，根据实验的需要掌握 1~2 种菌种保藏的方法。

一、食品微生物实验室检验环境和设备的要求

(一)实验室的环境设施原则

①实验室环境不应影响检验结果的准确性；②操作区域应与办公室区域明显分开；③温度、湿度、照度、噪声和洁净度等应符合工作要求；④一般样品检验应在洁净区域(包括超净工作台或洁净实验室)进行，洁净区域应有明显的标示；⑤实验室工作面积和总体布局应能满足从事检验工作的需要；⑥实验室布局应采用单方向工作流程，避免交叉污染；⑦病原微生物分离鉴定工作应在二级生物安全实验室(biosafety level 2，BSL-2)进行。

(二)环境设施的具体要求

1)在符合上述原则的基础上还应满足：①应根据具体检测活动(如检测种类和数量等)，有效分隔不相容的业务活动，应采取措施将交叉污染的风险降到最小。②应采取以下措施：实验室的建设应符合 GB 19489 的规定，符合“无回路”；在时间和空间上有效隔离各种检测活动。③确保检测样品的完整性(如使用封闭容器)，并采取处理措施。

2)按照良好操作规范，在实验室的区域划分中应有如下清楚的标识的隔离区域或明确的指定区域：①样品接收区和储藏区；②样品前处理区(如应在被隔离的区域处理极

易被严重污染的粉末状产品)；③样品的微生物检测(包括培养)和可疑致病菌的鉴定区；④标准菌株和其他菌株的储藏区；⑤培养基和化学试剂储藏区(培养基与化学试剂分开存放，危险品和有毒药品应设有专柜保存)；⑥培养基和器材的准备和灭菌区；⑦无菌区；⑧清洁区；⑨污染物处理区；⑩急救区；⑪行政区；⑫文档处理区；⑬更衣室；⑭仓库；⑮休息室；⑯对于分子生物学实验室应限定在某个工作区域使用吸管、吸管头、离心管、试管等。

3)应保证工作区洁净无尘，空间应与微生物检测需要及实验室内部整体布局相称。实验室空间应符合生物安全要求 GB 19489 和 GB 50346 的相关规定。

4)通过自然条件或换气装置或使用空调，保持良好的通风和适当的温度。使用空调时，应根据不同工作类别检查、维护和更换合适的过滤设备。

5)实验室的设计及使用中应考虑尽可能减少造成食品污染的条件，可以通过以下途径减少污染：①表面光滑的墙；②应关闭门窗；③遮阳板应安装到室外，若无法在室外安装，应保证能够方便地清洁遮阳板；④除非密闭包装装修，液体运输管路不应在工作区上方穿过；⑤换气系统中应有空气过滤装置；⑥独立的洗手池，非手动控制效果更好，最好在实验门附近；⑦不使用粗糙裸露的木块；⑧固定设备和室内装置的木质表面应密闭包裹；⑨实验室可能低度污染空气时，作业区应装备一台层流生物安全柜；⑩储存设施和设备的摆放应易于清洗；⑪理想的天花板应具有光滑的表面并附带充足的照明。

洁净室使用要求。洁净室是食品微生物检验室最重要的工作区域之一，为保证洁净区的效果在设计和使用中应注意：①无菌间通向外面的窗户应为双层玻璃，并要密封，不得随意打开，并设有与无菌间大小相应的缓冲间及推拉门，另设有 0.5～0.7 m^2 的小窗，以备进入无菌间后传递物品。②无菌间内应保持清洁，工作后消毒，擦拭工作台面，不得存放与实验无关的物品。③无菌间使用前后应将门关紧，打开紫外灯，如采用室内悬吊紫外灯消毒时，需 30 W 紫外灯，距离在 1.0 m 处，照射时间不少于 30 min，使用紫外灯，应注意不得直接在紫外线下操作，以免引起损伤，灯管每隔两周需用酒精棉球轻轻擦拭，除去上面灰尘和油垢，以减少紫外线穿透的影响。④处理和接种食品标本时，进入无菌间操作，不得随意出入，如需要传递物品，可通过小窗传递。⑤在无菌间内如需要安装空调时，则应有过滤装置。

二、设备要求

(一)常用的检验设备

常用的检验设备有超净工作台、生物安全柜、天平、培养箱、高压锅、普通冰箱、低温冰箱、厌氧培养设备、显微镜、离心机、超净台、振荡器、普通天平、千分之一天平、烤箱、冷冻干燥设备、匀质器、恒温水浴箱、菌落计数器、生化培养箱、电位 pH 计、高速离心机等。

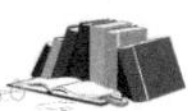

(二) 实验设备的使用

实验设备应放置于适宜的环境条件下，便于维护、清洁、消毒与校准，并保持整洁与良好的工作状态。实验设备应定期进行检查、检定(加贴标识)、维护和保养，以确保工作性能和操作安全。实验设备应有日常性监控记录和使用记录。

(三) 常规检验用品

主要有接种环(针)、酒精灯、镊子、剪刀、药匙、消毒棉球、硅胶(棉)塞、微量移液器、吸管、吸球、试管、平皿、微孔板、广口瓶、量筒、玻棒及L形玻棒等。对检验操作中的检验用品在使用前应保持清洁和/或无菌。常用的灭菌方法包括湿热法、干热法、化学法等。需要灭菌的检验用品应放置在特定容器内或用合适的材料(如专用包装纸、铝箔纸等)包裹或加塞，应保证灭菌效果。可选择适用于微生物检验的一次性用品来替代反复使用的物品与材料(如培养皿、吸管、吸头、试管、接种环等)。

三、采　　样

(一) 采样原则

根据检验目的、食品特点、批量、检验方法、微生物的危害程度以及检测目的致病菌的生物学特性等确定采样方案；根据随机原则，确保所采集的样品具有代表性；同时采样过程遵循无菌操作程序，防止一切可能的外来污染，关键是合理地使用采样工具，对采样用具消毒，保证采样用具的无菌，同时采样过程中要求也要规范；样品在保存和运输的过程中，应采取必要的措施防止样品中原有微生物的数量变化，保持样品的原有状态。

(二) 各类食品的采样方法

采样应遵循无菌操作程序，采样工具和容器应无菌、干燥、防漏，形状及大小适宜。

1. 即食类预包装食品

取相同批次的最小零售原包装，检验前要保持包装的完整，避免污染。采样总量应满足微生物指标检验的要求。

2. 非即食类预包装食品

原包装小于500 g的固态食品或小于500 mL的液态食品，取相同批次的最小零售原包装；大于500 mL的液态食品，应在采样前摇动或用无菌棒搅拌液体，使其达到均质后分别从相同批次的n个容器中采集5倍或以上检验单位的样品；大于500 g的固态食品，应用无菌采样器从同一包装的几个不同部位分别采取适量样品，放入同一个无菌采样容器内，采样总量应满足微生物指标检验的要求。

3. 散装食品或现场制作食品

根据不同食品的种类和状态及相应检验方法中规定的检验单位，用无菌采样器现场采集 5 倍或以上检验单位的样品，放入无菌采样容器内，采样总量应满足微生物指标检验的要求。

4. 食源性疾病及食品安全事件的食品样品

采样量应满足食源性疾病诊断和食品安全事件病因判定的检验要求。

(三)采样方案的设计

采样方案分为二级和三级采样方案。二级采样方案设有 n、c 和 m 值，三级采样方案设有 n、c、m 和 M 值。

n：同一批次产品应采集的样品件数；c：最大可允许超出 m 值的样品数；m：微生物指标可接受水平的限量值；M：微生物指标的最高安全限量值。

注意：①按照二级采样方案设定的指标，在 n 个样品中，允许有≤c 个样品的相应微生物指标检验值大于 m 值。②按照三级采样方案设定的指标，在 n 个样品中，允许全部样品中相应微生物指标检验值小于或等于 m 值；允许有≤c 个样品的相应微生物指标检验值在 m 值和 M 值之间；不允许有样品相应微生物指标检验值大于 M 值。

例如，n=5，c=2，m=100 CFU/g，M=1000 CFU/g。含义是从一批产品中采集 5 个样品，若 5 个样品的检验结果均小于或等于 m 值(≤100CFU/g)，则这种情况是允许的；若≤2 个样品的结果(X)位于 m 值和 M 值之间(100 CFU/g<X≤1000 CFU/g)，则这种情况也是允许的；若有 3 个及以上样品的检验结果位于 m 值和 M 值之间，则这种情况是不允许的；若有任一样品的检验结果大于 M 值(>1000 CFU/g)，则这种情况也是不允许的。

1)在产品检验中，应根据相应产品标准中的规定执行，如发酵乳食品安全国家标准 GB 19302—2010，给出了这类产品的微生物检测指标，采样方案及检测方法见下表。

项目	采样方案 1 及限量(若非指定，均以 CFU/g 或 CFU/mL 表示)				检验方法
	n	c	m	M	
大肠菌群	5	2	1	5	GB 4789.3 平板计数法
金黄色葡萄球菌	5	0	0/25 g(mL)	–	GB 4789.10 定性检验
沙门氏菌	5	0	0/25 g(mL)	–	GB 4789.4
酵母 ≤	100				GB 4789.15
霉菌 ≤	30				

1 样品的分析及处理按 GB 4789.1 和 GB 4789.18 执行。

2)食源性疾病及食品安全事件中食品样品的采集。由工业化批量生产加工的食品污染导致的食源性疾病或食品安全事件，食品样品的采集和判定原则按产品相应标准中制定的采样方案，并按照采样方案的内容进行，同时，确保采集现场剩余食品样品。

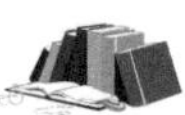

3）由餐饮单位或家庭烹调加工的食品导致的食源性疾病或食品安全事件，食品样品的采集按 GB 14938 食物中毒诊断标准及技术处理原则中卫生学检验的要求，以满足食源性疾病或食品安全事件病因判定和病原确证的要求。

（四）采集样品的标记

应对采集的样品进行及时、准确的记录和标记，采样人应清晰填写采样单（包括采样人、采样地点、时间、样品名称、来源、批号、数量、保存条件等信息）。

（五）采集样品的储存和运输

采样后，应将样品在接近原有储存温度条件下尽快送往实验室检验。运输时应保持样品完整。如不能及时运送，应在接近原有储存温度条件下储存。如冰淇淋、冰棍等冷冻食品可以在运输的过程中在采样箱中放入干冰以保持样品的冷冻状态；同时根据目的菌株的特点也要注意运送保存的条件，如对一些不耐冷的细菌如副溶血性弧菌、空肠弯曲菌的检验样品保存运输的温度不宜过低。

四、食品中致病菌检测流程基本原理

（一）样品处理

实验室接到送检样品后应认真核对登记，确保样品的相关信息完整并符合检验要求。实验室应按要求尽快检验，若不能及时检验，应采取必要的措施保持样品的原有状态，防止样品中目标微生物因客观条件的干扰而发生变化。冷冻食品应在 45℃以下不超过 15 min，或 2～5℃不超过 18 h 解冻后进行检验。

（二）样品前增菌

前增菌意义：由于食品微生物研究的标本来源范围广，污染的微生物可来源于空气、水、加工的环境、人体等，且一般来说致病菌在食品样品的含量相对于本底微生物来说很低。所以为了保证检验结果的代表性，除注意采样的部位和采样量外，样品接种前要充分混匀；为了提高检出率，除可通过增加检样量外，还应采取相应的方法浓缩待测微生物和对目的微生物进行选择性增菌。

食品样品中的微生物，因经受冷、热、脱水干燥、辐照、高渗透压或消毒剂的作用，可能引起亚致死性损伤，受损伤的微生物用一般的培养方法不易培养，需预先进行复苏或修复后才能进行培养。修复的基本原则是在细菌繁殖之前，将其置于无选择压力的培养环境中，选择更适于目的菌株修复的温度进行培养。如食品卫生国家标准标准方法中，分离沙门氏菌时，现将样品置于缓冲蛋白胨水中（36 ± 1）℃进行前增菌，其目的就是对食品加工过程中形成的损伤菌进行修复。

（三）选择性增菌与分离

由于食品样本中除有待测微生物外，还有其他各种微生物，而且检测的致病菌在样品中的含量都不高，为了提高检出率，需对目的菌株进行选择性的增菌。选择性增菌可以通过物理或化学方法实现。

1. 物理方法

物理方法主要是通过调节培养的温度、气体条件进行选择性增菌与分离。选择合适温度、气体条件促进目的菌株的生长，抑制杂菌的生长。如空肠弯曲菌的培养选择的气体培养条件是在5%氧气、10%二氧化碳、85%氮气的微需氧条件下，促进空肠弯曲菌的生长，抑制好氧菌的生长。但有时该方法的特异性不高。如在大肠杆菌 O157 的选择性增菌中有的方法，选择 42℃进行增菌，虽然杂菌受到了抑制，但大肠杆菌 O157 的生长也受到了影响。

2. 化学方法

为了使目的微生物的菌落在琼脂培养基的分离率提高，提高其在选择性平板上生长的数量,可以在选择性增菌液中加入抑制其他微生物和促进目的微生物生长的化学制剂，达到对目的微生物选择性增菌的目的。如培养大肠杆菌时加入胆盐，抑制产气杆菌和某些革兰氏阳性菌的生长。利用耐盐性的差异，在培养基中加入高浓度的盐，有利于耐盐和嗜盐菌的分离，如 7.5%氯化钠肉汤对金葡军增菌，利用嗜盐培养基 3%氯化钠蛋白胨水对副溶血性弧菌进行增菌，沙门氏菌、志贺氏菌的分离中加入相应的抑制剂，抑制革兰氏阳性菌和某些阴性细菌的生长。

（四）分离培养

致病菌含量低的在增菌之后，可以从增菌液中划线分离，在选择性琼脂平板上进行分离培养。在选择性培养基中一般含有抑制杂菌的成分和一些指示剂，由于细菌的生长产生的代谢及生化特性不同使得目的细菌在平板上能够与其他的细菌区分开来,但是很多情况下由于微生物背景很复杂使得有一些细菌会在平板上形成与分离目的菌株特征相似的菌落。如沙门氏菌在 HE 或 SS 平板，柠檬酸菌和某些产硫化氢的大肠杆菌、变形杆菌会长成与沙门氏菌相似形态的菌落。还需要挑取可疑的菌落，进行分纯培养，做进一步的生化鉴定。

（五）细菌鉴定的基本原则

对食品中分离到的可疑致病菌还需要进行鉴定，常用的有生化鉴定和血清鉴定。现介绍生化鉴定的一些原则。应用菌株的生化反应和平板培养基的培养，对细菌的特征进行观察，是目前常规鉴定细菌的基础，被称为传统生化鉴定方法。内容包括：在试管培养基中的生化反应，观察菌株生理特征，如菌落的形态和颜色；革兰氏染色实验；凝集实验；抗生素药敏的特征等。这些传统方法可以将细菌鉴定到属、种等。分为手工非系

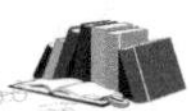

统生化鉴定和商品化的系统生化鉴定两类。

1. 手工的非系统生化鉴定

在国标方法中，对一些细菌的鉴定给出相应的生化反应项目，结合细菌的培养特性，观察细菌形态可以进行鉴定。优点是成本低，对于成熟的实验室和有经验的人员操作起来也很简单。缺点是，对检验人员的要求高，需要检验人员具有一定的检测经验对生化结果进行判断。因为在实验中经常会有一些不典型的菌株出现，干扰对细菌的鉴定。目前经济条件好的实验室倾向于使用商品化的系统生化鉴定方法来对分离到的菌株进行鉴定，商品化的系统生化鉴定一般带有鉴定的软件，可以对生化结果进行判断。

2. 商品化的系统生化鉴定

系统生化鉴定目前已成为工业标准。在系统的生化鉴定中，它是应用一套生化反应基质实验，如 API20E，反应条上有 20 个生化反应孔，Vitek2 有 64 个生化反应孔，这些生化反应是认真选择的。当阳性或阴性反应样式出现时，就会形成生化图谱，应用鉴定的软件可以与建立好的生化图谱库进行比较，给出鉴定结果，免去人为判定的因素。现常用的商品生化鉴定系统有 API 系列，VItek，Biolog，Microscan 等。系统生化鉴定可分手工生化和自动生化鉴定两类。

手工生化的优点是：检测者可以自己去读取和解释实验结果，如 API 鉴定系列等。

自动生化的优点是：节省时间，可以让检测者空出时间去干其他的事情。

数据库的大小和数据库的应用是决定鉴定系统准确性的基础。鉴定者首先要对鉴定的数据库有所了解，确定鉴定的目的菌株存在于这个库里，并且这个系统能够对其进行准确的鉴定，才能选择该系统进行鉴定。商业化的数据库是不断进行更新的，如随着微生物分类命名的变化，数据库也要对这些细菌的分类命名等随时更新。如阪崎肠杆菌过去属于阴沟肠杆菌，现在的命名是阪崎肠杆菌。

检测者在应用系统生化鉴定时应注意以下几点。

1）数据库要不断进行更新，一般公司会提供相应的售后服务。

2）对系统生化实验还需要进行确证比较，以确信该系统生化实验能够真正满足所要研究细菌的鉴定的要求，因为并不是所有的实验结果都如厂家所声明的一样好。不同类的菌，根据参考文献有不同的确证实验方法，同时要与系统生化的生产商进行良好的沟通。

3）当系统生化给出的结果有疑问的时候，检验者应该有自己的判断，要有备选的鉴定方法来获得准确的鉴定结果。

4）系统生化的鉴定有时不能满足实验的要求，系统会给出提示，做一些补充的实验。如蜡样芽孢杆菌与苏云金芽孢杆菌在生化上不能分开，需要做补充实验如伴孢晶体的染色观察实验，或者将鉴定菌株送到参比实验室进行鉴定。

3.分子生物学的鉴定方法

1）PCR 对特征基因扩增：通过对细菌特征的保守基因进行扩增，对细菌鉴定是快速鉴定的方法。但是，生化鉴定方法还是被认为是金标准。

2）16SrRNA 的测序：细菌的 DNA 有一些相当保守的序列，如 16SrRNA，可以通过测序的方法对其进行鉴定分类。目前公认的伯杰氏细菌分类鉴定系统的细分类，就是以 Wose 的 16SrRNA 分类理论为基础建立的体系，所以通过 16SrRNA 测序对细菌进行鉴定还是被认可的，有时在生化鉴定出现严重分歧时可以选用此方法解决判定的困扰。随着测序成本的降低和时间的缩短，其在细菌鉴定中将会逐渐被应用。

五、菌种保藏方法

常用食品微生物菌株保藏方法有以下几类。

1. 短期保藏

短期保藏 1~6 个月，可以选择半固体培养基，穿刺培养后，覆盖上灭菌石蜡油，在 4~6℃冰箱内保存。常见的大肠杆菌、金黄色葡萄球菌、沙门氏菌、志贺氏菌、单增李斯特菌等可以选用此方法，但是对于一些对低温敏感的细菌不适用于此方法，如弧菌属、弯曲菌属的细菌不适用于此方法。

2. 相对长期保存

可以选择冷冻保藏的方法将菌在含有适当保护剂（常用的如甘油，浓度在 30%～50%）的液体培养基（常用脑心浸液培养基）制成浓菌悬液，在低温保藏。在实验室常用冰箱的温度有−30℃或超低温冰箱−70℃或−80℃保存。一般来说，温度越低越好。目前，市场上还有成品的商品出售，并且在产品中加入很多小瓷珠，便于后续的传种方便，一般的细菌适合于选用此方法。−70℃条件下一般细菌可以保存几年甚至十几年。对于一些特殊的菌种可能要求会严格一些，需要注意保护剂的选择及浓度。

3. 冷冻干燥保藏

冷冻干燥保藏法是对细菌长期保存最有效的方法，可以保存几十年，细菌仍有活性。但是一般实验室不具备这些条件。

4. 菌株的复苏

首先要选用目的菌株适合生长的培养基，培养基的选择性一定不要太强。有的时候，长期保存的菌株菌体会受到一定的损伤，在对细菌进行复苏时，在琼脂培养基上不一定能够直接复苏，需要先用适合的液体培养基进行增菌，然后再用琼脂平板培养基进行培养。

保存时的注意事项：

1）在进行菌种保存前，一定要保证菌株的纯度，并且菌是新鲜培养的、处于对数期的比较好。

2）标记要清楚：写好菌种的名称、菌株编号、菌株来源、保藏时间等。

3）根据目的选择保藏目的菌株合适的保藏方法。

（中国食品药品检定研究院　崔生辉）

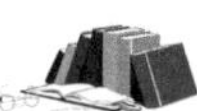

思 考 题

1. 如果让你自己设计食品微生物检测实验室应该注意哪些原则？
2. 请列出食品微生物检测实验室常用的设备。
3. 举例说明二级和三级采样方案的原则。
4. 对食品中致病菌检测的基本流程是什么？
5. 对细菌进行生化鉴定的基本原则是什么？
6. 对于细菌保藏时间最长的保藏方法是哪种？
7. 你认为对于自己的实验室，哪种菌种保藏方法最方便，保藏时间又相对较长？

模块二十一　食品检测:理化检验规范

学习要点

掌握食品理化检验的技术标准的格式以及理化检验通则。通过对食品理化检测实验室基本规范的介绍，重点了解食品理化检验的基本技术要点以及检验标准的制订框架等内容，并对食品理化标准的基本格式和技术要求有所认知。

食品标准体系包括卫生标准、检验方法、规范和指南等，涵盖食品添加剂、食品污染物、食品产品、食品生产等方面，对于理化检验，主要的标准包括基本食品检验方法系列，即 GB 5009 理化检测方法系列；污染物检测，包括农兽药残留、食品中安全性物质等；食品添加剂，包括标准和具体理化检测内容；食品及相关产品的检测方法，包括对应食品卫生标准中涉及理化指标的检测方法。对于食品理化检测的实施，有着具体的规范性指南，如 GB 27404 对食品理化检测实验室质量控制的管理要求、技术要求、过程控制要求和结果的质量保证要求等进行了规范说明，整体规范适用于食品质量、化学物质检测等方面，而 GB 5009.1 对于食品理化检验的原则和基本要求进行了部分规范。以下内容将从食品理化检测的一般原则、食品理化标准的格式两个方面进行介绍。

一、食品理化检测一般原则

食品理化检验包括食品质量(包括感官和理化)、化学物质(包括有效成分、农兽药残留、食品添加剂、重金属、毒素、环境污染物等)的检测，理化检测的范围涵盖痕量至常量的检测水平。

(一)检验方法的一般要求

1)称取：用天平进行的称量操作，其准确度要求用数值的有效位数表示，如“称取 20.0 g……”指称量准确至±0.1 g；“称取 20.00 g……”指称量准确至±0.01 g。

2)准确称取：用天平进行的称量操作，其准确度为±0.0001 g。

3)恒量：在规定的条件下，连续两次干燥或灼烧后称定的质量差异不超过规定的范围。

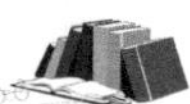

4）量取：用量筒或量杯取液体物质的操作。

5）吸取：用移液管、刻度吸量管取液体物质的操作。

6）试验中所用的玻璃量器如滴定管、移液管、容量瓶、刻度吸管、比色管等所量取体积的准确度应符合国家标准对该体积玻璃量器的准确度要求。

7）空白试验：除不加试样外，采用完全相同的分析步骤、试剂和用量（滴定法中标准滴定液的用量除外），进行平行操作所得的结果。用于扣除试样中试剂本底和计算检验方法的检出限。

（二）检验方法的选择

1）标准方法中如有两个以上检验方法，具体试验可根据所具备的条件选择使用，以第一法为仲裁方法。

2）标准方法中根据适用范围设置几个并列方法时，应依据适用范围选择适宜的方法，其中第一法与其他方法属于并列关系，并非仲裁法，此外，未指明第一法的标准方法，与其他方法也属于并列关系。

（三）样品要求

1）采样应注意样品的生产日期、批号、代表性和均匀性（掺伪样品和食物中毒样品除外）。采样量应能反映该食品的卫生质量以及满足检验项目对样品量的需要，一般要求一式三份，供检验、复验、备查或仲裁使用，一般散装样品应每份不少于 0.5 kg。

2）采样容器根据检验项目，选用硬质玻璃瓶或聚乙烯制品。

3）液体、半流体食品如植物油、鲜乳、酒或其他饮料，若用大桶或者大罐盛装者，应先充分混匀后再采样。样品应分别盛放在三个干净的容器中。

4）粮食及固体食品应自每批食品的不同层或者不同部位分别采取部分样品，混合后按照四分法对角取样，再进行几次混合和缩分，最后取有代表性的样品。

5）肉类、水产品等食品应按分析要求分别采取不同部位的样品或混合后采样。

6）罐头、瓶装食品或小包装食品，应根据批号随机取样，同一批号取样件数，250 g 以上包装不得少于 6 个，250 g 以下的包装不得少于 10 个。

7）掺伪和食物中毒样品采集，应具备典型性。

8）检验后的样品保存，一般样品在检验结束后，应保留一个月，以备需要时复验。易变质食品不予保留，保存时应加封并尽量保持原状。检验取样一般系取可食用部位，以所检验的样品计算。

9）感官不合格产品不必进行理化检验，直接判为不合格产品。

（四）检验要求及结果表述

1）应严格按照标准方法中规定的分析步骤进行检验，对试验中不安全因素（中毒、爆炸、腐蚀、烧伤等）应有防护措施。

2）理化检验实验室应实行分析质量控制。

3）检验人员应填写好检验记录。

4）测定值的运算和有效数字的修约应符合 GB 8170、JJF 1027 的规定。

5）结果表述：报告平行样测定值的算术平均值，并报告计算结果表示到小数点后的位数或有效位数，测定值的有效数的位数应能满足卫生标准的要求。

6）样品测定值的单位应使用法定计量单位。

7）如果分析结果在方法的检出限以下，可以用“未检出”表述分析结果，但应注明检出限数值。

二、食品理化标准的一般格式

（一）理化检验方法标准的构成

标准中要素的编排格式见表 21.1。

表 21.1　标准中要素的编排格式

要素的编排	要素类型	要素对应的条文
封面	必备要素	6.1
前言	必备要素	6.2
标准名称	必备要素	6.3
范围	必备要素	6.4
术语和定义	必备要素	6.5
原理	必备要素	6.6
试剂和材料	必备要素	6.7
仪器和设备	必备要素	6.8
分析步骤	必备要素	7
分析结果的表述	必备要素	8
其他（检出限和定量限）	必备要素	9
附录	可选要素	

1. 封面

封面包括标准编号、标准名称、发布日期、实施日期、发布部门。标准名称应简练、明确表示标准的主题，使之与其他标准相区分。检验方法标准名称的内容包括：“食品安全国家标准”字样、食品的名称、所测的指定成分等。发布日期为标准签署发布的日期。实施日期为标准开始实施的日期。

2. 前言

前言包括标准的替代情况和指标的变化情况。

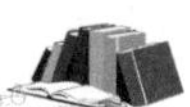

3. 标准名称

标准名称应与封面一致。标准名称应分类表述，应与测定范围一致，如“食品中×××的测定，食品包装用×××的测定”。

4. 范围

范围应简洁，并明确标准的适用范围，也可以指出标准的不适用范围，若包含一种以上适用类别时应清楚说明。

注意：测定范围的确定应在编制说明中有数据支持。对于一个指定成分的测定，有时需要提供几种方法。如果标准中包括几种测定方法，则应清楚地指明所列方法的各自不同的适用范围。“本标准规定了……”；“本标准适用于……中……的测定”。

5. 术语和定义(可选要素)

术语和定义应定义标准中所使用且属于标准范围所覆盖的概念，以及有助于理解这些定义的附加概念。

6. 原理

应简要叙述方法的基本原理、方法特性。必要时，可写出化学方程式。如果一项标准包含了两个或两个以上不同的方法，应分别说明每种方法的原理。

7. 仪器和设备

检验方法中所列仪器为该方法所需要的主要仪器和设备，应注明使用规格。仪器设备的排列顺序为检测仪器、需特殊注明材质的量器、天平、酸度计、离心机、涡旋振荡器、恒温水浴锅、控温设备等。所用仪器或设备不得规定厂商。应统一实验过程可能用到的仪器名称。

8. 质量和体积的表示

溶液的浓度可以质量分数或体积分数为基础给出，表示方法应是“质量(或体积)分数是0.75”或“质量(或体积)分数是75%”。“溶液体积比浓度‘V_1+V_2’表示，两种溶液分别以V_1体积与V_2体积相混。例如，HCl(1+2)”。几种固体试剂的混合质量分数或液体试剂的混合体积分数可表示为(1 + 1)、(4 + 2 + 1)等。

9. 温度和压力的表示

一般温度以摄氏度表示，写作℃。压力单位为帕斯卡，表示为Pa(kPa、MPa)。

10. 常用单位

克(g)，毫克(mg)，升(L)，毫升(mL)，微升(μL)，小时(h)，分钟(min)，秒(s)；单位一致时，各数值都要写单位，如：500～5000 mL

11. 分析步骤

如果在分析步骤中存在危险(例如，爆炸、着火或中毒)，且必须采取专门防护措施，则应在本章的开头用黑体字标出警告内容，并写明专门的防护措施。

12. 试样制备

根据不同测定范围，对试样制备步骤进行描述。分段、逐条将测定细节写清楚，包括不可少的预操作在内。操作过程叙述应准确简明。

13. 仪器参考条件

使用的检测仪器名称应规范，写明主要参数。

例如，气相色谱法参考条件需列出以下参数：色谱柱技术规格(如键合交联聚乙二醇固定相，柱长 30 m，内径 0.32 mm，膜厚 0.5 μm 或同等性能的色谱柱)、检测器、载气种类、载气流速、进样口温度、分流比、检测器温度、柱温箱温度、进样量等。液相色谱法参考条件需列出以下参数：色谱柱技术规格(如 C18 柱，柱长 250 mm，内径 4.6 mm，粒径 5 μm 或同等性能的色谱柱)、检测器、流动相、流速、检测波长、柱温、进样量等。离子色谱法参考条件需列出以下参数：色谱柱、淋洗液、抑制器、检测器、进样体积、光谱等；原子荧光光谱法参考条件需列出以下参数：负高压、灯电流、原子化温度、炉高、载气流速、屏蔽气流速、延迟时间、读数时间、加液时间、进样体积、原子吸收光谱法、波长、狭缝、灯电流、干燥温度、灰化温度、原子化温度等。

14. 标准工作曲线的制作

外标法：将标准系列工作液分别注入×××××仪中，测定相应的×××××，以标准工作液的浓度为横坐标，以响应值(如峰面积、峰高、吸收值等)为纵坐标，绘制标准曲线；内标法等其他工作法，采用相应格式书写。

15. 试样溶液的测定

将试样溶液注入×××××仪中，得到×××，根据标准曲线得到待测液中×××××的浓度，平行测定次数不少于 *n* 次。

16. 空白试验

空白试验系指除不加试样外，采用完全相同的分析步骤、试剂和用量(滴定法中标准滴定液的用量除外)，进行平行操作。

17. 分析结果的表述

在测定结果的表述时，应注明以何种目标物进行计算，并写出计算公式。量的符号用斜体，并给出计算结果的有效数位，计算结果一般不少于 2 位有效数字。测定结果的单位原则上与国家食品安全标准限量标准一致。计算公式要标明编号，标准中即使有一

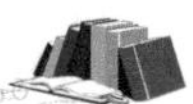

个公式也要编号，编号从(1)开始。

18. 其他

方法的检出限为×××××，方法的定量限为×××××。如为多组分检测，应列表表示。

19. 附录

有助于理解或使用标准的附加信息应在附录中说明。包括特殊情况的说明、试验报告、有关图表等。谱图、数字要清晰。附录内容应在文本正文有提及。

(二)标准编制说明的内容

1)工作简况，包括任务来源与项目编号、标准主要起草单位、协作单位、主要起草人、简要起草过程。

2)与我国有关法律法规和其他标准的关系。

3)国外有关法律、法规和标准情况的说明。

4)标准的制(修)订与起草原则。

5)确定各项技术内容(如技术指标、参数、公式、试验方法、检验规则等)的依据，与国际食品法典委员会相关标准的对比情况，与国际标准不一致的，应当提供科学依据。

6)征求意见的采纳情况，附《征求意见汇总处理表》、重大意见分歧的处理结果和依据。

7)标准实施日期和实施建议。

8)其他需要说明的事项。

(三)方法验证内容

1)方法研制和实验条件确定。

2)样品取制样的要求。

3)样品前处理条件的选择和优化。

4)仪器测定条件的选择和优化。

5)标准溶液线性范围。

6)检测方法准确度和精密度：方法准确度；方法精密度(重复性和再现性)。

7)检验方法的检出限和定量限。

8)特异性。

9)耐用性(稳健性)(可选项)。

10)不确定度(可选项)。

11)实验室间验证结果总结:实验室间验证由除标准制定单位以外的5家以上实验室完成，将验证结果加以总结。

12)方法比对试验：如在一个标准中有多个方法时，要对检测范围相同的方法的测定结果进行比对。

13)检测结果与现有检测方法测定结果比较：主要是指有其他方法的比较，可以采用论述的方式。

14)样品检测：测定具有代表性的样品(应附相关图谱)。

(中国食品药品检定研究院　曹　进)

思　考　题

1. 理化检验的注意事项有哪些?
2. 食品理化检验的一般原则是什么?

模块二十二　动物实验室的实验动物饲养管理

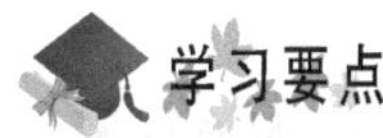

学习要点

了解实验动物的饲养管理。

动物实验质量会受诸多因素的影响。例如，实验动物的品种、品系、性别、年龄、健康等动物的自身因素；温度、湿度、照度、噪音等环境因素；饲料、水等营养因素以及笼具、垫料等其他因素均可能对实验的数据产生影响。动物实验中，实验动物管理的目的就是控制可能对实验数据产生影响的因素，将这些因素可能造成的负面影响降至最低。因此合理的实验动物设施、优质的实验动物、正确的饲养管理是保证动物实验得到准确、可信、可重复的实验数据的基础。

一、动物实验设施、设备和使用管理

(一) 动物实验设施的功能设置

1. 动物实验设施的构成

动物实验设施的构成根据其功能应设有动物接收、检疫区，饲养、实验区，有病动物的隔离及治疗区，饲料、垫料及动物管理使用物品的保管、储存区，洗刷、消毒区，废弃物保管、处理区，管理区，空调设备区，其他公共使用区。另外实验动物设施应备有实验动物设施平面图，实验动物设施各区域功能说明及面积说明。实验动物设施应计算出各种实验动物的最大容纳量。

(1) 动物接收、检疫区

这个区域主要负责各种动物的接收、进行一段时间的动物检疫期的饲养。对于不同种的动物，最好设立不同的检疫室。

(2) 饲养、实验区

本区域主要进行实验期间动物的饲养、实验的实施。这个区域的环境条件应完全符合国家有关实验动物设施环境条件的要求，对此区域的环境条件控制应给以重点监控。另外，本区域还进行一些实验的操作，如动物的眼科检查、尿检查、性周期检查、动物血压检查等，应考虑设置单独区域来进行这些操作，同时应考虑单独设置受试样品混合、配制室。

(3) 有病动物的隔离及治疗区

本区域是为防止有病动物和异常动物(不包括由于受试样品引起的异常)对其他健康动物产生影响、感染设立的隔离、治疗区域。对于大、小鼠可考虑不设置有病动物的隔离及治疗区域。

(4) 饲料、垫料及动物管理使用物品的保管、储存区

本区域是饲料、垫料及动物管理使用物品(动物笼具等)的保管、储存区域。饲料的储藏若有条件最好冷藏、通风保存。动物管理使用物品应将已洗刷或消毒和未洗刷或消毒物品分区放置。未经处理的物品应有单独的保管、储藏场所。

(5) 洗刷、消毒区

本区域是动物饲养物品洗刷和消毒的场所，灭菌后的物品应单独设置独立保管区域。同时，还应考虑各种洗刷、消毒用设备的设置区域，如洗刷池、洗笼机、高压灭菌器、传递窗、洗衣机等。

(6) 废弃物保管、处理区

本区域是废弃物保管、处理区域。设置有废弃物保存、管理、处理的设备。如动物尸体冷冻临时保存库、污水处理装置等。

(7) 管理区

本区域包括缓冲间、传递窗、清洁走廊和污染走廊、管理办公室、员工休息室、更衣室、淋浴室、卫生间以及环境监控室、记录保管等区域。

(8) 空调设备区

本区域是为保证实验动物设施内的通风换气、温度、湿度、空气压力的设备而设置的区域。

(9) 其他公共使用区

本区域是为实验操作设置的区域。如动物的眼科检查、尿检查、性周期检查等所用仪器的保管区域。

2. 实验动物设施动线图(人员、物品、动物、空气流向图)

为保证各实验保持相对的独立性，避免相互干扰，同时也为保证实验设施不被微生物污染，根据洁、污分开，避免交叉的原则，实验动物设施应制订人员、物品、动物、空气流向图。若实验动物设施条件允许，各动线最好采用单向流动。

(1) 实验动物设施人员动线图

人员进出动物设施非常频繁，同时人员在执行操作时，可能会在各个区域活动，并

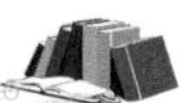

且要携带大量物品使用，因此制订实验动物设施人员动线图十分必要。一般在屏障系统，人员需更衣、风淋（淋浴）、更换无菌衣进入清洁走廊，再进入操作区域。操作完成后，从污染走廊退出。

(2) 实验动物设施动物动线图

实验动物设施内因使用不同微生物级别的动物，实验动物设施动物动线图的设置是非常必要的，它能够最大程度地避免不同微生物级别的动物的交叉。动物先进入动物检疫室，经一段时间检疫，检疫合格后进入动物饲养室，实验结束后，动物沿走廊进入解剖室。解剖完毕，动物尸体置动物尸体冷冻临时保存库保存。

(3) 实验动物设施物品动线图

实验动物设施进出物品种类较多，这些物品包括实验受试样品、记录用纸、实验用仪器、动物饲料、垫料、动物笼具及动物饲养相关器材。这些物品通过不同的消毒方式（高压蒸汽灭菌、传递窗、消毒剂擦拭、喷雾消毒、气体消毒等）后传入动物饲养区域，使用后物品由污染走廊运出。

(4) 实验动物设施空气流向图

屏障系统的洁净度的保持由空气压力来实现，正确的空气压力梯度能使动物饲养区域保持洁净状态，避免外界空气的倒灌污染动物饲养设施。一般双走廊屏障系统空气流向是清洁走廊 > 动物饲养室 > 污染走廊 > 外界，单走廊屏障系统动物饲养室 > 走廊 > 外界，各级压力梯度应保持在 20～50 Pa。

（二）实验动物设施的运行管理

1. 影响动物实验的因素

实验动物环境因素有很多种，一般有气候因素、物理化学因素、居住因素、营养因素、动物同居因素、饲养、实验因素、微生物因素等。因各种因素对实验动物影响非常复杂，以下仅讨论环境因素、微生物因素对动物实验的影响。

(1) 温度

温度的急剧变化，会引起动物神经系统的应激反应，继而引起内分泌的反应，最后导致脏器的变化。例如，大鼠的白细胞、红细胞值在高温时会增高，而血浆蛋白和 GOT、GPT 等在低温时有增加的趋势。另外，在同一种药物的大鼠 LD50 实验中，实验结果相差近 10 倍。以上可以看出，动物的环境温度应设置在一定的温度范围内，并且变化尽可能的小。

(2) 湿度

动物在同一温度、低湿度的情况下，摄食量会增加，身体散热量增加。大、小鼠母鼠会拒绝哺乳或吃崽，仔鼠出现发育不良。室内灰尘容易飞扬，使动物发生呼吸道疾病。湿度低于 40%，大鼠会发生环尾病。相反，高湿度环境下，空气中微生物繁殖加快，传染病发生率高，氨气浓度增高，饲养环境恶化。高温高湿和低温低湿都会引起动物生理的变化。因此，设定合适的湿度十分必要。但目前尤其在潮湿的季节，湿度的控制是比较困难的。

(3) 气流、换气

气流速度过快，会引起动物体温变化；过慢，会影响室内换气。

(4) 光照

光的照度、波长、照射时间等会对动物产生影响，尤其是对动物内分泌的影响，动物的性成熟、发情周期、生殖器官的质量都会受光照的影响。动物饲养室应设定合适的光的照度、照射时间。

(5) 声音

动物能听到的音域比人宽，对声音的感受性比人敏感，噪声对动物的生殖生理有严重影响。噪声造成的听源性痉挛会导致动物死亡。

(6) 臭气

对动物健康产生影响的臭气来源主要是动物排泄物的分解，会产生氨气，高浓度的氨气会对动物的呼吸道黏膜产生刺激并引起炎症。

(7) 粉尘

动物饲养室中有粉尘颗粒，而微生物多附着在这些粉尘颗粒上，同时粉尘颗粒对动物的呼吸道黏膜产生刺激。因此一般屏障系统要求静态条件下，洁净度达到 7 级（万级）。

对动物实验结果的影响，除了上述所讨论的环境因素外，动物本身的因素也会对动物实验结果产生很大的影响。其中最难控制的，同时也是对动物实验结果的影响最大的因素是实验动物的微生物因素。

(8) 微生物

在通常条件下饲养的实验动物，生活在微生物的环境中，当动物从母体无菌的子宫产出之后，就立即被周围的微生物所污染。其中有的微生物可能被动物体重新排出，有的则留在动物体内，并对宿主的生理代谢、组织形态、药物的效应以及致癌物的作用等产生较大的影响，从而干扰动物实验的结果。因此，微生物的存在对实验质量产生极大的影响。依据微生物实验质量产生的影响程度，一般分以下几类。

1) 人畜共患病微生物：既可危害动物自身，还会传染给饲养人员（如流行性出血热、狂犬病、布氏杆菌病、沙门氏菌等）。

2) 影响动物健康的动物传染性疾病微生物：虽然不引起人员发病，但可严重影响动物群体健康。如小鼠的脱脚病（ectromelia，又称鼠痘 mouse pox）是由鼠痘病毒感染引起的烈性传染病，虽不是人畜共患病，但其传播快，使大批动物死亡或被迫全部淘汰，给实验带来很大的损失。

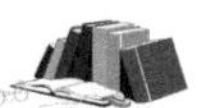

3）有些动物外表健康，实际上隐性感染某些微生物，如仙台病毒（sendai virus）感染的孕鼠，可使小鼠繁殖力降低，新生仔死亡率增加。潜在感染可使动物机体发生各种（包括反应性、体内代谢、功能等）变化，或导致体内微生物丛失衡。进而引发显性疾病使实验动物机体发生病变或导致死亡。

4）影响和干扰实验：仙台病毒和绿脓杆菌存在时，如把动物用于放射或使用免疫抑制剂实验可引起发病死亡。1978 年国内某单位声称在实验中分离到 28 株乙脑病毒，但经鉴定其中 21 株为鼠痘病毒，占 75%。

5）多数细菌对动物无致病作用，并且有益无害。如普通大肠杆菌、乳酸杆菌和多种厌氧菌。但近年来微生态学研究表明，许多正常菌群当遇到内外环境的变化或在实验条件下可发生菌群失调，引发动物疾病。

（三）动物实验设施的监测

1. 动物实验设施内的环境因素监测

除对动物实验设施内的环境因素——温度、湿度、压力利用计算机系统进行随时监控和连续记录外，同时对动物设施内的环境因素——温度、湿度、照度、噪声和氨气浓度进行定期监测。监测间隔为每 3 个月 1 次，将监测结果记录存档并且对不达标指标处理建立对策是十分必要的。动物实验设施的微生物监测，包含两方面的内容：实验动物的病原微生物监测与实验动物饲养区域的微生物监测。

（1）实验动物的病原微生物监测

对实验期的动物质量进行跟踪监测，及时发现实验动物微生物方面的问题，采取对策，保证实验质量。利用设施中设置的哨兵动物，定期抽检动物，监测项目参照国家标准 GB 14925-2010 中的等级动物检测标准。

实验动物的微生物检查方法有：病理学方法和血清学方法。

病原微生物监测的检测频度一般 2～3 个月为好。

（2）实验动物饲养区域的微生物监测

通过设施的落下菌监测，了解实验动物饲养区域的运行状况，迅速发现实验动物饲养区域的微生物防护的问题。实验动物饲养区域的微生物监测应制定操作线路图、固定监测点的位置。确定监测频度（一般 3 个月一次），检测后记录结果，同时制定不达标指标处理对策。

（3）实验动物设施内相关设备管理

实验动物设施内相关设备主要有：空调系统、高压蒸汽灭菌器、风淋器、传递窗、动物天平、其他（动物实验区域内实验仪器、动物管理辅助设备）。这些相关设备控制设施的气候因子，是日常操作所必需的物品。实验动物设施内相关设备应有其放置场所，应制订使用标准操作规程，使用记录，状态显示、维护记录。对于需要强检的仪器设备如高压蒸汽灭菌器必须进行强检，同时将强检标识贴在设备上，将强检记录存档。

二、实验动物日常饲养管理

(一)依据实验计划书订购动物

动物实验实施的依据是实验计划书，通常的实验计划书包含有关实验动物管理的信息有以下内容：实验动物的选择理由；实验动物的品种、品系、数量、年龄、性别、体重范围、动物供应商的相关资料、实验动物合格证号；实验动物的分组、识别方法；实验动物的检疫要求；实验动物饲养管理的环境(地点、环境、笼具、消毒)；饲料(厂家、批号、饲喂方式、杂质标准、杂质确认)；饮用水(来源、杂质标准、杂质确认)。

(二)动物的饲养管理内容

动物管理应依据动物实验计划书的相关内容进行操作，若有些动物管理内容在实验计划书中未涉及，应依据动物管理的相关标准操作规程来进行操作。

1. 动物的订购方法

动物管理部门在接到实验计划书后应填写动物订购书，动物订购书应包含动物来源，动物级别，动物品种、品系、数量、年龄、性别、体重范围，动物供应商的相关资料，包括本批订购的实验动物合格证，实验动物生产厂家应提供有效的实验动物生产许可证的复印件及近期动物微生物检测报告复印件。以上所有文件应作为原始数据在动物检疫期结束后交实验负责人存档。对动物生产厂家应每年至少一次定期考察，确认其资质和了解其生产情况。

2. 动物接收方法

动物到达实验设施后，动物管理部门应保留动物运输的信息，如动物运输过程中的温、湿度记录，运输时间，运输里程，运输人等。

若设施条件允许，最好分别设置外来动物接受室、动物检疫室、动物饲养室，这样可以使动物的接受、检疫、饲养在不同区域进行，可以最大限度保证实验动物设施在使用过程中的安全。

3. 动物验收

动物进入动物设施，动物管理人员应依照动物订购书的内容检查动物只数、性别是否正确，每只动物称量体重，做临时标记和设置检疫期临时笼卡。依照外观检疫项目进行动物外观检疫。动物外观检疫项目有以下方面内容。

外形：外伤，卷尾，肿瘤，畸形，愈伤。

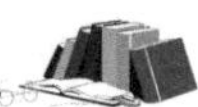

体形：消瘦，过肥。

行动：不活泼。

体温：触诊有发烧症状。

呼吸：呼吸音异常，呼吸不规律。

被毛：脱毛，无光泽，毛逆向生长，脏污。

鼻：流涕，鼻出血，有脓状物。

口腔：流涎，牙齿过长。

眼：流泪，分泌物过多，眼球混浊。

耳：外伤，有愈伤，耳癣。

生殖器：外伤，有异常分泌物。

尿：血尿，有污渍。

其他异常。

以上操作应做记录，发现动物异常后应及时报告实验负责人与部门负责人。由实验负责人与部门负责人作出书面处理意见。

4. 动物的检疫、驯化

不同种类的动物有不同的检疫、驯化期限，一般啮齿类 1 周，大动物 3 周以上，动物检疫驯化期做微生物检查(原虫、寄生虫、细菌、病毒)，通常每只大动物都进行检查，啮齿类动物抽样检查。动物检疫、驯化期结束前，应得到动物微生物的检测报告。同时，若使用近交系动物，动物生产厂家应提供近期的动物遗传检测报告。动物检疫期间每天应做一般症状观察，主要观察动物的行为状态，摄食、摄水的情况，对于大动物同时进行动物抓取、固定等操作的驯化。每周 1～2 次对动物进行体重测定，对摄食、摄水量进行测定。检疫、驯化期结束，动物的健康状态应由兽医进行书面的动物健康评价。以上所有操作的记录在动物检疫、驯化期结束后移交实验负责人保管。

5. 饲养管理方法

动物实验期间，应依据实验要求明确动物的管理方法，某些特殊实验如放射性实验、生物安全实验等，应在特殊的相关设施中进行，动物饲养管理方法也与一般采用的动物饲养管理方法不同，在此不作详述。以下只讨论一般动物饲养管理方法。

6. 动物识别

检疫期结束后，动物由动物检疫室移入动物实验室，不同种动物应在不同动物实验室分别饲养，同一实验室内的不同实验应明确区分。同时动物应分组编号，并做动物个体标识。个体标识的方法有皮下埋植电子标记、耳标、耳号、项圈、刺青、色素涂抹，在使用色素涂抹时应充分明确色素可能存在的毒性，动物通过舔食色素对实验的潜在影响。

动物笼具应设置笼卡，笼卡填写内容应包括药物名称、实验名称、实验种类、实验人、动物名称、实验期、实验组别等。

7. 有病动物的处理方法

动物在检疫、驯化期间若出现有病动物，应首先对有病动物进行隔离。对动物进行微生物检查，若发现人畜共患病或动物间烈性传染病，应报告实验负责人、动物管理负责人及相关防疫部门，动物应全部处死，动物尸体及动物使用相关物品和动物实验室做消毒处理。若未发现人畜共患病、动物间烈性传染病或影响动物级别的微生物疾病，应报告实验负责人、动物管理负责人，对患病啮齿类动物个体处死，对患病大动物由兽医进行治疗。用药情况、动物康复情况应报告实验负责人、动物管理负责人。由实验负责人决定康复后的动物是否用于实验。

8. 实验室的清扫、消毒

动物饲养区的洗净、消毒包括动物饲养区地面、墙壁、顶棚、出、排风口等。洗净方式采取擦拭、水洗等方式，灭菌方式采用熏蒸、喷雾、紫光灯等方式。在动物实验区域使用消毒液、洗涤剂首先要有实验负责人的指示，明确所使用的消毒液、洗涤剂种类，使用方式、使用浓度、频度并做记录。

9. 分发、使用记录

动物笼具类的洗刷、消毒：笼具洗刷方式采用手工洗刷或机械洗刷；明确所使用的消毒液、洗涤剂种类，使用方式、使用浓度、频度，灭菌方式采用高压蒸汽、浸泡、喷雾、紫光灯等方法。所有操作应做记录并归档。

10. 杀虫剂的使用

在实验动物管理区域使用杀虫剂，应有实验负责人的指示，杀虫剂的使用理由，明确杀虫剂的种类，杀虫剂的使用范围，使用方法并做记录。

11. 动物实验中饲料、水以及动物垫料的管理

对饲料的要求:饲料的订购应根据实验的数量，使用动物的数量来订购。饲料生产厂家应具备生产许可证，每批订购的饲料应附合格证及近期饲料质量检测结果的复印件。

饲料应保存在具备能控制温湿度的保存场所，不同种类饲料应分别存放，使用中采用“先进先用”原则。饲料应按生产批号进行管理，不得使用超过保质期的饲料。每年两次依据国家标准对不同批号和种类的饲料进行检测，检测项目包括饲料营养成分、农药残留、重金属、微生物。饲料进、出管理、质量检测报告作为原始数据存档。

12. 动物饮水的要求

应明确水的来源，制订操作规程管理消毒或灭菌装备。确定给水瓶等给水器具的交换频度。每年两次依据人的饮用水部分指标对水中的有害物质、微生物指标进行检测。

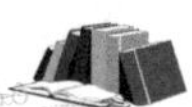

13. 对垫料的要求

垫料的订购应根据实验的数量和使用动物的数量来订购。垫料应明确其来源、材料种类。垫料应保存在通风良好的保存场所，使用中采用“先进先用”原则。垫料应按生产批号进行管理，不得使用超过保质期的垫料。每年两次依据国家标准对垫料进行检测，检测项目包括垫料农药残留、重金属、微生物。垫料进、出管理，质量检测报告作为原始数据存档。

（三）废弃物的处理

实验动物日常管理废弃物：包括动物管理产生的废弃垫料、动物尸体、实验用废弃物等。

1. 动物实验产生的废弃物

动物实验产生的废弃物包括实验中使用过的一次性器材、废弃药品等，使用后的一次性器材应由使用人确认无害，并用垃圾袋密封后交动物管理室，再由动物管理室委托清洁公司处理，废弃药品应由实验人员带回自行处理。

2. 动物实验解剖后产生的废弃物

动物实验解剖后产生的废弃物包括动物尸体以及解剖时使用过的一次性物品，应由操作人员将动物尸体等物品用两层塑料袋密封，放入动物管理室的冷库冷冻保存，并做登记，记录。动物性废弃物由动物管理室委托专业公司处理，委托双方应办理交接手续，交接手续包括委托双方单位名称，经办人姓名，日期，物品名称、数量等。

3. 实验中产生的可能具有生物安全的废弃物

实验使用后的培养皿等废弃物，应先由高压灭菌器 121℃，30 分钟消毒处理，再用塑料袋密封包装后放入冷库集中存放，由动物管理室交专业公司处理。

（四）动物饲养设施及动物管理日常检查管理

检查管理重点：动物饲养操作是否与 SOP 相一致、操作记录是否合适；环境条件（温度、湿度、换气、光照等）是否符合相应的要求；各动物室的饲养状况表示是否合理；压差（空气流向）是否正确；最新版的 SOP 是否放置在合适的地方；动物种别及实验系别是否分别饲养；动物用品（饲料、饮用水、垫料等）的存放是否合适；疾病动物的隔离及治疗。

1. 仪器设备维护、检修、校准

（1）检查内容

1）动物用仪器设备：高压灭菌器、温湿度计、动物饲养用设备。

2）环境控制用仪器：空调调节装置、照明、给水及防逆流装置。

3）其他相关的仪器：冰箱及低温冰箱、天平等。

（2）检查重点

1）各种仪器是否有 SOP，仪器的使用记录、维护、检修及校准是否与 SOP 一致。

2）仪器管理负责人是否明确。

3）仪器故障修理时是否有联系方法及检修前、后数据比较，确认有无影响数据的质量问题。

4）仪器放置地点是否合理，是否便于操作及有无动线问题。

（3）检查频度

每 6 个月检查一次。

2. 动物微生物（检疫）的检查

（1）检查内容

确认各种动物进入时（检疫）及监测动物微生物的方法及程序。

（2）检查要点

试验操作是否遵守 SOP，检查频率及检查项目是否符合 SOP。

三、实验动物管理各种操作的标准操作规程制作

动物实验中，所有的饲养操作以及各种设备的使用应全部制作标准操作规程，但各实验设施的标准操作规程有所不同，应依据自身设施特点和管理操作来制订标准操作规程。

1. 编写格式的要求

编写格式统一，一般规程由表页、正文、附件三部分组成。同时对用纸的规格、字号、标点等也应作统一规定。

2. 标准操作规程（SOP）编写的程序

由实验动物管理人员将编写内容形成文字，先在实验动物管理部门讨论、培训，再由质量保证部门负责人，机构负责人进行审核、签字，签字日期为规程实施日期。原件交档案室保存，复印件分发使用。

3. 标准操作规程（SOP）修改的程序

由实验动物管理人员将修改内容形成文字，先在实验动物管理部门讨论、培训，再由质量保证部门负责人、机构负责人进行审核、签字，签字日期为规程实施日期。同时旧规程停止使用并回收旧规程。

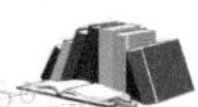

4. 对编写人员的要求

SOP编写人员应具备丰富的专业知识；对所编写规程涉及的内容比较熟悉；了解相关专业知识。

5. 编写标准操作规程（SOP）要注意的问题

规程编写尽量涵盖所有操作；规程用语言尽量简洁、准确、不产生歧义；规程应具可操作性，根据具体情况制定；规程应避免对操作进行大段文字描述，尽可能图表化。表格设计应易操作，填写内容少用文字描述，尽量用符号表示；编写好的规程在执行前应和操作人员多讨论；规程应放置在操作进行的场所；对规程的执行进行有效的监督；对修改的规程及时回收。

四、实验动物管理各种操作的标准操作规程内容

动物设施管理的操作非常多，各种操作交叉也较多。基本操作应涵盖以下内容：动物的饲养管理；动物饲养设施的使用；动物饲养设施内设备的使用和维护；实验动物的一般症状及观察；实验动物的识别、收容；动物实验的基本实验技术操作；濒死动物及死亡动物的处理；实验动物的临床剖检；实验动物标本的采集和识别；实验动物病理学的检查；实验动物数据的采集和保管。

五、实验动物管理SOP编写目录范例

第一篇　各类人员进出实验动物区域

人员进出普通级实验动物区域的标准操作规程

人员进出清洁级及SPF级实验动物区域的标准操作规程

第二篇　各类物品进出实验动物区域

饲料进出普通级实验动物区域的标准操作规程

垫料进出普通级实验动物区域的标准操作规程

笼具进出普通级实验动物区域的标准操作规程

饮水进出普通级实验动物区域的标准操作规程

其他物品进出普通级实验动物区域的标准操作规程

饲料进出清洁级及SPF级实验动物区域的标准操作规程

垫料进出清洁级及SPF级实验动物区域的标准操作规程

笼具进出清洁级及SPF级实验动物区域的标准操作规程

饮水进出清洁级及SPF级实验动物区域的标准操作规程

其他物品进出清洁级及SPF级实验动物区域的标准操作规程

第三篇　各种实验动物进出实验动物区域

普通级实验动物进出实验动物区域的标准操作规程

清洁级实验动物及 SPF 级实验动物进出实验动物区域的标准操作规程

第四篇　实验动物区域内的实验动物管理

普通级实验动物的验收及实验准备标准操作规程

普通级实验动物的实验期管理标准操作规程及实验准备标准操作规程

清洁级实验动物及 SPF 级实验动物的实验期管理标准操作规程

第五篇　实验动物的订购及质量检查

实验动物的订购标准操作规程

购入实验动物的质量检查标准操作规程

第六篇　实验动物环境的质量监测及控制

实验动物环境落下菌检测标准操作规程

实验期内及实验结束后实验动物质量检测标准操作规程

实验动物环境温度检测标准操作规程

实验动物环境湿度检测标准操作规程

实验动物环境压差检测标准操作规程

实验动物环境洁净度检测标准操作规程

实验动物环境噪声检测标准操作规程

实验动物环境照度检测标准操作规程

实验动物环境氨浓度检测标准操作规程

实验动物饲育房清洁标准操作规程

实验动物饲育相关区域清洁标准操作规程

实验动物物理环境的质量的控制标准操作规程

第七篇　实验动物管理相关设备的使用

高压蒸汽灭菌器使用的标准操作规程

风淋器的使用标准操作规程

传递窗的使用标准操作规程

冷库的使用标准操作规程

第八篇　其他与实验动物管理有关的操作

实验大小鼠盒的清洗和消毒标准操作规程

实验大小鼠盒盖的清洗和消毒标准操作规程

实验大小鼠饲料食盒的清洗和消毒标准操作规程

实验大小鼠饮水瓶的清洗和消毒标准操作规程

实验大小鼠笼架的清洗和消毒标准操作规程

实验大小鼠其他用品的清洗和消毒标准操作规程

实验豚鼠笼架的清洗和消毒标准操作规程

实验豚鼠饲料食盒的清洗和消毒标准操作规程

实验豚鼠饮水瓶的清洗和消毒标准操作规程

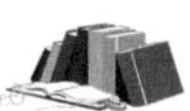

实验豚鼠其他用品的清洗和消毒标准操作规程
实验家兔笼架的清洗和消毒标准操作规程
实验家兔饲料食盒的清洗和消毒标准操作规程
实验家兔饮水器的清洗和消毒标准操作规程
实验家兔其他用品的清洗和消毒标准操作规程
实验狗笼架的清洗和消毒标准操作规程
实验狗饲料食盒的清洗和消毒标准操作规程
实验狗其他用品的清洗和消毒标准操作规程
工作服，工作鞋的交换标准操作规程
工作服，工作鞋消毒标准操作规程
动物实验申请书标准操作规程
动物申购书标准操作规程
饲料申购书标准操作规程
其他申购书标准操作规程
动物饲料收领标准操作规程
实验动物收领标准操作规程
消耗品收领标准操作规程
填写日报，月报标准操作规程
动物异常死亡，患病时处置标准操作规程
设施异常时标准操作规程
发生自然灾害时标准操作规程
实验延期的处理标准操作规程
实验动物称重用电子天平使用标准操作规程
实验动物饮用水检测标准操作规程
实验动物饲料检测标准操作规程

（中国食品药品检定研究院　李保文）

思　考　题

1. 实验动物饲养与管理的注意事项有哪些?

模块二十三　中药标本的重要性

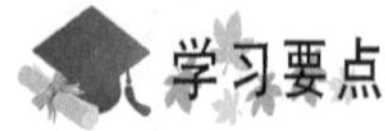
学习要点

了解中药标本在中药检验、监督和科研工作中的作用。

中药是中国医药学的重要组成部分，中药标本以实证为本，是中药检验、科研、生产等工作中不可缺少的重要的实物档案。中药标本在历版《中国药典》、部颁标准、地方标准起草与修订，在检品的检验、仲裁与复核，科研，教学及编撰各类文献、著作等方面均起到不可低估的作用。所以管好、用好和建好中药标本馆是十分重要的。

一、中药标本在中国食品药品检定研究院工作中的作用

中国食品药品检定研究院（简称中检院）的标本馆是中国最大的中药博物馆之一，1953 年建馆，收藏大量建国以来不同时期、不同品种、不同规格、不同产地、不同加工与炮制的药材、饮片和民族药标本。这些标本既具有重要的历史价值，也具有重要的参考价值和研究价值。在我国 1953、1960、1977、1980、1985、1990、1995 版《中国药典》的起草，1990、1995 版的《中国药典彩色图集》、《民族药志》1～3 卷、《中药材鉴别手册》1～3 册，1959、1992 版的《中药材手册》、《中药材真伪鉴别图典》1～4 册，1959、1979 版的《中药志》1～5、《新编中药志》1～4 等众多著作的编辑均采用或参照了这些标本。

利用这些标本，中国食品药品检定研究院标本馆多次参与举办了“全国药品打假展览会”和历年的“3·15 消费者权益日”的宣传活动，并协助电影《李时珍与本草纲目》的摄制，在中医药宣传等社会工作中也起到了重要的作用，为弘扬和传承祖国优秀民族文化，促进中医药学的进一步发展做出许多贡献。

中国食品药品检定研究院标本馆的中药标本，在药检系统的中药材、中药饮片和中成药的显微检验中的疑难检品的检验、仲裁检验、咨询、中药科研与开发中的基源鉴定等应用频繁，解决了许多文字表达不够准确、图像显示不全面或观感不真实等众多问题。

中国食品药品检定研究院的中药标本馆作为对外交流的窗口，有力地配合了我所外事工作，接待国内外的专家学者、培训专业人员、大专院校学生参观实习，国际和国内相关人员的研修（接待的世界卫生组织的派员等）与国内教学（国家局、中检院和药学会举办的各类学习班）等工作中都起到了有目共睹的社会效益。

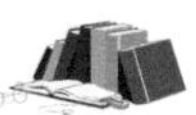

二、中药标本在性状鉴定中的应用

在中药材的检验中，因标准或文献描述的局限性，被检样品经常需要与基源准确的标本进行比较核对，如果仅以标准的描述进行鉴定，往往会在检验结果的科学性或准确性方面出问题。如苦参为较常用中药，又称“山槐子”，《中国药典》规定其来源于豆科植物苦参 *Sophora flaverscens* Ait. 的干燥根，《中国药典》2000 版的苦参性状基本是根据野生苦参的特征加以描述的，野生的苦参根一般较栽培的苦参瘦短，其根茎较短，且采集时其根茎多随地上部分一起被砍掉，而目前栽培的苦参粗大，根茎去除的较少，如按过去的药典标准检验结果通常判定为与标准不符，甚至确定为伪品。再如，当归，《中国药典》规定其药材来源于伞形科植物当归 *Angelica sinensis*（Oliv.）Diels 的干燥根。过去主产于甘肃南部的岷县、临潭、卓尼、陇西、宕昌等地，几乎家家种植，家家经营，是当地农民主要副业收入，以岷县、宕昌产量最大，岷县质量最佳。沿洮河流域的岷县、临潭、卓尼、陇西多为黑钙土，土质肥沃，所产当归质量好，主根粗，支根少。山南（前山）沿白龙江流域的武都、宕昌、文县，多为黄沙土，土层薄，气温高，质量不如山北所产，故有“前山腿子，后山王”之说。近年来西河、两当和四川等部分地区亦大量引种，但均要从岷县购苗种植，因为化学肥料用的多，当归出现了多头现象，但如果没有调查，不采集标本，只根据文献，鉴定结果多是判为 60 年代种植的保加利亚引进的同科植物欧当归 *Levisticum officinale* Koch 的干燥根（欧当归植物一般较高大，花黄色，根粗壮，顶部多头状），就可能出现错误结论。

三、中药标本在显微组织鉴定中的应用

中药的显微组织鉴定，是目前中成药和药材的检验中最常使用的主要鉴别手段。在检验过程中由于标准起草的时间和原料来源的局限性，有时仅以标准收载的内容不能很好地解决实际问题，例如，《中国药典》的显微粉末鉴定，多为 20 世纪 70 年代末 80 年代初参照《中药材粉末显微鉴定》起草的，其粉末特征均源于药材直接粉碎后成的粉末。当这些特征用于某些中成药检验、饮片、炮制品、栽培药材时，就会出现特征找不到、特征变异、特征混杂等难以下结论的情况。例如，羚羊角，即赛加羚羊 *Saiga tatarica* Linnaeus（又称“高鼻羚羊”）雄性的角（雌性无角），主产俄罗斯、哈萨克斯坦和蒙古国，均系野生，以俄罗斯产量最多，约占总产量 50%，哈萨克斯坦约占 30%，蒙古国约占 20%。羚羊角虽属我国进口药材，但作为中药使用已有悠久历史。羚羊角始载于秦汉时期我国第一部药学专著《神农本草经》，列为中品。确认赛加羚羊角入药至少始于明代，并逐渐被视为羚羊角之佳品。

羚羊角药性咸，寒。归肝，心经。具有平肝息风、清肝明目、散血解毒功效。用于高热惊痫，神昏痉厥，癫痫发狂，头痛眩晕，温毒发斑等症。本品对于急性热病有着卓越疗效，是其他药物所不能代替的佳品。在很多著名中成药处方中都配伍有羚羊角，如紫雪、片仔癀等，所以属于不可缺少的“名贵药材”之一。

近年来，赛加羚羊种群逐年减少，其原因是多方面的。主要由于草原环境恶化，干旱少雨，牧草生长不丰，加之家畜与赛加羚羊对水源草场的竞争，致使赛加羚羊生存处于困境，尤其冬季缺乏牧草供给，导致大量赛加羚羊死亡；此外，赛加羚羊原产国的农牧民由于生活贫困，大量捕杀赛加羚羊用以食肉充饥，并且储存出售。在哈萨克斯坦周边国家如乌兹别克斯坦、土库曼斯坦等国也有赛加羚羊来此越冬，但同样遭此猎杀厄运。中国于 1987 年在甘肃省祁连山北部和腾格沙漠西南缘之间(属凉州县界)已建立起“甘肃省濒危野生动物繁殖中心”，所驯养的种类就包括赛加羚羊。我国 1988 年从德国柏林动物园和美国圣地亚哥动物园引进了 12 头赛加羚羊，通过人工养殖，至 2005 年已发展总头数约 40 多头，尚未提供商品。

目前羚羊角在市场上属于禁销的贵重中药材，由于其性状特征较明显特殊，药材的伪品少见或容易鉴别。但在中成药投料中，制药企业常利用显微不易鉴定这一特点，在成药中投入市场上易得的牛科动物水牛角 *Bubalus bubalis* Linnae 的干燥粉末，水牛角的粉末用肉眼观察呈深灰色，但将其粉末透化后，因光源充足，折光角度等因素，在透射显微镜下其特征与羚羊角区别难度加大，故给检验带来很大困难。但如果与准确的各种动物角类标本粉末，在实体显微镜下加以比较，就给是否加入水牛角粉的检验结果的准确性判断上增加了新的参照依据。

再如，《中国药典》规定冬虫夏草为麦角菌科真菌冬虫夏草菌 *Cordyceps sinensis* (BerK.) Sacc.寄生在蝙蝠蛾科昆虫幼虫上的子座及幼虫尸体的复合体。冬虫夏草过去主产于四川西部的松潘、理县、茂县、西康、昌都和青海东部玉树的高海拔的山上，多以康定的打箭炉集散，品质最好，有“炉草”之称。冬虫夏草虽是贵重中药，近年来，因人民生活水平的大幅度提高，资源日渐匮乏，产区已移至青海的西部及西藏偏远的高山区，资源锐减。以致在冬虫夏草的商品中出现了大量的非正品和伪制品，其中亚香棒虫草(为麦角菌科真菌来香棒虫草 *Cordyceps hawkesi*i Gray 寄生在鳞翅目昆虫幼虫上的子座及幼虫尸体的复合体)，是一种体大，性状特征最为类似的冬虫夏草非正品，因多肥大，在商品上常以冬虫夏草的优质品销售。检验中如果以标准上的描述加以鉴定，很难快速准确地判断，然而，如果将此亚香棒虫草与正品冬虫夏草进行性状、组织特征比较，就会发现冬虫夏草的孢子囊是外嵌的，而亚香虫草是内嵌的，两者有明显的区别。

为了解决冬虫夏草鉴定存在的困惑，解决标本代表性不足的问题，我们先后赴产地进行实地调查采集，收集了大量标本，再根据中检院中药标本馆建馆六十年来收藏的标本加以研究，找出了冬虫夏草虫体部性状及显微的鉴定特征，指出了标准中的各种问题，丰富了鉴别内容。

冬虫夏草子座：子座自寄主幼虫头顶的冠缝和额缝间生出，单生，稀 2～3 个。细长圆柱形，稍扭曲，3.0～7.0 cm，粗 0.2～0.4 cm。表面棕褐色至深褐色，略带纵纹。有的子座上端稍膨大，顶部具不孕端，钝尖，长 0.3～0.6 cm，表面略光滑；膨大部位表面粗糙，放大镜下可见颗粒状突起密布；子座下端常具细纵纹，基部略粗。质柔韧，易折断，膨大部位横断面边缘可见卵圆形或椭圆形子囊壳均匀排列成环，子囊壳半埋生于子座内；子座下端横断面边缘棕褐色，中心类白色，纤维性。

冬虫夏草虫体近圆柱形，长 3.0～5.0 cm，粗 0.3～0.8 cm。略弯曲，棕黄色，背侧环

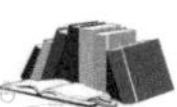

纹明显。头较小，黄棕色至红棕色，常被子座基部所包裹，表面皱缩。虫体分胸节和腹节，胸节分 3 节，环纹较细，腹侧残存节钩状胸足 3 对。腹节分 10 节，1～7 腹节各分 4 小节，第 1 小节宽，第 2 小节狭短，第 3、4 小节狭长，近尾部腹节渐狭，小节渐少；腹侧具乳头状突起的腹足 4 对，分别位于第 3～6 腹节第 1 小节，末节腹侧具扁平臀足 1 对，略呈钩状回弯。虫体两侧各具长椭圆形的气门 9 个，近头部 1 个，较大；1～8 腹节各具 1 个，位于各腹节第 1 小节上；气门边缘为棕褐色气门片，里面为黄褐色的气门筛。虫体各节的前两小节具刚毛脱落后的残留毛片，背侧 2 对明显，排布规则，第 1 小节的 1 对彼此间距较小，毛片直径较大。毛片类圆形略突起，淡黄色，有光泽。质脆，易折断，断面充实略平坦，白色或发黄，可见残留内脏痕迹；具“菇”样香气，味微苦。这些描述丰富了冬虫夏草的鉴别特征，对于冬虫夏草的准确鉴定提供了更为可靠的依据。

四、中药标本在理化检验中的应用

西红花又称番红花或藏红花，为鸢尾科植物番红花 *Crocus sativus* L.的干燥柱头，过去有将刮出的胡萝卜丝、纸浆染色、莲须 *Nelumbo nucifera* Gaertn 的雄蕊或玉蜀黍 *Zea mays* L.的柱头染色后掺入西红花。更有甚者，以红色毛线、黄色薄纸加红色染料混胶加工而成的伪西红花。近年来，市场出现西红花染色严重伪制情况，用水或醇浸液，观察液体色泽变化规律可以鉴别真伪。

红花为菊科植物红花 *Carthamus tinctorius* L.的干燥花。夏季花由黄变红时采摘，阴干或晒干。近年来，市场出现红花掺入异物染色，或提取成分后染色的伪制情况，如以水或醇浸液，观察液体色泽变化规律可以鉴别真伪。

蒲黄为香蒲科水烛香蒲 *Typha angustifolia* L.、东方香蒲 *Typha orientalis* Presl 或属植物雄花序部分的干燥花粉，以其雌花序部分(蒲绒)、茎杆或经粉碎的花序轴充、将松花粉掺入锯末或黄米粉，有的将他种花粉，经用金胺 O 加矿物粉染色充蒲黄。将其放在荧光灯下，其正品的荧光反应明显不同。

延胡索来源于罂粟科植物延胡索 *Corydalis turtschaninovii* Bess. f. *Yanhusuo* Y. H. Chou et C. C. Hsu 的干燥块茎。而以燕后(有人认为系石灰水烧制而成) “山药豆” (为山药的地上珠芽)伪充或郁金、姜黄打碎后伪充。也有将夏天无切成饮片充延胡索的情况。更有甚者将“山药豆”、夏天无等用软性嫩黄或金胺 O 染色，伪充延胡索销售。将其放在荧光灯下，其正品的荧光反应明显不同。

五、中药标本在科研方面的应用

中药的标准制订与修订、新药开发、检验方法的研究均离不开准确的标本，对于一个品种不确切的样本进行艰辛的研究，往往是徒劳的，结果也多是困惑的，同时对资源、时间、财物和人员也是极大浪费。如白土茯苓在湖南、四川和贵州的地方标准上规定为短柱肖菝 *Heterosmilax uunnanensis* Gagnep，华肖菝葜 *Heterosmilax chinensis* Wang 的干燥块根。研究发现两次在同一产地采集的样品成分存在明显的差异，经再次调查确认是品种存在问题，如果不采集调查，结果就难理解，必然使研究处于十字路口，左右彷徨。

再如，川乌与附子，《中国药典》规定川乌为毛茛科植物乌头 *Aconitum carmichaeli* Debx 的干燥母根；而附子为毛茛科植物乌头 *Aconitum carmichaeli* Debx 的干燥子根加工品。川乌的母根叫乌头，子根叫附子，子根旁侧的叫侧子(本草称“漏蓝子”)，不生子根而独生的称天雄。产四川江油中霸镇，彰明两县，栽培于涪江西岸的江油境内，土壤黄，产品皮色黄亮，俗称“铜皮”，其个形较圆壮，栽培于涪江东岸彰明境内，土壤灰黑，其产品皮色黑，俗称“铁皮”，其个形较瘦长，一般认为质量较差。栽培于平原地区腐质土壤或砂质土壤中将主根晒干作川乌入药，子根经加工作附子入药，但有的地区则将野生的川乌的子根或未经过切制加工的栽培川乌的子根，一起晒干后作川乌入药。

根据上述情况，在附子和川乌的比较研究中，如果仅以标准规定的内容取样，其研究结果不符合实际商品情况，如果以商品购得的样品加以分析就必然研究结果混乱或不能反映问题。

六、中药标本采集和收集需注意的问题

(一)植物腊叶标本

植物的腊叶标本应注意其分类特征的完整性，不可随意取材。如通草和小通草这两个品种一直相当混乱，其主要原因是许多药检所的标本大多来源商品。《中国药典》规定通草为五加科植物通脱木 *Tetrapanax papyriferus* (Hook.) K. Koch 的干燥茎髓；小通草为旌节花科植物喜马拉雅旌节花 *Stachyurus himalaicus* Hook. F，et Thoms、中国旌节花 *Stachyurus chinensis* Franch. 或山茱萸科植物青荚叶 *Helwingia japonica* (Thunb.) Dietr.的干燥茎髓。在商品交易中，作为通草流通的还有棣棠花、合萌、云南旌节花、四川旌节花、华青荚叶、喜马拉雅青荚叶等非正品充斥市场，给品种的鉴定带来很大困惑。按照常规制作的标本大多取材通草与小通草开花或结果的部分，那么为了确保鉴定结果的准确，也应注意采集可以作为药用的茎枝，甚至采集植物的茎髓。

(二)植物采集和腊叶标本制作

植物采集和腊叶标本制作，应注意与药材的对应。如白芍与毛果芍药，白芍药材来源于毛茛科植物白芍 *Paeonia lactiflora* Pall.的干燥根，主产于浙江、安徽、四川等地，是一种广泛栽培的品种，荚果无毛或基本无毛。而毛果芍药 *Paeonia lactiflora* var. *trichocara* (Bunge) Stern 荚果具毛，与白芍属于同科同属变种关系。两种在商品中存在着混乱现象，难于区分，区别检验意义不大。但如果研究时不能有效区分针对性很强的采集标本或收集样品，则将使研究工作变得徒劳无功。

(三)药材标本的收集

药材标本的收集应注意了解产地加工方法。收集的药材标本不能简单地收集，应考

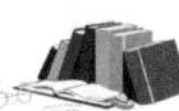

虑药材的加工方法，并准确记录，以使标本更实用，更具参照价值，如僵蚕加工时要用石灰拌均，以吸其水分，便于干燥，如不了解这一情况就会将有石灰的僵蚕检验为伪制品；白芍大宗商品主要分杭白芍和亳白芍，两者在药材性状上有明显的差异，而这种差异主要来自于栽培方法和加工方法；五味子过去没有大面积种植成功，商品主要来源野生，曾出现商家为抢货多将五味子青果采下，于火炕上炕烘，作为优质的五味子销售，但成分含量常不符合要求，故在收集标本中要注意自然成熟品的同时，也要收集未成熟果，经炕烘后变红的五味子，以便检验中加以比较。

在收集药材标本时，还应注意形态代表性。如平贝和北沙参存在不同的加工方法，应注意收集去皮的和未去皮的样品；知母、丹参和银柴胡野生品和栽培性状特征变化较大，应注意野生品和栽培品的收集。

（四）采集的药材标本应注意与商品药材的相关性

在采集植物标本的同时，除应注意采集药作部位的采集外，还应注意采集后的样品的加工应与商品药材的产地加工一致，避免出现样品脱离实际，研究和参考的价值降低。

（五）药材标本收集要注意相关品种采集

标本的收集不仅要收集中医常用的药材标本，还要收集民间草医习用的民间药、饮片、炮制品标本；不但要采集正品标本、劣品和伪品标本，还要采集地道药材标本、非地道药材标本，野生和栽培标本；同时也要注意制作和保存永制片的标本。

（六）标本收集要注意记录的完整性

收集的标本还要注意记录的真实性和完整性，注明药材来源的商品类别，收集或采集时间，采集地或产地，正名、别名和地方名，加工规格和产地加工方法等。

（中国食品药品检定研究院　张　继）

思　考　题

1. 采集和收集中药标本时应注意什么？

模块二十四　抗生素检定

学习要点

熟悉抗生素常规检验方法——高效液相色谱法与微生物检定法的基本原理与技术特点；掌握抗生素分析常用仪器以及抗生素微生物检定法——管碟法与比浊法的基本步骤、影响因素、注意事项和数据处理等操作要点。

抗生素指在低微浓度下有选择地抑制或影响其他生物的机能的有机物质，包括天然、半合成和全合成抗生素。自第 1 个抗生素青霉素诞生起，抗生素药物在临床治疗感染性疾病、部分肿瘤疾病和保障健康方面发挥着不可替代的作用。随着现代分析仪器和自动化技术的发展，目前以高效液相色谱法即 HPLC 法为主的化学分析法已是各国药典收载用于各类药物鉴别、有关物质和含量测定等项的最主要检测方法，已基本实现对各种抗生素进行有效的快速测定。但部分抗生素药物由于来源的特殊性，存在多组分共存并协同产生抑菌活性的特点。如大环内酯类抗生素、氨基糖苷类抗生素、抗真菌抗生素和肽类抗生素，目前仍需要微生物检定法测定以效价表征活性。可见 HPLC 法与抗生素微生物检定法是抗生素常规检验方法。而如何保证抗生素检验准确、有效，对抗生素药品常规检测及质量控制显得尤为重要。基于此，本论将从基本原理、技术特点出发，分别概述日常检验中各检验方法、仪器使用的步骤和注意事项；重点讨论抗生素微生物检定法——管碟法与比浊法的基本步骤、影响因素、注意事项和数据处理等操作要点。

一、高效液相色谱法

高效液相色谱技术自 20 世纪中期问世至今，是发展最快的一种分析技术。随着分析仪器的快速发展与普及，高效液相色谱技术已成为药品质量控制的最主要分析手段之一。高效液相色谱法作为常规检验方法收载于各国药典，其高效、快速、准确分离的特点在抗生素常规检验中得到充分体现。

（一）基本原理

高效液相色谱法主要采用高压输液泵将规定的流动相泵入装有填充剂的色谱柱，依靠供试品在流动相与固定相间的往复吸附、溶出，通过分配差异对供试品进行分离测定的色谱方法。一次完成的高效液相分离过程包括进样、分离、检测、数据处理等过程，

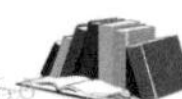

详见图 24.1。

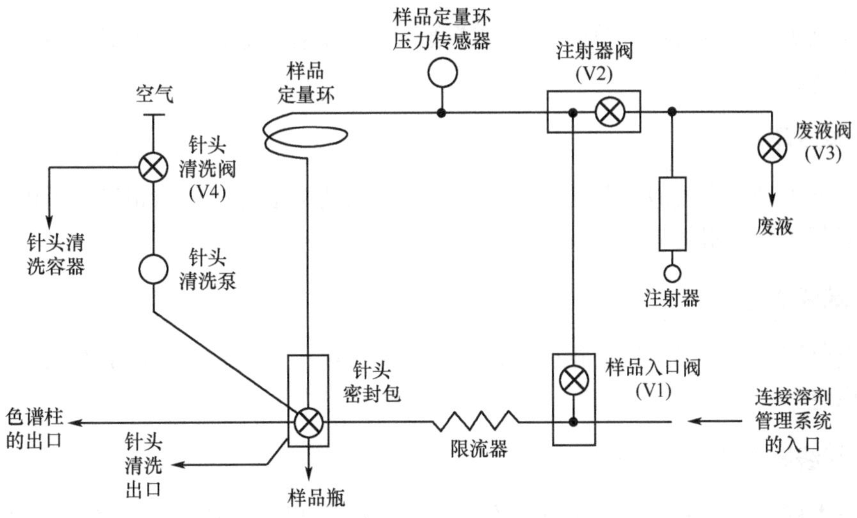

图 24.1　高效液相分离过程图

(二)技术特点

高效液相色谱法适合分析高沸点、极性强、热稳定性差的化合物。决定分离效果的影响因素主要是色谱柱种类和流动相组成。在《中国药典》2010 版中用于抗生素 HPLC 分析的色谱柱主要为十八烷基硅胶键合相反相非极性柱；流动相组成依各品种正文规定配置，pH 应为 2.0～8.0。抗生素 HPLC 分析中最常用检测器为紫外检测器，其他常见有荧光检测器、电化学检测器和质谱检测器，其响应值与供试品溶液浓度及自身结构有关，均为选择性检测器，而蒸发光散射检测器和示差折光率检测器为通用型检测器，其响应值与化合物的质量相关。

(三)常见问题

保持高效液相色谱仪性能的稳定是开展药品检验的前提条件。然而在常规检验中常常碰到诸多因素影响仪器性能干扰检验的情况。根据相关资料分类梳理了高效液相色谱仪日常操作中的常见问题，并给出一些解决思路和方法，以供参考。

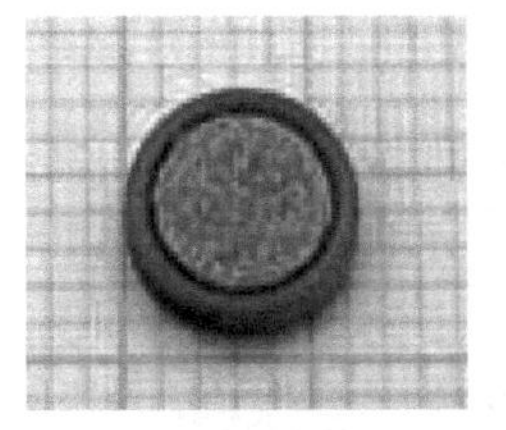

图 24.2　受污染的管路过滤器

1. 泵压力偏高

按照以下顺序依次判断、处理：①泵的管路过滤器是否堵塞；②预混合室是否堵塞；③进样器是否堵塞；④色谱柱污染或堵塞；⑤检测池是否堵塞。图 24.2 为污染严重的管路过滤器。

2. 泵不送液

检查泵头是否有气泡；单向阀是否堵塞、污染或磨损造成单向阀工作不正常；吸滤头是否堵塞。

3. 泵压不稳

检查泵头是否有气泡；单向阀是否堵塞、污染或磨损造成单向阀工作不正常；吸滤头是否堵塞；柱塞密封垫是否漏液。

4. 基线漂移

检查色谱柱、流路、流动相以及检测池是否污染；环境温度变化是否大以及泵压力是否不稳定。

5. 基线噪音大

检查进样器清洗液流路是否有气泡；进样器进样口是否漏液；进样器管路是否污染；色谱柱是否污染或劣化。

6. 保留时间重现性不正常

检查泵压力，环境温度的变化；色谱柱是否平衡充分；梯度洗脱流动相各比例混合是否正常。

7. 峰型不正常

检查色谱柱是否污染或劣化；管路是否污染；管路连接造成死体积是否过大。

在日常检验中应视实际情况具体分析，灵活应用上述方法来解决问题。

二、抗生素微生物检定法

抗生素微生物检定法是利用抗生素对一定的微生物(细菌或真菌)有抗菌活性(杀死或抑制)的特点，作为客观指标评价抗生素中有效成分的效力的一种方法。作为目前大多数多组分抗生素测定的有效手段，抗生素微生物检定法收载于《中国药典》、《美国药典》、《英国药典》、《欧洲药典》和日抗基等药典；其中以管碟法和比浊法作为国际通用方法。《中国药典》2010年版二部采用效价测定的抗生素品种见表24.1。

表24.1 《中国药典》采用效价测定的抗生素品种

类别	品种	检验方法
抗真菌	两性霉素B	附录ⅪA管碟法
	杆菌肽	附录ⅪA管碟法或浊度法
	硫酸多黏菌素	附录ⅪA管碟法

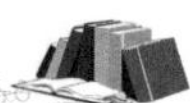

续表

类别	品种	检验方法
氨基糖苷类	盐酸大观霉素	附录ⅪA 浊度法
	硫酸小诺霉素	附录ⅪA 管碟法或浊度法
	硫酸西索米星	附录ⅪA 管碟法或浊度法
	硫酸庆大霉素*	附录ⅪA 管碟法或浊度法
	硫酸阿米卡星	附录ⅪA 管碟法或浊度法
	硫酸奈替米星	附录ⅪA 管碟法或浊度法
	硫酸核糖霉素	附录ⅪA 管碟法
	硫酸链霉素	附录ⅪA 管碟法或浊度法
	硫酸新霉素	附录ⅪA 管碟法
大环内酯类	乙酰螺旋霉素*	附录ⅪA 管碟法或浊度法
	吉他霉素*	附录ⅪA 管碟法或浊度法
	红霉素*	附录ⅪA 管碟法或浊度法
	麦白霉素*	附录ⅪA 管碟法或浊度法
	依托红霉素	附录ⅪA 管碟法或浊度法
	琥乙红霉素	附录ⅪA 管碟法或浊度法
	硬脂酸红霉素*	附录ⅪA 管碟法或浊度法
	乳糖酸红霉素	附录ⅪA 管碟法或浊度法
肽类	盐酸万古霉素	附录ⅪA 管碟法
	硫酸多粘菌素 B*	附录ⅪA 管碟法
抗结核	硫酸卷曲霉素	附录ⅪA 管碟法
酰胺醇类	氯霉素	附录ⅪA 管碟法或浊度法
其他	丙酸交沙霉素	附录ⅪA 管碟法或浊度法
	替考拉宁	附录ⅪA 管碟法
	磷霉素钙	附录ⅪA 管碟法或浊度法
	磷霉素钠	附录ⅪA 管碟法或浊度法
	磷霉素氨丁三醇	附录ⅪA 管碟法或浊度法

注：*为多组分抗生素

由于抗生素微生物检定法的影响因素有多种，如何确保效价测定准确有效一直是抗生素常规检验面临的一个难题。本论以实际工作中的经验为基础，重点讨论抗生素微生物检定法——管碟法与比浊法的基本步骤、影响因素、注意事项和数据处理等操作要点，以期为解决抗生素微生物检定测定中存在的问题提供方法和思路。

抗生素是一种生理活性物质，通常用抗生素的生物效能表示它的效价，其最小效价单元就叫做“单位”（U）。经由国际协商规定出来的标准单位，称为“国际单位”（IU）。通常各种抗生素的单位，是根据国家抗生素标准品测定出来的，是衡量药物有效成分的一种尺度，抗生素的剂量常用质量和效价来表示。化学合成和半合成的抗菌药物都以质量表示，生物合成的抗生素以效价表示，并同时注明与效价相对应的质量。效价是以抗菌效能（活性部分）作为衡量的标准，因此，效价的高低是衡量抗生素质量的相对标准。

效价以“单位”(U)来表示。

(一)管碟法

1. 基本原理

如图 24.3 所示，管碟法测定效价，是利用抗生素在琼脂培养基内的扩散作用，将已知效价的标准溶液与未知效价的供试品溶液，在同一条件下，在摊布高度敏感的特定试验菌的培养基上进行对照培养，经过一定时间后，抗生素在培养基内扩散到达适当范围产生了抑制试验菌生长的透明抑菌圈。经比较标准液与供试品液两者产生抑菌圈直径或面积的大小，根据不同设计方法的计算原理即量反应平行原理，即可推算出供试品的效价，包括二计量法和三计量法。

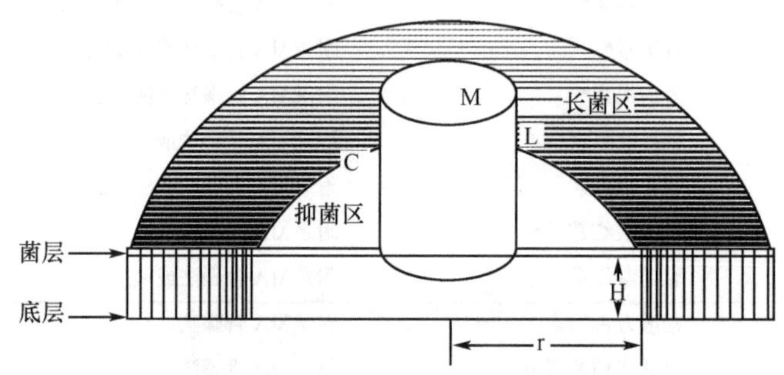

图 24.3　管碟法测定抗生素效价示意图

2. 基本步骤

管碟法的基本操作步骤如图 24.4 所示，主要包括试验用菌液、缓冲液、培养基的制备，标准品与供试品溶液的制备，双碟的制备，滴加钢管，培养，测量抑菌圈直径或面积，计算结果及统计分析。

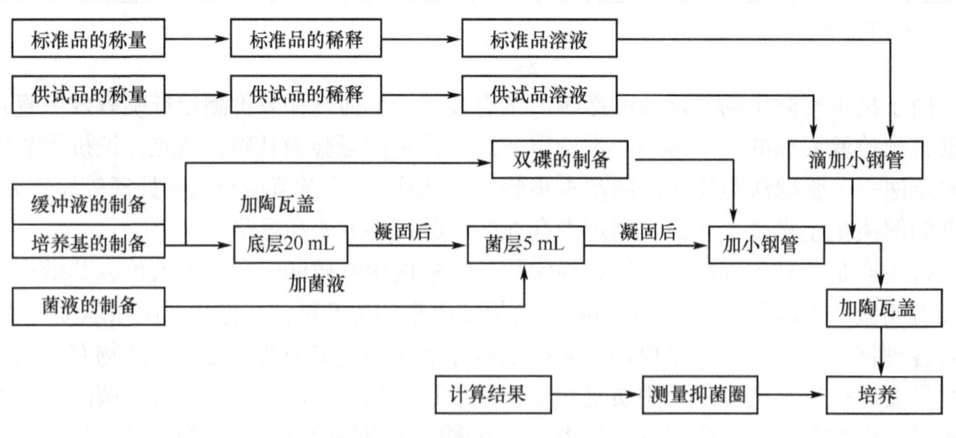

图 24.4　管碟法操作示意图

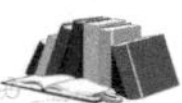

其中二剂量法制备的双碟不得少于4个，在每一双碟中对角的2个不锈钢小管中分别滴装高浓度及低浓度的标准品溶液，其余2个小管中分别滴装相应的高低两种浓度的供试品溶液；高、低浓度的剂距为2∶1或4∶1。三剂量法制备的双碟不得少于6个，在每一双碟中间隔的3个不锈钢小管中分别滴装高浓度(S3)、中浓度(S2)及低浓度(S1)的标准品溶液，其余3个小管中分别滴装相应的高、中、低3种浓度的供试品溶液；高、低浓度的剂距为1∶0.8。

3. 抑菌圈测量仪

目前各级药检所配备的抑菌圈测量仪主要包括：CAM-Ⅲ智能型抗生素效价仪和CHB-1型抗生素效价测量仪；其外形图如图24.5所示。

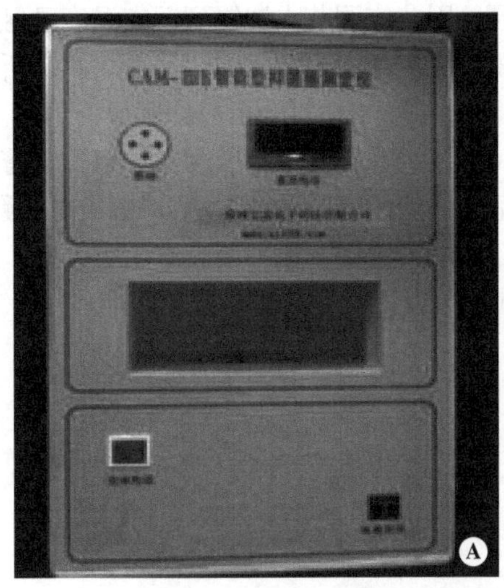

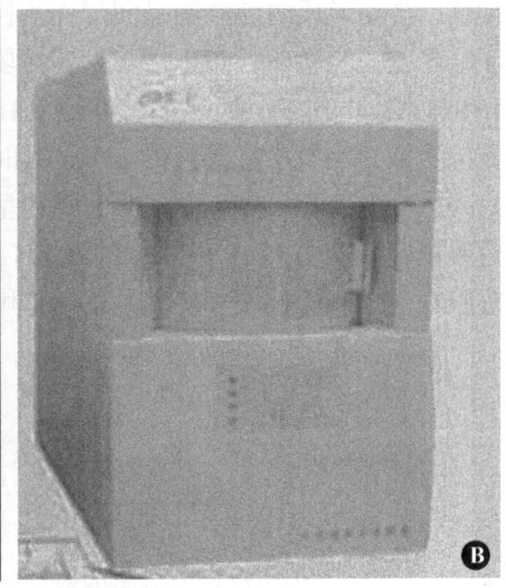

图24.5　常见的抑菌圈测量仪

A. CAM-Ⅲ智能型抗生素效价仪；B. CHB-1型抗生素效价测量仪

与传统手工游标卡尺测量相比，抑菌圈测量仪采用漫反射为主的积分型光路，采用全自动的阈值自适应技术，自动测量抑菌圈的直径或面积，计算抗生素的效价及有关统计参数，可用于《中国药典》规定的二剂量、三剂量法以及一剂量法测定。

4. 控制要点

(1)抑菌圈形状的控制

引起抑菌圈出现破裂、不圆呈卵圆或椭圆形甚至无圈现象，原因主要有：①滴样时药液飞溅，会导致抑菌圈破裂。实验前应检查毛细滴管内不得有气泡，毛细滴管口应平整无缺口，毛细滴管距小钢管口应适中，避免液滴下滴时药液溅出。当发生液滴飞溅，应快速用无菌滤纸轻轻吸附干净。②小钢管底部二端面不平，会导致形成卵圆或椭圆形抑菌圈。应采用同批次小钢管进行实验。③双碟、小钢管或其他器具被抗生素或其他杀菌剂污染，会使抑菌圈破裂。因此，操作时一定要防止材料、器具、环境被抗生素污染。④加菌层时培养基温度过高或受热时间过长，试验菌部分或全部被杀死。此操作会使抑菌圈破裂，或形成的抑菌圈过大，有时甚至无圈。一般情况下霉菌、球菌不耐热，操作时应控制温度在45～50℃，同时培养基温度应均匀，防止局部过热使试验菌被烫死。⑤小钢管之间的距离过小或形成的抑菌圈过大，可形成卵圆或椭圆形抑菌圈。因此应使用钢管放置器安置钢管，使各钢管之间的距离均匀一致而避免过小；控制抑菌圈大圈直径在 18～22 mm。⑥培养温度不均匀，会导致形成卵圆或椭圆形抑菌圈。因此，为减少温度的影响，同批双碟放在同一层盘内，恒温箱中放入双碟后在培养过程中不宜再开启，使用的加热设备尽量使室内温度均匀一致。⑦双碟底部或工作台不够水平，会使培养基和菌层厚度不均匀，导致形成的抑菌圈不圆而且大小不均匀。因此实验前应严格挑选使用底平的双碟，工作台用水平仪校正垫平。如图 24.6 所示，最好在工作台下画上网格，以固定培养皿位置，防止加培养基过程培养皿相互碰撞造成培养基和菌层厚度不均匀。⑧培养基内有小凝块，会使形成的抑菌圈呈凹形而不圆。因此应调节水浴锅到适宜温度已融化培养基，保证培养基完全融化；防止培养基骤冷骤热，避免培养基中形成小凝块。⑨所用的缓冲液 pH 和盐浓度的影响，所用的缓冲液 pH 和盐浓度不适宜会形成卵圆形抑菌圈。例如，四环素类抗生素，当抗生素溶液的 pH 过低时形成的抑菌圈可呈卵圆形。硫酸链霉素，若盐浓度太高或 pH 过低，就会不显抑菌圈或呈向心型的卵圆形抑菌圈，如稀释用缓冲液浓度如较药典规定浓度增大 10 倍或缓冲液 pH 为 6.0，则完全无抑菌圈产生。因此，工作时应严格按照规定控制缓冲液和培养基的 pH 和盐浓度，减少其对测定的影响。

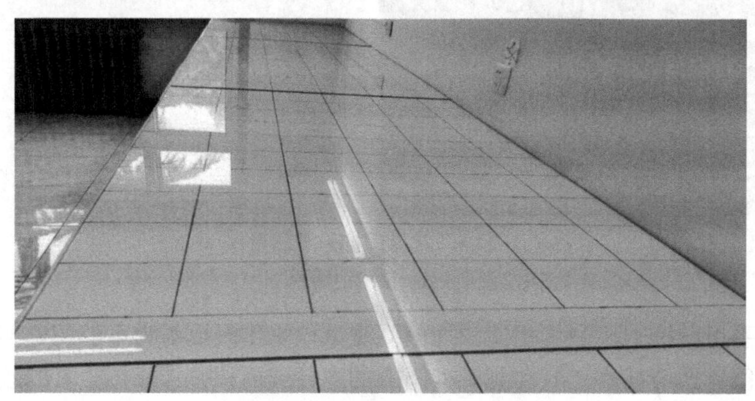

图 24.6　经校准的工作台示意图

(2) 抑菌圈直径的控制

按照《中国药典》规定，抑菌圈大圈直径应控制在 18～22 mm，否则会增加测定误差。控制抑菌圈直径的方法主要有：①抑菌圈大小受 T 值增减影响，若要使抑菌圈直径变小可预先培养一段时间再滴碟；若要使抑菌圈直径变大可滴碟后预先扩散一定时间再进行培养。②可以通过改变培养基和缓冲液中的盐浓度来控制抑菌圈直径。例如，新霉素和多粘菌素缓冲液中加入 3% NaCl 或培养基中加一定盐和吐温可改变扩散系数 D，使抑菌圈增大。③可以通过改变培养基的 pH 来控制抑菌圈直径。碱性抗生素在偏碱性培养基中抗菌效力强，抑菌圈增大，酸性抗生素在偏酸性培养基中抗菌效力强，抑菌圈增大。例如，硫酸链霉素、乙酰螺旋霉素为碱性抗生素，形成的抑菌圈偏小。因此，可通

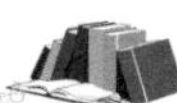

过提高培养基 pH 至 8.0～8.2 来提高抑菌圈直径。④培养基厚度是影响抑菌圈直径的重要因素。如将培养基厚度减小时，抑菌圈直径就增大。⑤试验菌是影响抑菌圈直径的一个重要因素。应及时更换试验菌，使用新鲜菌液，可提高试验的灵敏度，增大抑菌圈直径。常用菌悬液制备时所用溶剂、保存方法及使用期限见表 24.2。常用试验用菌种的显微图像如图 24.7 所示。⑥通过控制培养基中菌的浓度来控制抑菌圈直径。例如，乙酰螺旋霉素、泰利菌素、螺旋霉素形成的抑菌圈较小，为了提高抑菌圈直径，培养基中菌的浓度为 0.1%～0.2%，需要时还可以把原菌液稀释 3～5 倍。麦白霉素形成的抑菌圈较大，为了降低抑菌圈直径，可以把菌液浓度提高至 2%～3%。

表 24.2 常用菌悬液制备时所用溶剂、保存方法及使用期限

菌液名称	所用溶剂	保存方法及使用期限
枯草芽孢杆菌	灭菌水	4～8℃冰箱保存，1 个月
短小芽孢杆菌	灭菌水	4～8℃冰箱保存，1 个月
金黄色葡萄球菌	灭菌水或 0.9%的灭菌氯化钠溶液	4～8℃冰箱保存，7 天
藤黄微球菌	0.9%的灭菌氯化钠溶液	4～8℃冰箱保存，1 个月
大肠埃希菌	灭菌水	4～8℃冰箱保存，7 天
肺炎克雷伯氏菌	灭菌水	4～8℃冰箱保存，14 天
支气管炎博德特氏菌	灭菌水	4～8℃冰箱保存，14 天

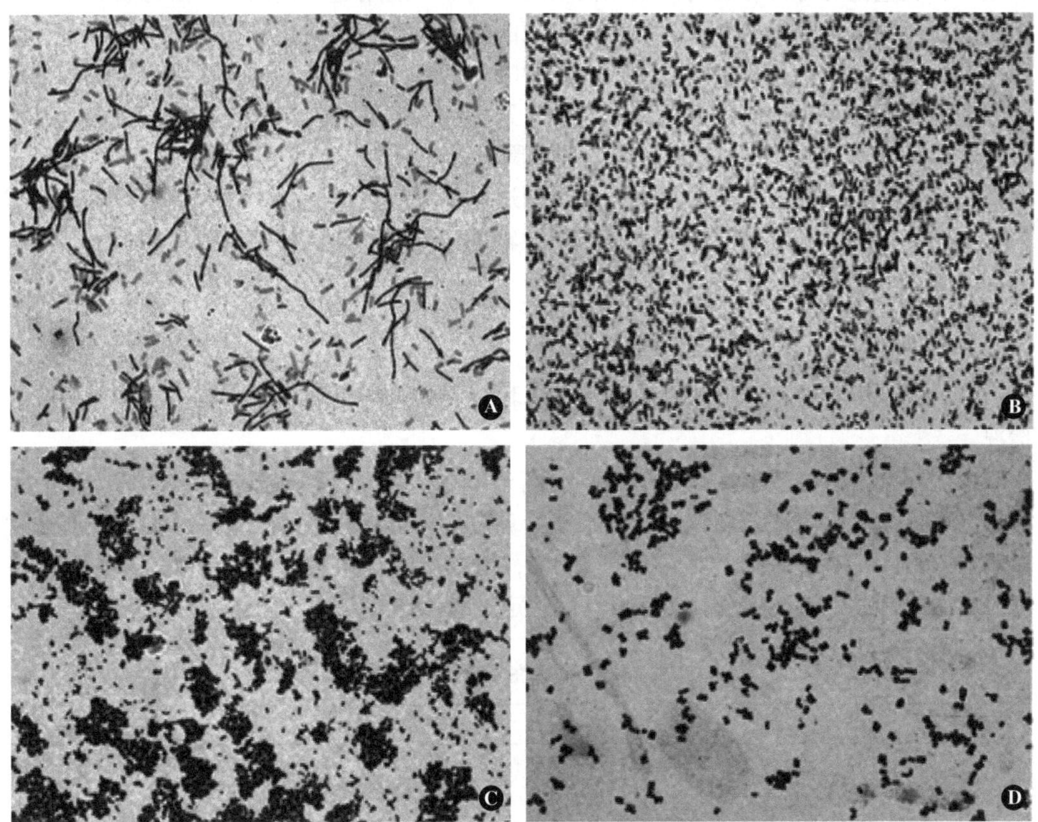

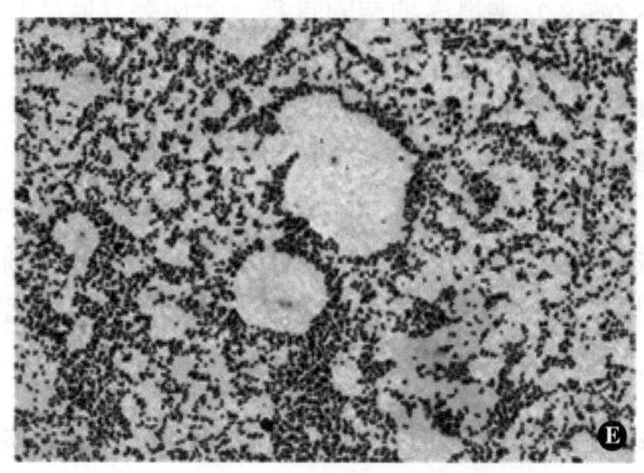

图 24.7　常见实验菌的显微图像

A. 枯草芽孢杆菌；B. 短小芽孢杆菌；C. 金黄色葡萄球菌；D. 藤黄微球菌；E. 肺炎克雷伯氏菌

(3) 抑菌圈清晰度的控制

造成抑菌圈边缘不清晰的主要原因是抑菌圈形成过程中扩散系统的纷乱、不均一，不符合动力公式中各项之间的关系或为各种扩散系统交叉进行的结果。主要因素有：①检定菌老化。②细菌生长时间差异。③培养基杂质影响扩散系统，因此，配制培养基时选用杂质少、质量优的材料可提高抑菌圈清晰度。例如，选用进口蛋白胨、酵母粉、牛肉粉配制的Ⅱ，测定大观霉素效价时形成的抑菌圈比较清晰，测定结果稳定，可信限率和复试率低。④抗生素中有杂质和其他组分的影响，例如，麦白霉素是一多组分抗生素，形成的抑菌圈清晰度较差而且有双圈。⑤抗生素杀菌、抑菌的强弱(本身的性质)，杀菌型抗生素如链霉素、硫酸庆大霉素形成的抑菌圈边缘光滑清晰。抑菌型抗生素如竹桃霉素、春雷霉素对不少试验菌呈抑菌作用，抑菌圈边缘模糊或出现双圈。泰利菌素对藤黄微球菌杀灭作用较弱，形成的抑菌圈边缘清晰度较差，对枯草芽孢杆菌杀灭作用较强，形成的抑菌圈边缘很清晰。

5. 数据处理

1) 每批至少有六个双碟的结果，方可出报告，而且抑菌圈不得有一个破裂或不圆的情况。

2) 测得的效价如低于估计效价 90%或高于 110%时，应调整估计效价，予以重试。

3) 可靠性测验应符合规定，否则不能计算效价和可信限率。二剂量法回归项应非常显著($p<0.01$)，偏离平行应不显著($p>0.05$)；三剂量法，除二剂量法的规定外，尚需考查二次曲线和反二次曲线($p>0.05$)，具体规定见表 24.3。

表 24.3　可靠性测验技术标准

双碟数量	4	5	6	7	8	9	10
回归项	> 10.56	> 9.49	> 8.68	> 8.33	> 8.05	> 7.88	> 7.72
偏离平行	< 5.12	< 4.79	< 4.54	< 4.43	< 4.33	< 4.28	< 4.22

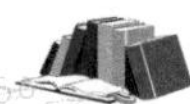

4)除另有规定外，可信限率不得超过 5.0%。

5)依法对试验结果进行特异反应剔除，剔除特异反应时应将特异双碟整个除去。剔除特异双碟具体规定如下：①有明显特大、特小圈均应去除。②明显影响可信限率和 F3 的双碟可去除(去两碟后可信限率和 F3 符合要求)。③比平均值高或低 0.5 mm，而本批碟子中又无低或高相同数目的双碟可去除。④去除某双碟后结果增加或降低 1.2%以上，而本批碟子中又无使结果降低或增加相同数目的双碟可去除。

6. 其他

1)最好用十万分之一天平称取，称样量不得少于 20 mg，若用万分之一天平称取，一般不少于 100 mg。

2)稀释时尽量按照“稀溶液大体积”的原则，即每次吸取量一般不少于 2.00 mL。

3)从加底层完毕到加钢管的时间不超过 20～30 分钟为宜。

4)保证标准品与供试品的同质性。

5)使用抑菌圈测量仪测量时，调整好对比度，使抑菌圈边缘清晰。

6)切忌主观挑选双碟，除个别双碟出现异常(如破圈、特大特小圈)外，不得主观挑选双碟，应将全部双碟测量并计算结果。

(二)比浊法

1. 基本原理

将不同质量浓度的标准品、供试品和接有试验菌的液体培养基加入比色池中，经培养一定时间(约 3～4 小时)，通过抗生素对细菌的抑制作用来观察试验菌生长混浊度，其混浊程度与细菌数的增加存在直接关系，当一定光束照射在混浊的液体培养基时，测定其透光率。

2. 基本步骤

比浊法的基本操作步骤主要包括预实验、实验用菌液、缓冲液、培养基的制备，标准品与供试品溶液的制备，比色管的培养，菌浓度测量，计算结果及统计分析。

3. 比浊仪

目前我室配备的比浊仪为 CBZ-1 抗生素比浊法测量仪；其外形图如图 24.8 所示。

抗生素比浊测量仪采用全自动操作系统。在线监测，通过生长曲线适时跟踪样品生物生长过程。可用于《中国药典》规定的二剂量、三剂量法以及一剂量法测定。

4. 操作要点

(1)预实验

确定最佳的实验条件：调整实验菌的浓度、使用量、抗生素终浓度、培养基等，使高、低剂量浓度标准品溶液所致的菌液浓度的吸收值在 0.3～0.7；高、低剂量浓度标准品溶液所致的菌液浓度的吸收值的差值大于 0.1 为佳。

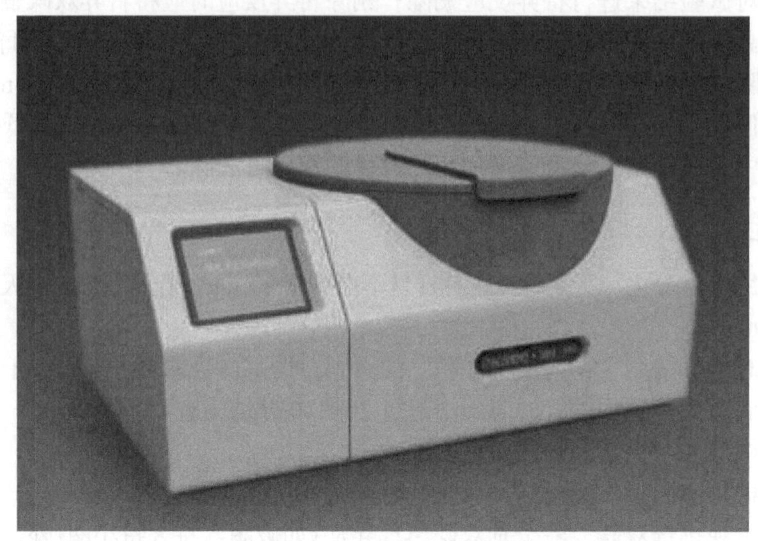

图 24.8　CBZ-1 抗生素比浊法测量仪

(2) 实验准备

比色管、搅拌转子、塞子的清洗及灭菌；容量瓶、定量吸管的清洗；培养基、缓冲液的准备；半无菌间的紫外消毒等应符合抗生素微生物检定法要求。

(3) 供试品、标准品溶液的制备

估计供试品的效价，根据实验要求设计供试品、标准品溶液稀释步骤，平行制备供试品、标准品相关剂量的溶液。

(4) 菌液培养基的制备

根据预实验确定加入液体培养基的菌液量，注意制备菌液与培养基充分混匀。

(5) 加抗生素溶液

在比色管中定量加入抗生素溶液后，再定量加入菌液培养基，混匀后，在规定温度培养。

(6) 菌浓度的测量

在 530 nm 或其他波长 (580 nm) 处测定各比色管的菌液浓度，注意测定时间的一致性。

(7) 数据处理

应符合药典规定。

5. 注意事项

1) 培养温度的控制：比浊法对温度的要求较管碟法更加精确，管碟法的培养温度要求 (37±0.5) ℃ ，而比浊法为 (37±0.1) ℃，对温度的要求更加严格，在比浊法培养过程中，

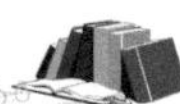

温度的均一性控制非常重要，保证各点温度的均匀是保证细菌正常生长的关键因素。

2）仪器结构与比色池的排列为拉丁方排列，可抵消培养过程中区域性的误差，使分组更加明确，排除培养基加入时间先后的误差。仪器中的感温器必须正确放置，使温度得到更好的控制。实验中采用振摇培养，避免细菌沉降于比色池底部，增加氧气循环，有利于细菌生长。

3）菌液的影响因素控制：菌液应当天配制，当天使用。如采用冰箱放置第 2 天使用的菌液，此时菌液中的细菌开始老化，并部分死亡，所测出的数据不稳定，造成较大的误差。如取金黄色葡萄球菌 CMCC（B）（26003）的第三代营养琼脂斜面培养物，接种于营养琼脂斜面上，35～37℃培养 20～22 小时后，用 0.9%无菌氯化钠注射液洗下菌苔备用。

4）培养基成分及 pH 影响细菌的生长速度，在没有外加抑制物存在的情况下与培养基的成分、pH、培养温度、通气条件及细菌内在的繁殖能力有关。培养基的营养成分应能满足细菌快速生长的需要，培养基的 pH 也是影响细菌生长的关键。一般情况下，pH 偏低会导致金黄色葡萄球菌生长缓慢，使培养物浊度减少，误差增大，pH 过高也会导致结果偏离，通常适宜培养基的 pH 灭菌后应在 7.0～7.2。

5）菌液的浓度（吸光度）

比浊测定时，应控制菌液浓度的吸光度在分光光度计的测量范围为 0.3～0.7。

6. 其他

1）加菌量的多少（0.25%、0.5%、1.0%）影响培养至适宜的菌液测定浓度所用的时间，若加菌量过少，则测定时可利用的浓度范围窄。

2）抗生素各浓度之间的吸收度的梯度达 0.1 以上为佳。

3）测定后的比色管可用硝酸 - 硫酸（5∶95）浸泡并用蒸馏水冲洗干净，注意避免污渍和划痕，除去纤维、颗粒等杂质。

4）测定比浊法读数前应摇匀培养基并经静置待气泡消失后再进行测定。

（中国食品药品检定研究院　张斗胜）

思　考　题

1. 适于高效液相色谱法分析的药物具有哪些特点？
2. 高效液相色谱仪在日常使用中常见问题有哪些？如何解决？
3. 试述管碟法的基本原理、控制要点及操作要求。
4. 试述比浊法的基本原理、注意事项及操作要求。
5. 试述抑菌圈测量与比浊测量仪的特点与操作要求。

参 考 文 献

1. 鲍华仙，王金鼎. 1999. 抗生素生物检定统计简法. 儿科药学杂志，5(1):18-19.

2. 程水宝. 1994. 微生物学实验与指导. 北京：中国医药科技出版社.

3. 顾觉奋. 1998. 抗生素. 南京：中国药科大学(内部材料).

4. 国家药典委员会. 2010. 中华人民共和国药典(2010 年版. 二部). 北京：化学工业出版社.

5. 胡昌勤. 2001. 高效液相色谱法在抗生素质控分析中的应用(下册). 北京：气象出版社.

6. 胡公允，张琪霞，谢旭一. 1997. 比浊法测定抗生素微生物检定试验菌菌液浓度. 西北药学杂志，12(3):104-105.

7. 纪国力，刘飞. 2006. 抗生素微生物检定法的影响因素及控制方法. 齐鲁药事，25(7):413-414.

8. 刘文英等. 2005. 药物液相色谱分析. 南京：中国药科大学(内部材料).

9. 玛尔江，古丽曼. 2008. 微生物浊度法测定抗生素药品效价及其注意事项. 中国畜牧兽医学会药品分会 2008 学术年会论文集，528-5299.

10. 盛龙生等. 2005. 色谱质谱联用技术. 北京：化工出版社.

11. 孙晓东，李亚坤. 2004. 抗生素微生物检验中非生物因素的控制. 黑龙江医药，17(4):273-274.

12. 王美珍. 2009. 培养基对抗生素效价测定的影响. 中国民族民间医药，68.

13. 张治铗. 1987. 抗生素药品检验(第一版). 北京：人民卫生出版社.

14. 中国食品药品检定研究院. 2010. 中国药品检验标准操作规范(2010 版). 北京：中国医药科技出版社.

15. 中国医学科学院抗菌素研究所. 1959. 抗菌素讲演集. 北京：人民卫生出版社.

16. Collard P. 1976. The Development of Microbiology. England:Cambridge University Press.

模块二十五　药品检验专业英语

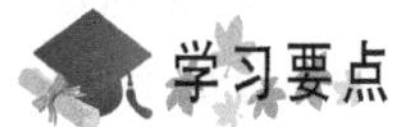
学习要点

重点掌握药品检验专业英语的学习方法。通过对照的方法来学习词汇、翻译和阅读。

语言是人们工作和日常生活中进行信息交流的工具。在药品检验领域，随着国际交流日益频繁，国内外相互认识和了解的需求不断增加，药品检验专业英语已成为了药品检验从业者所应熟练掌握的工具之一。本模块将围绕药品检验专业英语的定义、重要性、学习方法和应用等 4 个方面进行展开，重点落在谈学习方法上。从方法角度，药品检验从业人员在检验和科研中最离不开的就是设立“对照”，通过对照对被测物进行定性和定量，评估研究对象的变化。为了适合该特定人群的思维习惯，本模块将“对照”移植到药品检验专业英语的学习上，通过对照的方法学习词汇、翻译和阅读。近 10 次的授课实践表明，这种方式更易于让读者理解和接受。因目前尚无“药品检验专业英语”的论著，旨在通过培训来探索药品检验专业英语的教学，为最终填补该领域的空白做前期准备工作。

一、药品检验专业英语的定义

为更有针对性地学习一项内容，需首先对学习对象的边界进行限定。那何为药品检验英语呢？药品检验专业英语尚无官方定义。可先从药品检验的定义出发进行考虑。2007年发布的《药品注册管理办法》中关于样品(药品)检验的定义：指药品检验所按照申请人申报或者国家食品药品监督管理局核定的药品标准对样品进行的检验。药品检验专业英语，可试着定义为“以国际交流为目的，药品检验机构人员所应掌握的、药品检验中所涉及的英语知识、词汇和用法”，包括读、译、写和听四项基本技能。其中“知识”、“词汇”和“用法”以“药品检验所”、“药品标准”和“检验”中的内容和活动展开，四项基本技能以服务国际交流为目的。

二、药品检验专业英语的重要性

英语是与国际同行进行沟通交流的重要工具，在药品监管领域亦是如此。药品监管领域的发展趋势让我们认识到了药品检验专业英语的重要性。目前，药品监管发展的趋势表现为两个特点：一致性(harmonization)和趋同性(convergence)，这就决定了我们与国际同行进行交流是一个必然的历史发展趋势。可从以下3个方面来理解。

第一方面，成立于1990年的人用药品注册技术要求国际协调会议(The International Conference on Harmonization of Technical Requirements for Registration of Pharmaceuticals for Human Use(ICH))，它是一种协调机制，该协调机制的宗旨是通过在药品研发和注册领域更加协调一致的标准，来确保安全、有效和高质量药品的研发和注册。

第二方面，开始于1980年的国际药品监管论坛(International Conference of Drug Regulatory Authorities)。该论坛每2年举办一次，世界卫生组织的大部分成员国的监管部门都会派员参加，每次会后都会形成一份药品监管发展的建议。建议里面出现频率较高的词汇是一致性(harmonization)。2012年第15次会议建议的主题是国际监管的协调一致"International Regulatory Harmonization"。

第三方面，除了以上两个国际组织倡导监管的协调一致，发达国家和发展中国家的监管部门也有同样的需求。美国食品药品监管局2011年发布了一份特别报告，指出了与其他国家监管部门合作的重要性。尚属发展中国家之列的中国，药品监管也在进行着国际化。例如当前正在进行的"仿制药的一致性评价工程"，药品标准提高和加入GMP检查联合互认组织(PIC/S)等。

三、如何学习药品检验专业英语

英语学习的方法因人而异。我在亲身实践基础上加工整理，结合药品检验从业人员的思维习惯，提出了"对照"式的学习方法。关于对照，英语的学习归根结底是对照。词汇本身就是一种对照。对照让我知道目标和差距，对照可以让我们知道我们学习的进步程度。近10期的培训授课表明，这是一种能够被接受、行之有效的方法。一是如何通过"对照"来学习词汇，建立属于自己的"药品检验专业英语"词汇手册。二是如何通过"对照"来学习翻译。"听"、"说"和"读"的技能也可通过对照的方式来学习，限于篇幅，顾在此不展开论述。

(一)通过"对照"学习词汇，建立药品检验专业英语词汇手册

药品检验专业英语词汇可分为两类，一类是共性词汇，另一类是个性词汇。共性词汇是指不管从事何种具体工作，药品检验专业从业人员所应掌握的"常识性"的词汇。例如，主要的药品监管机构的名称和缩写。个性词汇是指药品检验从业人员在各自具体的工作领域中所应掌握的词汇，例如，样品收检和抗生素检验工作中不同的词汇。下面介绍共性词汇的学习，个性词汇的学习可照此方法进行。

1. 共性词汇

包括以下几个方面：从卫生系统角度来看待药品检验；国际上主要的药品监管协调

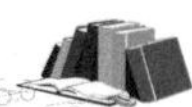

机构的名称和缩写；国际上主要的药品监管机构的名称和缩写；国际上主要的与药品检验有关部门名称和缩写；药品质量控制实验室质量管理体系常用词汇和药典常用词汇。

(1)从卫生系统角度

药品检验服务的对象是卫生系统(health system),应从卫生的角度来看待药品检验作用并学习相应的词汇。层级递近关系是：卫生系统包含国家药物政策(national drug policy)，国家药物政策中包含国家药品监管(national drug regulation)，药品检验(Drug quality control)是药品监管的一个组成部分。时中国，我们应将药品检验置于正在进行卫生体制改革(national healthcare reform)和建立基本药物制度(essential medicine system)的大背景下来考虑其作用。

(2)从药品监管角度

共性词汇中应包含药品监管的基本词汇,如药品监管机构(drug regulation authority)、药品监管目的三要素(quality，safety and efficacy)、药品监管的三个阶段——Pre-registration(上市前)，Registration(注册上市)，Post-registration(上市后)。药品检验在药品注册上市和上市后均发挥着作用。

(3)从国际主要的监管协调机构、监管部门的角度

因为药品检验专业英语是以国际交流为目的，所以药品检验专业英语共性词汇中应包含国际主要的监管协调机构和监管部门的词汇和缩写。一是ICH,包括4个方面。ICH-Q(质量)——Q1：stability testing(稳定性)，Q2：validation(验证)，Q3：Impurity testing(杂质检验)，Q4：Pharmacopeia(药典)；ICH-S(安全)——S1：Carcinogenicity testing，S2：Genotoxicity testing；ICH-E(有效性)——E4：Dose Response Studies，E6：Good Clinical Practice；ICH-M(综合类)CTD——Common Technical Document(CTD)。二是世界卫生组织(WHO)。在药品领域，该组织通过两个重要的专家委员会来协调制定标准：药品专家委员会(WHO Expert Committee on Specifications for Pharmaceutical Preparations)和生物制品专家委员会(WHO Expert Committee on Biological Standardization)。三是国际药品监管论坛(ICDRA International Conference of Drug Regulatory Authorities)，该论坛始于1980年，每两年举办一次。世界卫生组织的大部分成员国的监管部门都会派员参加。讨论在全球药品监管领域共性的问题，每次会后都会形成一份建议，2012年第15次的建议的主题是“International Regulatory Harmonization”。

(4)严格的监管部门(Stringent Regulatory Authority，SRA)

严格的监管部门是指ICH的成员、ICH 观察员、与ICH有协议或互认机制的监管机构。它包括美国食品药品监督管理局(U.S. Food and Drug Administration，U.S. FDA)、欧洲药品管理局(European Medicine Agency，EMA)、加拿大卫生部(Health Canada)、澳大利亚治疗产品局(Therapeutic Goods Administration，TGA)。

(5)与质量控制密切相关的

与质量控制有关的是各国药典(Pharmacopoeia)机构和药品检验机构(quality control

laboratories)。药典主要包括:《中国药典》(Chinese Pharmacopoeia，ChP)、《美国药典》(U.S. Pharmacopoeia，USP)、《英国药典》(British Pharmacopoeia，BP)、《欧洲药典》(European Pharmacopoeia，EP)、《国际药典》(International Pharmacopoeia，IP)。药品检验机构包括英国政府化学家实验室(Laboratory of Government Chemistry，LGC)和英国生物制品所英国国家生物制品检定所(National Institute for Biological Standards and Control，NIBSC)等。

2. 学习药品检验专业英语词汇的三条线索

药品检验专业英语词汇采用对照的方法进行学习，参照物是药品检验专业英语词汇手册或词典。然而，目前没有这样一本可以用作参照的手册或词典，所以应该在具体的专业语境中去学习。就像公共外语的学习一样，在具体的语境中学到的词汇是更有生命力的，学习的过程也是专业词汇抓取，构建自身词汇手册的过程。根据药品检验专业特点，可以梳理出来以下三条线索作为词汇学习的语境：一是药品检验实验室的质量管理体系；二是药品检验中最常参照的标准——药典；三是药品检验中的常用仪器。因为药品检验从业人员有自己的理论框架，即所谓在公共外语学习时的背景知识，因此在熟悉的语境中与英文原文进行对照学习时，可以学得更地道、更牢固和更有意义。

(1)第一条线索：药品检验实验室质量管理体系

参照的对象是WHO良好实验室规范(Good Practice for the WHO good practices for pharmaceutical quality control laboratories，GPCL)。WHO GPCL包括4部分、21个条目：第一部分管理和设施(Management and infrastructure)；第二部分物料，设备，仪器和其他工具(Materials，equipment，instruments and other devices)；第三部分工作程序(Working procedure)；第四部分安全(Safety)。以第三部分工作程序 (Working Procedure)为例来说明如何进行对照学习。药品检验专业的一般工作流程是：①收样；②检验记录；③分析方法验证；④检验；⑤检验结果评价；⑥检验报告；⑦留样。参照GPCL，从中找到相应的英文表述，依次是Incoming samples，Analytical worksheet，Validation of analytical procedures，Testing，Evaluation of test results，Certificate of analysis，Retained samples。通过这样的对照学习过程，就可以掌握地道的表述，同时也是一个很有趣的过程。

(2)以药品检验实验室的“收样环节”为例学习相关词汇

关于收样环节，药品检验人员已有的理论基础有：填写检验申请表；检查药品状态，如名称、批号、数量，包装等；收检登记与留样；样品移交。对照GPCL的原文，我们能够找到每个环节相对应的词汇：检验申请表：standard test request form；收样：incoming samples，samples received by laboratories；外观检查：visual inspection of submitted sample；登记：registration；留样：retention；移交：transfer。对于样品数量的要求，可以对照GPCL中的几个方面进行学习，对样品数量的要求：样品需要均分为三等份：a sample to be taken and divided into three approximately equal portions for submission to the laboratory；一份用于首次试验：one for immediate testing；一份用于复试：the second for confirmation of testing if required；一份用于解决争议时的留样：the third for retention in case of dispute。在学习词汇时，需要辨析易混淆和易用错的词汇，例如，Reference substances是指药典

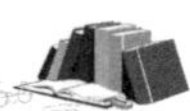

标准物质，Reference materials 是指 pH 计校准用标准试剂；Calibration 是校准，如标准砝码对天平的校准，标准 pH 液对 pH 计的校准。Qualification 是确认，侧重于仪器；Validation，验证，应用更广，指方法和系统。如药典方法的验证，生产工艺的验证。

(3) 第二条线索：药典词汇

以《中国药典》2010 年版(二部)，与《英国药典》和《美国药典》进行对照学习。首先应掌握药典的三个关键组成部分：一是凡例，《美国药典》用的是 General notice and requirements；《英国药典》用的是 General notices；二是附录，《美国药典》是：General chapter，《英国药典》用的是 Appendix；三是各论，《美国药典》用的是 monograph，《英国药典》用的是 specific monograph。在各论中，我们将以布洛芬片剂(Ibuprofen tablets)为例来学习各论中有关用法的表述。

1) 首先，先来看一下凡例。ChP 是这样规定的："正确使用《中国药典》进行药品质量检定的基本原则，对《中国药典》的正文、附录及与质量检定有关的共性问题的统一规定。"《英国药典》中的包括的部分内容和对应的英文： Official standards：法定标准；Definition of terms："about" "similar"；Expression of standards：标准的表述；Weights and measures：称重和测量；Constant weight：恒重；Identification：鉴别；Assay and tests：检验方法；Reference substances and reference preparations：标准物质和标准制剂。《美国药典》凡例中相应的表述：Title and revision：题目和修改；Official status and legal recognition：法定状态和法律认可；Conformance to standards：符合标准；Monographs and general chapters：各论和专论；Monograph components：各论的组成部分；Testing practices and procedures：检验操作和程序；Testing results：检验结果；Terms and definitions：术语和定义。

2) 其次，看一下附录。《中国药典》中的附录包括：①含量或效价规定；②处方；③制法；④性状；⑤鉴别；⑥检查；⑦含量或效价测定等 15 个方面的内容。《英国药典》(以片剂为例)，包括《欧洲药典》中的检验项目 uniformity：均一性和 dissolution：溶出度，以及英国药典中的①content of active ingredients of tablets：有效成分含量；②disintegration：崩解度；③uniformity of content：含量均匀度；④Labeling：标识。《美国药典》附录中的内容：Genera requirements for tests and assays：检验通则；Apparatus for tests and assays：检验仪器；Microbiological tests：微生物检验和 Chemical tests and assays: 化学检验。

3) 最后，看一下各论以布洛芬片剂(Ibuprofen tablets)为例，来学习各论中有关用法的表述。《中国药典》的描述：布洛芬含量为例，本品含布洛芬，"应为标示量的 95.0%～105.0%"。《英国药典》中的描述："95.0%～105.0% of the stated amount."《美国药典》中的描述："Ibuprofen tablets contain not less than 90.0 percent and not more than 110.0 percent of the labeled amount。" 通过对照，我们学到了关于"标示量"的表述方法：stated amount or labeled amount。

(4) 第三条线索：药品检验常用仪器

以高效液相色谱仪(HPLC)为例，从四个方面来学习常用的词汇：方法的设置，分析样品的设置，积分方法的设置和在积分结果中使用的词汇。方法的设置：泵(pump)、流动相的流速(Flow)、检测波长(wave length)、梯度洗脱 (gradient)、柱温(Oven Temperature);分析样品的设置:样品的设置(sample setting)、样品瓶(vial)、样品瓶所在的托盘(tray)、进样的体积(injection volume)、进样的方式,单针进样(start single run),批进样(batch run);积分方法的设置,峰宽(width)、峰的斜率(Slope)、峰的漂移(drift)、最小峰面积(minimal area)、积分的区间(integration on and off);积分结果中会出现:峰面积(area),峰面积百分比(area%),信噪比(S/N),分离度(Resolution)和理论塔板数(NTP)。

(二)通过对照的方式来学习翻译

在学习药品检验专业英语翻译时,可选择有相应质量可靠译文的材料,如ICH药品注册国际技术要求和世界卫生组织药品专家委员会报告。对照学习的操作步骤,以学习汉译英,采取下面三个步骤。选材:选择有合格中文译文的英文材料;翻译:一定要亲自动手将中文译成英文;对照:将自己的译文与已有英文原文进行对照,找到差距,学习地道的英文词汇和表达方式。下面通过两个例子来说明。

1)选择ICH药品注册国际技术要求作为对照学习材料。该材料有规范的中文译文,选择ICH Q3A(R)中有关新原料药中的杂质的一句话:"有机杂质可能会在新原料药的生产过程和/或储存过程有所增加"。接下来开始动手翻译,如我自己的翻译"the amount of organic impurities may increase in the process of production and/or storage of new active pharmaceutical ingredients"。然后打开原文进行对照"organic impurities can arise during manufacturing process and storage of new drug substance"。通过对照发现了不同,对照思考原文用词的意图,生产过程使用 "manufacturing process" 更突出了动态过程;原料药的表述,在ICH文件中习惯称为"drug substance",而在WHO文件中使用API。

选择WHO药品质量实验室良好操作规范(GPCL)作为对照学习材料。该材料有规范的中文译文,英文原文可从WHO网站上免费下载。选择中文译文中有关文件管理的一句话"文件是质量管理的基本组成部分。实验室应该建立和保存程序以控制和管理所有质量文件(包括内部和外部的)"。接下来动手翻译,译文是"documentation is essential component of quality management system. The laboratory should establish and maintain procedure to control and manage all quality related documents, including internal and external documents"。然后打开英文原文进行对照"documentation is an essential part of the quality management system. The laboratory should establish and maintain procedures to control and review all documents (both internally generated and from external sources)"。通过对照,可以看到英文原文中对于管理文件的"管理"采用的是"review",更突出了动态回顾的过程,对于内部和外部文件的表述采用的是"both internally generated and from external sources"更加准确。

四、如何来应用药品检验专业英语

药品检验专业英语应用的主要方面是在"读"和"译",主要是国外药典和相关的质

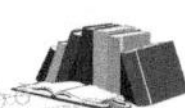

量标准。为获得较好的阅读效果，建议在读之前，先阅读中文相关药典和标准，在头脑中建立理论框架。在读的过程中要注意使用对照的方式积累词汇、用语和表达。翻译也是采用对照的方式进行，需要强调的是一定要自己亲自动手翻译，需要有一个“痛苦”的产出过程，然后和原文进行对照时才会有一种豁然开朗的感觉，记忆才会深刻。翻译过程中同样可以进行词汇的学习。

中检院历来重视药检专业英语的学习，有自己的英文网站，中检院各个业务所提供稿件，综合业务处负责稿件的审核，为进一步提高稿件的质量，我们还邀请了世界卫生组织技术官员作为稿件的特约审稿员。我院每年举办一次专业英语大赛，省市级药检专业技术人员积极参会。我院成立了英语学习小组，经常组织一些活动来为院里的外事活动服务。

五、小　　结

药品监管的国际化决定了学习药检英语的重要性，了解了学习药检英语的一种方式：构建自己的“药检专业英语词汇手册”，通过对照和学习翻译和写作；在应用中丰富词汇，练习翻译和写作。更重要的是树立一种认识：虽处基层，药检英语也有用物之地。因为我们有药检专业知识，药检专业英语容易学。需要明确学习药检专业英语的态度，和学习公共外语一样，需要坚持学。

（中国食品药品检定研究院　黄宝斌）

思　考　题

1. 自己学习药品检验专业英语的方法有哪些？
2. 在实际工作中遇到的困难和挑战有哪些？
3. 如何来建立自己的药品检验专业英语词汇手册？
4. 如何来实际应用对照的方法进行学习？

参　考　文　献

1. http://www.fda.gov/
2. http://www.hc-sc.gc.ca/index-eng.php
3. http://www.tga.gov.au/
4. http://www.nicpbp.org.cn/en/CL0309
5. http://www.who.int/medicines/en/

模块二十六　实验室安全

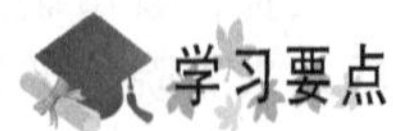

学习要点

熟悉生物检定实验室相关管理要求；掌握实验废弃物处理等生物安全要求。

一、抗生素检定实验室生物安全

抗生素微生物检定实验室应符合《药品检验所实验室质量管理规范（试行）》（国药管注[2000]403 号）的规定，实验条件应满足工作任务的要求，有完善的实验设施。实验室的环境应清洁、卫生、无污染。微生物检定实验室还应有相适应的检定用菌的管理以及微生物废弃物处理措施，确保生物安全。

（一）实验室及仪器设施

抗生素微生物检定实验室分为半无菌操作间和缓冲间。

半无菌操作间应设有紫外线灯（2～2.5 W/m^3），按年定期检查紫外灯；操作台宜稳固，并保持水平（水平仪）；应定期监测环境菌检查实验室是否污染。

实验室内应光线明亮（光照度不低于 300 勒克斯），并有控制温度、湿度的设备。实验室内应注意防止抗生素的交叉污染。

所用各种仪器设备及器械均应按计量认证或实验室认可要求定期检测，并有检测与维修记录。高压蒸汽灭菌锅除定期校验表压与温度外，还应定期用生物指示剂按规定进行灭菌效果验证，并有详细记录备查。（注意：无菌检查、微生物限度检查应有专门的检验室，不得与抗生素微生物检定实验室混用，以免彼此干扰或交叉污染。）

（二）安全设施

抗生素微生物检定用菌虽多数为非致病菌，但如随意丢弃，也会对周围环境、财产及人员生命安全造成潜在威胁。故仍应按生物实验室安全规定，严格管理实验用菌及妥善处理微生物实验废弃物，以确保生物安全。

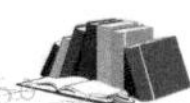

1）检定实验用菌使用应使用双人登记，应详细记录菌种号、批次号、使用数量及实验用途等事项。菌种不得任意带出实验室，外单位索取菌种时，应按规定登记，严密包装，妥善保存。

2）实验室菌种保存，可用半固体、营养琼脂斜面接种，置冰箱保存（4℃）。

3）菌种在使用过程中，亦应检查生物学特性，见图 24.7。如发现染菌、变异或衰退等现象时，应及时分离、纯化、复壮。

4）保存的各菌种，应控制传代次数，使用 5～6 代后即废弃（灭菌处理）。

5）实验结束后应及时清理实验台面，清理实验器具，并进行消毒处理。

6）实验操作中用过的带菌吸管和小钢管不能随意丢弃；应分别放入消毒液中浸泡，过夜，再取出清洗。

7）实验用过的培养基、菌液应先经高温灭菌后再处理。

8）实验中用过的注射器、针头不得随意丢弃，应按医疗垃圾分类处理。

9）在实验操作及废弃物处理过程中，应保护好面部、眼睛和嘴。

二、特殊药品的安全管理

（一）定义

本教材中所称麻醉药品和精神药品，是指列入《麻醉药品目录》、《精神药品目录》（以下称《目录》）的药品和其他物质。精神药品分为第一类精神药品和第二类精神药品。《目录》由国务院药品监督管理部门会同国务院公安部门、国务院卫生主管部门制定、调整并公布。

（二）管理的依据

对麻醉药品和精神药品、易制毒化学品进行管理的主要依据是《麻醉药品和精神药品管理条例》（国务院令第 442 号）以及《易制毒化学品管理条例》。

《麻醉药品和精神药品管理条例》已经于 2005 年 7 月 26 日国务院第 100 次常务会议通过，《易制毒化学品管理条例》也于 2005 年 8 月 17 日国务院第 102 次常务会议通过。在这两个条例中对于实验室安全分别作出了相应的管理要求，主要内容如下。

三、麻醉药品和精神药品

（一）储存

第四十六条　麻醉药品药用原植物种植企业、定点生产企业、全国性批发企业和区域性批发企业以及国家设立的麻醉药品储存单位，应当设置储存麻醉药品和第一类精神药品的专库。该专库应当符合下列要求：

1）安装专用防盗门，实行双人双锁管理；

2）具有相应的防火设施；

3）具有监控设施和报警装置，报警装置应当与公安机关报警系统联网。

全国性批发企业经国务院药品监督管理部门批准设立的药品储存点应当符合前款的规定。

麻醉药品定点生产企业应当将麻醉药品原料药和制剂分别存放。

第四十七条　麻醉药品和第一类精神药品的使用单位应当设立专库或者专柜储存麻醉药品和第一类精神药品。专库应当设有防盗设施并安装报警装置；专柜应当使用保险柜。专库和专柜应当实行双人双锁管理。

第四十八条　麻醉药品药用原植物种植企业、定点生产企业、全国性批发企业和区域性批发企业、国家设立的麻醉药品储存单位以及麻醉药品和第一类精神药品的使用单位，应当配备专人负责管理工作，并建立储存麻醉药品和第一类精神药品的专用账册。药品入库双人验收，出库双人复核，做到账物相符。专用账册的保存期限应当自药品有效期期满之日起不少于5年。

第四十九条　第二类精神药品经营企业应当在药品库房中设立独立的专库或者专柜储存第二类精神药品，并建立专用账册，实行专人管理。专用账册的保存期限应当自药品有效期期满之日起不少于5年。

（二）管理的办法

结合上述国家法律要求，中检院在《实验室安全管理办法》作出了以下规定：

麻醉药品和精神药品

（三）管理措施

1）凡申请购买麻醉药品和精神药品对照品的单位必须持有购买单位当地省级药监局批准的购用证明，否则一律不予办理。各年度购用证明归档保存。

2）凡我院需要使用麻醉药品和精神药品对照品的科室，应持有申请使用处室领导签字的对照品明细单，经麻醉药品室负责人批准后领取。

3）麻醉药品室自用对照品应由使用人登记品种、数量。

4）涉及麻醉精神药品的检品，送达科室后由样品接收人负责登记，科室主任分配任务后，在检验过程中由该品种的检验人员负责保管。待检验完成后清点数量，将剩余检品按相关规定作为留样管理。

5）留样管理人将剩余检品以及检前留样保存在专门的留样柜中，同样采用双人双锁和电视监控的管理措施。按照院内相关规定，进口药品留样到有效期，其他样品留样二年。

6）留样管理人负责定期清点剩余检品留样，对超出留样期的剩余样品清理出柜，按相关规定报秕后准备销毁。

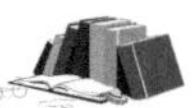

7）准备销毁的样品由相关科室安全员及留样管理人共同销毁产品外包装后，按照本院《医疗废弃物管理办法》中“药物性废物”项下规定的处置办法销毁。

8）如发生意外丢失、破损、遗漏等事故应启动应急预案。

四、易制毒化学品

第三十四条　易制毒化学品丢失、被盗、被抢的，发案单位应当立即向当地公安机关报告，并同时报告当地的县级人民政府食品药品监督管理部门、安全生产监督管理部门、商务主管部门或者卫生主管部门。接到报案的公安机关应当及时立案查处，并向上级公安机关报告；有关行政主管部门应当逐级上报并配合公安机关的查处。

第三十七条　县级以上人民政府有关行政主管部门应当加强协调合作，建立易制毒化学品管理情况、监督检查情况以及案件处理情况的通报、交流机制。

管理措施

1. 领用前申请

凡需要使用易制毒化学品的科室，应经相关负责人审批后领取并记录归档。

2. 按需申请并使用

使用易制毒化学品的科室，由使用人提出品种、数量申请，科室负责人依据实验使用量严格审批，并对实验剩余易制毒化学品建立保管措施，由使用申请人进行保管，避免转借、丢失。

3. 定期清理

实验科室应对易制毒化学品剩余期样品定期清理。

4. 准备应急预案

如发生意外丢失、遗漏等事故应启动应急预案，并向相关的公安管理部门进行申报。

（中国食品药品检定研究院　张斗胜　陈　华）

思　考　题

1. 试述微生物检定实验室生物安全的注意事项。
2. 试述微生物检定实验室检验菌的保存与管理注意事项。
3. 特殊药品管理的注意事项有哪些？

参考文献

1. 国家药品监督管理局. 2004. 药品检验所实验室质量管理规范(试行).
2. 国务院. 2005. 麻醉药品和精神药品管理条例.
3. 国务院. 2005. 易制毒化学品管理条例.
4. 苏德模等. 2003. 药品检验所微生物实验室管理规范问题的浅见. 中国药品标准，4(3):8-10.
5. 中国食品药品检定研究院. 实验室安全管理办法.

模块二十七　药品快速检验

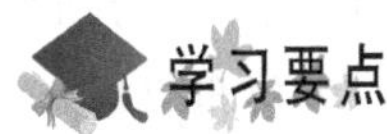
学习要点

了解药品快检技术及其应用。

一、前　　言

伪劣药品不仅严重危害人民群众的健康，且制约社会经济的迅速发展，因此是目前世界各国特别是发展中国家共同面临的问题之一。2006 年 2 月，世界卫生组织组织召开“打击假药：建立有效的国际合作”国际会议，与会代表一致通过了《罗马宣言》，向假药宣战；并要求 WHO 领导组建一个强有力的由各国政府部门、非政府组织和国际团体共同参加的“国际打击假药工作小组(IMPACT)”，在政策法规、监督管理、信息共享、宣传教育和打假技术等方面开展研究。2006 年 11 月，IMPACT 在德国波恩举行首次会议，对“全球防治伪冒药品方案”进行了讨论。2011 年 WHO 通过对成员国的问卷调研，提出了打击“substandard/spurious/falsely-labelled/falsified/counterfeit medical products (SSFFCs)(假、冒、伪、劣药品)”的更符合目前全球实际情况的概念，为此，WHO 重新组建了 SSFFCs 工作组，并已于 2012 年开展工作。我国的《药品管理法》第四十八条对假药也有明确规定。在科技高度发展的今天，传统的假药(以非药品冒充药品、以低值药品冒充高价产品)已经越来越少，取而代之的是企业未经批准私自在药品处方中增加或减少活性成分、用普通企业的药品冒充名牌药品等，国内还发现将真药与假药混合包装的案例。这些都使得对假冒伪劣药品识别的难度越来越大，对假冒伪劣药品识别的要求也越来越高。

在健康产品中非法添加化学药成分是近年来另一类频发的犯罪行为。起初在管制最严的药品特别是中成药中添加，后来渗透到管制相对较松的功能性保健食品、特殊用途化妆品中，最后全面扩大到管制更加宽松的普通食品、普通化妆品。法律法规对药品、保健食品的添加行为均有明确规定，基本原则是添加化学成分的安全性必须是可被接受的、有效性必须是可被认识的、质量必须是可以被保证的，并要求进行持续不断的风险/效益评估。但违反法律法规规定擅自添加化学成分特别是化学药成分是非法的，法律法规有明确的禁止性规定。

从药品的角度来看，《药品管理法》第十六条规定“生产药品所需的原料、辅料，必须符合药用要求”。第三十二条规定“药品必须符合国家药品标准”。第四十八条规定“禁止生产假药”和“药品所含成分与国家药品标准规定的成分不符的”为假药。《中国药典》2010年版凡例规定“任何违反GMP或有未经批准添加物质所生产的药品，即使符合《中国药典》或按照《中国药典》没有检出其添加物质或相关杂质，亦不能认为其符合规定”。国家对药品有最严格的上市许可规定，明确规定“药品必须按照国家药品标准和国务院药品监督管理部门批准的生产工艺进行生产，生产记录必须完整准确。药品生产企业改变影响药品质量的生产工艺的，必须报原批准部门审核批准”。因此，药品生产过程中任何未经注册许可的添加行为都是绝对禁止的，一经发现是按照假药进行查处的。

从保健食品的角度来看，保健食品属于“声称具有特定保健功能的食品”，属于食品的管理范畴，因此，食品中有关非法添加行为的禁止性规定，同样适用于保健食品。《食品安全法》第二十八条“禁止生产经营下列食品”的规定中，就包括“用非食品原料生产的食品或者添加食品添加剂以外的化学物质和其他可能危害人体健康物质的食品”、“腐败变质、油脂酸败、霉变生虫、污秽不洁、混有异物、掺假掺杂或者感官性状异常的食品”。第五十条明确规定“生产经营的食品中不得添加药品，但是可以添加按照传统既是食品又是中药材的物质。”

对假冒伪劣药品及非法添加化学药品的检验通常没有固定的模式。较复杂的情况，在实验室中通常需要采用多种定性与定量分析方法，从多方面相互补充和引证，故所耗的时间较长。利用模式识别等数学分析的原理和方法，采用新的分析手段，建立各类药品、保健食品的特征数据库，进而建立系统识别法，可以大大提高对假冒伪劣药品及非法添加化学药品的检验速度和检验能力，是解决上述矛盾的有效途经。针对国内制售假劣药品的违法行为80%发生在广大农村地区，而农村具有医疗机构数量多且分散，药品进货渠道多，但药品监督检验资源比较匮乏，打假手段落后的特点，在国家食品药品监督管理局的大力支持下，2003年中国食品药品检定研究院成立了专门的科研小组，开展药品快速检测系统的研究。整个药品快速检测系统可以概括为两个技术平台：①以药品检测车为载体的药品现场快速初筛平台；②以授权方法为基础的实验室快速确证平台。前者主要装备有近红外（NIR）快速检测系统和化学快速鉴别系统，配合药品信息管理系统，利用车辆流动性好、近红外分析快速、无损伤的特点，实现在基层现场对假劣药品进行快速实验筛查，以提高监督、检查的频率和密度，保证广大人民群众的用药安全，药品检测车已于2007年9月底全部装备到全国的各地市。后者主要包括HPLC快速测定系统和LC-MS快速分析系统。HPLC快速测定系统主要装备于各地市级药检所，用于对一般假劣制剂药品的快速分析；从2007年开始，已在部分地市级所试点使用。而LC-MS快速分析系统则由各省级药检所或地区重点所掌握，用于对复杂体系如非法添加微量化学药品的确证。目前，在中国食品药品检定研究院研制的第二代药品检测车中，不仅保留了原有的功能，且增加了拉曼光谱和车载HPLC快速分析系统，更加丰富、扩展了药品检测车的功能。药品快速检测体系的建立将极大地加强各基层单位发现假劣药品的能力，其应用的各项技术是对传统的实验室发现假劣、非法添加化学药品检测方法的重要补充。

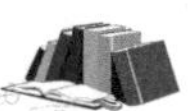

二、我国药品快检技术的介绍

(一)我国药品快检技术发展的背景

当前，国内外制造、销售假劣药品现象日趋严重。在高科技发展的今天，传统的假药(以非药品冒充药品、以低价产品冒充高价药品)越来越少，“高科技”假药表现为：①以“符合”药典标准制假；②以逃避药典检查为目标在中成药中掺加化学药品制假；③以基层难以开展检验的品种制假。

现有的药品质量检测方法是针对在符合 GMP 条件下生产的药品，按照国家批准的质量标准，在固定的实验室进行检验的。国内原来配置的药品快检箱，缺少“靶向抽验”的技术设备和信息资源，可检品种有限、方法陈旧。由于缺乏有效的快速检测方法，打假跟不上造假，基层，特别是广大农村地区已经成为药品制假、售假和无证经营的重点地区。

因此，开发药品的快速检测方法，特别是采用绿色、无损伤、无污染的现场检测手段是世界难题，也是各国政府关注的焦点。为了有效打击药品制假行为、保证人民群众安全用药，急需开发简单、专属、现场、灵敏的药品快速检测方法。我国的药品快检技术便是在这样的现实需求下开始发展的。

(二)我国药品快检技术方法学研究概况

在近几年的发展过程中，我国药品快检技术取得了突飞猛进的发展，推广与应用已经全面展开，用于药品快速检测的各种方法学也非常成熟，包括无损伤的近红外光谱技术、专属性强的化学快检和中药快检方法、简单实用的包装外观鉴别技术、可用于确证的车载高效液相色谱技术以及可用于液体制剂和微量组分检测的便携式拉曼光谱技术等。

1. 近红外光谱法的通用性模型及快速建模技术

近红外光谱法具有无损伤、无污染、快速的特点，使用手持式光纤探头采样，不需破坏药品，通过事先建立药品光谱的模型库，对采集的待测样品光谱进行数据分析，快速得到检测结果。与红外光谱法不同，近红外光谱技术主要使用化学计量学方法来实现建立模型、分析样品的功能。目前已经有非常成熟的算法和软件，可以针对具体情况建立适合的模型，已开发近红外模型的药物制剂包括片剂、胶囊剂、粉针剂、液体制剂、中药材和中成药等。统一的硬件和软件解决了药品近红外模型的传递问题，保证了车载近红外光谱仪使用的准确性。

在我国首创的近红外药品快速识别系统中，主要包括通用性模型和快速建模两种技术。通用性模型包括通用性定性鉴别和定量分析模型，通过采集大量有代表性的样品来建立能够排除不同辅料干扰、仅针对药物活性成分(API)的可用于不同厂家产品的模型。

快速建模主要对容易被假冒的品牌药建立一厂一品一规的针对性模型，建模方法简单、快速、难度小，便于广泛推广和应用。

“品牌”药系指在市场中具有一定的生产占有率被公众认可的特定企业生产的特定产品，“品牌”药是不法分子造假贩假的重点目标。针对品牌药的快速建模可采用一致性检验和相关系数法，一致性检验使用正品药参考光谱为每个波长点设定容许范围，检验待测样品光谱的每个吸光度值是否均处于容许范围内；相关系数法则是计算待测样品光谱与参考光谱在所选谱段内的相关系数(相似度)。一致性检验方法要求严格，一般用于建模样本量较大(至少3批次)的情况；相关系数法简单易用，一般用于建模样本量较少(只有1～2批次)的情况。通过系统的收集并测定品牌药样品的光谱，建立光谱库，以此来建立、管理模型，并通过高效的信息化平台来保证快检工作的实施，这样便可实现对品牌药或基本药物的全品种覆盖和全过程跟踪。目前对全国评价性抽验的药品均要求测定近红外光谱，并建立相应模型，在每年的年底上报，这些数据可以作为建立品牌药光谱库的重要素材。

针对特定厂家的特定药品品种建立的近红外一致性检验模型，也可以在储藏、运输中跟踪药品质量。不同厂家的药品，由于生产工艺、配方的差异，其近红外光谱具有指纹特征。快速建模技术在河南、湖北、安徽的运行过程中，利用“利君沙”牌琥乙红霉素片的一致性检验模型，及时成功地检测到了三批因储运条件不当导致的劣药。

快速建模技术还可用于建立应急的快速打假模型，在监督检验过程中，一旦发现药品成分与名称不符的假药，立刻扫描近红外光谱，作为参考光谱，建立应急检验模型，立即在市场上进行快速筛查。例如，对吴太药业的复方化学制剂“感康”建立的一致性检验模型，在市场上及时、迅速地发现了假冒产品。对进口的126个品牌药品建立了近红外一致性检验模型，及时发现了假冒阿斯利康产吉非替尼片(易瑞沙)、他达拉非片(希爱力)、瑞格列奈片(诺和龙)和注射用奥沙利铂(乐沙定)等。

2. 化学快检方法和中药快检方法

化学快检方法对各类化学药品按照其结构建立专属性强的官能团化学反应快速分析方法，在收到待测的样品之后，按照化学快检手册的步骤进行操作，快速得到分析结果。

目前与药品检测车配套使用的《药品快检工作手册》收录了914个化学快检和中药快检方法；包括1500多个模型的近红外光谱模型库；针对71种非法添加化学物质的快速筛查方法，包括试剂盒等；车载信息系统基本实现了每3月更新一次。这些快检方法基本覆盖了基层农村的常用药品种。

3. 车载高效液相色谱法

传统实验室HPLC方法需要使用对照品，检验时间长，而且需要换流动相体系，每天运行的批数较少。车载高效液相色谱法采用抗震的HPLC仪器，使用简单、实用的色谱系统，通常采用C18或C8色谱柱，流动相一般不用离子对试剂，即用“通用流动相”解决用HPLC检测不同品种时需要切换流动相而带来的不能快速分析的问题。将待测样

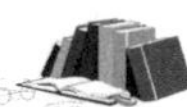

品的色谱、光谱图与事先建立的各类药品标准物质的色谱、光谱图进行比较，快速判断是否合格。

本方法将药物按药品功能和结构分组，用尽可能少的色谱系统实现对多种药物的分离分析，实现少切换或者不切换流动相从而达到快速检测的目的。选择分组中的一种药品作为参比物质，实现少用或不用对照品就能实现定性和定量，并运用相对保留时间和紫外光谱相似度双指标定性，极大地增强了定性能力，适于现场快速鉴别。目前已经建立了七类药品八种剂型共 186 个药物品种的车载液相色谱方法，并达到实际应用水平，具有现场发报告的潜质，如得到国家局授权，可作为授权方法当场出具具有法律效力的检验报告。

4. 药品包装外观鉴别技术

药品包装是监管人员首先接触到的药品信息，由于各厂家都有各自独特的包装防伪措施，因此外观鉴别也是非常简单、实用、经济、有效的快速检测技术。一般来说，60%以上假药都是通过最初的外观疑点着手，在第一时间和第一检测现场被筛选出来。

许多药品的外包装上有荧光技术、微缩文字、特征色块、网纹形态等特性，甚至在喷墨方式、纸质来源等方面的不同也可以使用简易的方式加以鉴别。例如，三九药业产品包装盒上的“三”字在便携式 100 倍放大镜下显示为很多“9”构成，“葵花牌”胃康灵胶囊的纸盒包装在紫外灯的照射下会显示“治疗老胃病，六盒一疗程”字样，还有的厂家产品包装的防伪显微呈现带状、双色等，这些各企业与众不同的包装外观都可以作为快速鉴别技术的依据，系统地整理这些外观特征信息是实现药品快速检测的有力工具。通过批准文号查询、生产企业网站产品图片对比、说明书内容检索等方法，目前已经确定 200 多种假药的包装图片信息，初步建立了外观鉴别信息数据库，确定了快检重点品种。

5. 便携式拉曼光谱技术

拉曼光谱是一种散射光谱，它和红外光谱类似且与之互补，具有指纹性特征，可表征分子结构信息。现在应用得比较多的是常规拉曼分析(即固体物质的拉曼研究)，一般用来鉴别假药等。由于水的拉曼吸收很弱，所以拉曼可以用来测定物质在水溶液状态下的结构信息。

但是拉曼散射的强度很弱，因此，拉曼光谱测定微量组分方面的应用一度受到限制，直到表面增强拉曼现象的发现，有效地解决了拉曼散射的低灵敏度问题，它可以进行单分子检测方面的研究，检测限达到了皮克级。

目前中检所已经研究的 SERS(表面增强拉曼)分析技术可用于检测中成药中的非法添加物，其特点包括：快速——整个实验过程在 3 分钟内完成；简便——实验过程不需要对混合物样品进行任何的分离提取，只需将样品水溶液与增强材料纳米银等体积混合后直接测定；有效——检出下限可达 0.05%添加比或者更低(如在 100 g 中成药中添加 0.05 g 的西药成分用 SERS 可实现有效、快速检出)；准确——因为 SERS 图谱谱峰尖锐，具有指纹性特征，用来表征化合物结构的是一组特征峰(3 个以上)，该方法专属性很强；方便——使用的便携式拉曼仪轻便(仪器总重一般不到 2 千克)，可手提携带。对实验条件几乎没有任何要求，可实现实地实时检测。对中成药中非法添加盐酸二甲双胍、盐酸西布曲明等已经建立了成熟的 SERS 方法，此外对沙星类注射液的鉴别也取得较好的效果。

(三)我国药品快检技术应用于药品监管的成效

1. 以药品检测车为载体实现现场快速检测

2003 年初，经国家局同意并报国务院批准，中检所研制出具有自主知识产权的药品检测车，建立了近红外药品快速鉴别系统、信息查询系统、中药和化学药品快检方法四大系统。药品检测车是药品快检工作的理想平台，各项快检技术在这个平台上得到了充分的推广和应用。在国家局的领导下，我国药品快检技术在科研开发及推广应用方面不断创新发展，特别是药品检测车项目经过 10 年的运行，已经成为我国基层药品检验检测的重要手段，为基层药品监管提供了重要的技术支撑和保障，得到了国内外同行的高度关注和认可，适应了当前基层监管形势的需要。截至目前，为全国 31 个省(直辖市、自治区)装备了 412 辆药品检测车，分布在 330 个市级和 36 个县级的食品药品监管部门。中检院先后组织了 30 余期药品快检技术培训，培养快检技术人员千余名，各地快检人员建立地方快检模型方法 2000 多个，显著提高了基层药品检测车使用单位的检测能力。

2009 年，第二代药品检测车研制成功，并将在广州亚运会期间投入试运行。第二代药品检测车在第一代药品检测车的基础上，增加了车载高效液相色谱仪、药品快检筛查箱、快检试剂盒等各种设备和试剂，同时还增加了拉曼光谱仪，此外，车身更高、更宽、更长，车内空间更加充足、舒适。第二代药品检测车配置更加完善，能力更加强大，并具有现场发报告的潜质。随着对快检技术的方法学研究与应用的发展，第二代药品检测车搭建的平台能够整合各种可用于药品快检的硬件、软件、网络和资源，为进一步提高药品监管检验效率、保障人民用药安全做出更大的贡献。

2. 搭建快检技术平台，为全国药品快检工作服务

为了进一步推动快检技术的研究和应用，更好地为全国药检系统快检工作人员服务，中检所网站开通了“药品快检技术平台”专题专栏，将各项快检工作相关的板块内容整合在一起，从数据管理到技术服务等各个层面为基层快检提供一站式、全方位服务。该技术平台服务内容主要包括以下四方面。

(1)药品检测车数据网络管理平台

通过本平台，国家局可对各地药品监督检查情况进行实时监控和数据管理，将现场快检数据统计分析，获知各快检方法的使用情况；通过数据信息网络平台，实时了解各地车载移动实验室的运行检测实际情况，针对各地用户上报的数据进行统计分析获知当

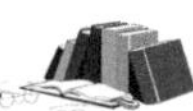

前市场上假药的流行趋势，并可根据信息有针对性地开发相应的快检方法。

(2) 车载近红外软件和模型下载

可以及时地更新 SFDA_Ident 软件和近红外通用性模型，工作效率高、服务范围广，从而克服模型更新不及时的问题。各地药品检测车管理人员通过登录“近红外模型下载”网页，下载各自所需的近红外模型以及升级说明。

(3) 快检技术网络论坛

本论坛作为一个沟通效率高、交流范围广的技术服务平台，用于药检系统内部各种快检技术的交流与协作，尤其是近红外光谱技术的讨论和提高。论坛栏目中分为模型交流、资料下载、案例分析、学术前沿、技术答疑、最新动态六个板块，每个板块聘请两名教员负责提供帮助、答疑和技术服务。

(4) 药品快检方法工作手册 2008 版网络版

利用互联网的优势、计算机检索的准确性和快速性，实现药品快检方法工作手册的实时更新和网络查阅，大大提高了工作效率。

3. 打击中成药非法添加化学物质专项方法

中成药中非法添加化学物质会对患者病情带来不利影响，含量较高时甚至有可能造成生命危险，目前这一问题已经非常严重。近红外光谱技术以其绿色、快速、无损的特点非常适合对药品进行快速检测，利用化学计量学的处理，研究中药非法添加西药的特征谱段，使用特征谱段相关系数法建立中药中非法添加西药的近红外模型，解决了中成药中非法添加化学药品问题。如中成药中含伟哥的模型具有较高的准确度，对 79 个样品的验证结果表明，正确识别率为 92.4%。不法分子甚至将化学药品加在胶囊外壳上，按药典要求是将药品从胶囊内倒出进行分析，是无法发现的，但是快检方法采用非破坏性方式，不论化学物质混入药品，还是潜伏在胶囊壳上，都可被检出。

4. 药害事件应急检验及重大事件保障药品质量

2006 年 1 月广东省报告注射“齐二药”生产的亮菌甲素后出现肾衰竭，中检所应用药品快速检测技术在生产现场发现有残余的二甘醇，立即建模，在全国范围检测“齐二药”生产的所有注射剂，3～5 分钟就能确定被检药品有无二甘醇，现场扣留有问题药品及时遏制了“齐二药”二甘醇药害事件的蔓延。2007 年 3 月，吉林省在专项监督抽验过程中，应用药品快速检测技术，发现标示“北京天坛生物制品股份有限公司”等企业的 5 批“人血白蛋白”假药，进而查出了一起涉及企业、众多医院、隐蔽地下网点、危害严重的制售假药大案。

药品快检技术的应用在 2008 年初的南方雨雪冰冻灾害中，把住了基层药品安全关；汶川大地震后，在药品检验所无法开展工作的情况下，不让一粒假、劣药品流向地震灾区；在北京奥运会期间，确保了市民、游客和奥运会工作人员的用药安全。2010 年，为支援广州亚运会期间的药品质量安全监管保障工作，以及 2013 年为支援沈阳全运会期间的药品质量安全监管保障工作，中检所分别为广州市药验所和沈阳市药检所借调了 1 台国内最先进的药品质量快速检测车，为亚运会和全运会期间的药品安全保驾护航。

（四）我国药品快检技术对国内外的影响

1. 对我国药品质量监管的作用

在各种药品检测方法中，药品快速检测技术在国际和国内对药品技术监管发挥的作用是有目共睹的，非常适合对药品的流通领域进行质量跟踪检测。药品快检技术改变了过去在现场监管中以“看、观、闻、嗅”方式、仅靠药品外观来识别药品真伪的历史，提供了多样化适合现场监督的高科技手段及方法，提高了基层监管人员的监管能力和效率，重新整合了监管资源和检验资源，扩大了对基层及农村用药监管覆盖面，为“新农合”和“两网”建设的顺利开展起到了保驾护航的作用。

国家食品药品监督管理局稽查局曾高度评价：“药品快速检测技术的开发和应用”提高了监督检查抽验的针对性和科学性，加强了药品监管部门的日常监管工作；更新了药品监督抽验的观念，促进了抽验机制的改革；提高了监管效能，解决了监管难题；推动了各地复合型监管人才的培养。“药品快速检测技术的开发和应用”为药品质量动态监管提供了一个科技平台，为药品科学监管提供了一条新的工作思路，为药品监督管理提供了一个“监检结合”的平台，使药品监督检验工作沿着规范、科学、高效的良性运行轨道前行。利用“车载药品快速检测移动实验室”的流动性将药品监督检验工作向农村基层地区延伸，采用高科技检测手段打击制售假劣药品行为，用技术手段为行政执法提供依据，真正实现对药品质量的动态监管，为更好地保障人民群众特别是广大农村地区人民群众的用药安全发挥了积极的作用。

药品快速检测技术的开发和应用，不仅扩大了药品检测覆盖范围、精简了检品数量、缩短了检测周期、降低了检验成本、提高了假劣药品的捕捉率、节省了监管资源、拓展了监管能力，而且推动了药品监管机制的改革、促进了科学监管理念的确立、提高了药品监管的公共服务水平。药品快速检测技术在全国的推广和应用，保障了公众用药安全。

2. 对国际药品监管、药品安全的影响

（1）国际社会的反映

中检所先后应邀在美国国际分析化学年会、国际药联（FIP）年会、WHO 药品打假行动、亚太经合组织“生命科学创新论坛”等重要国际会议上做专题报告，得到了国际同行的认可和赞誉，并被 WHO 和国际药品打假行动计划（IMPACT）技术小组推荐为“现场检测手段”之一。WHO、FDA、USP、俄罗斯、泰国等国家药品监管部门专门派员以及 BBC 等国际媒体来中国参观药品检测车，进行交流。

（2）国际合作情况

我国药品快检技术已经走向世界，与许多国家政府及组织展开合作，例如，世界卫生组织（WHO）希望中国参与药品快检的政府援助项目，在第三世界国家推广，中检所已开始为 WHO 国际采购的抗艾滋、抗结核、抗疟药建立快检方法（用近红外光谱法初筛，

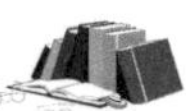

以高效液相色谱法确证)，为国际药品打假做好技术储备，现正在为 WHO 起草药品快检技术指导原则。美国药品监督管理局(FDA)已与中国药品生物制品检定所建立合作关系，今后将展开更广泛、更深入的交流；俄罗斯药品监管当局多次派员来华学习交流药品快检技术，目前他们已配备了 8 辆药品快检车，并准备从中国采购药品检测车；美国药典会(USP)来华参观考察了我国的快检技术后，也成立了快检技术研究项目组，开展各种快检技术的研究并希望与中国药品生物制品检定所共同建立全球性药品快速检测数据库，这些合作项目表明中国快检技术已处于国际领先水平。当前国际社会普遍认为，药品检测车是中国政府为保护基层弱势群体健康而采取的卓有成效的行动规划和技术创新，是国家投入、人民受益、投入产出比较高的典范，为国际药品打假行动提供有力支持。

(3) 我国创建的“国际药品快速检测技术论坛”的影响

2009 年 11 月，2011 年 11 月和 2014 年 1 月我国成功举办了三届“国际药品快速检测技术论坛”，共计 1400 余人参加论坛。来自世界卫生组织，美国、英国、俄罗斯、泰国等国家，港澳台地区及中国 31 个省(区、市)的代表共同签署了“协作倡议：为了人类的健康和公众用药的安全，让我们联合起来。共同推动药品快速检测技术的发展与应用”。每两年举行一次的“国际药品快速检测技术论坛”旨在加强国内外先进药品分析检测技术和快检技术的交流与合作，进一步提高检验检测能力和水平，全面地发挥药品检验机构技术支撑、技术保障和技术服务作用；进一步推广、应用和发展药品快检技术，为严厉打击制售假劣药品的违法犯罪行为提供技术支持；进一步促进各国技术优势互补，倡导搭建全球药品检验检测和打击假劣药品技术交流与资源共享平台。论坛的成功举办对于推广我国药品快检技术及其扩大影响起到了积极作用，树立了中国药监、中国药检的良好形象。

三、如何应用药品快检技术对基本药物监管的实例探讨

(一) 基本药物质量监管的现实要求

根据国食药监法[2009]632 号《关于加强基本药物质量监督管理的规定》第十四条规定，国家对基本药物实行全品种覆盖抽查检验，并及时向社会公布抽验结果。全品种覆盖、全过程跟踪，如果采用传统的抽验方式是非常难以实现的，因此必须考虑使用效率高、成本低的药品检测手段。

例如，第十七条规定：国家逐步将基本药物品种纳入药品电子监管。加强药品电子监管，完善药品标识制度，建立全国统一的药品电子监督管理网络(简称药品电子监管网)将有助于实现对基本药物的质量监管，同时也可考虑其他的能够用于高效、广泛地检测基本药物质量的手段，如药品快检技术。

(二) 针对基本药物建立快检方法的特点

对基本药物建立快检方法，具有以下特点。

1）涉及的药物品种和生产企业相对集中，同时采用统一配送，便于药品质量跟踪和监管；

2）各省用药和建模存在地域性差异，形成了各省的基本药物目录、生产厂家和配送企业各不相同的局面，具有各自的格局；

3）近红外模型的建立和维护难度降低，针对品牌药建模的复杂性大大降低，建立和维护模型更加容易。

总体而言，针对基本药物来进行快检工作，较以往针对全国范围药品的快检难度降低，只要能够得到有力的保障和系统化的运转，快检技术应用于基本药物质量监管并不困难。

（三）使用快检技术对基本药物质量实现全品种覆盖、全过程跟踪

1. 全国药品谱库综合系统的搭建

（1）总体设计

目前的药品快检技术应用已经取得卓著成效，基于药品检测车的快检工作模式已在全国开展。随着快检工作的开展和信息技术的发展，通过搭建高集成度的信息化平台，来实现更高效率的快检工作，已凸显其必要性。

基于目前成熟的快速建模技术，通过硬件和软件来搭建采用“Web 应用”形式的“全国药品谱库综合系统”，其功能主要包括：①药品光谱、色谱等谱图信息的储存管理；②中央程序根据谱图来自动生成药品快检模型并储存管理；③使用模型对市场上待测样品光谱进行快速分析并反馈结果。本系统的设计思想是自动运行、各方参与、不断完善，通过设计并编写存在于中央服务器的中央程序来自动管理谱库、提取数据、建立模型和储存模型，并统领各方程序，由合作单位参与建库，使系统不断完善，建设成一个学习型综合系统。本系统的另一大优点在于通过全国联网，避免各地重复建模，实现资源共享。

（2）工作方式

谱库综合系统运转的整体工作流程是：①由合作单位（如协作组）的谱图采集人员按照规定的要求测定正品药的参考光谱，并上传给中央服务器，由中央服务器的中央程序来管理和建模；②由各地基层检验人员按照规定的要求测定市场上的样品光谱并上传，由中央程序进行分析，并反馈分析结果。如下图所示。

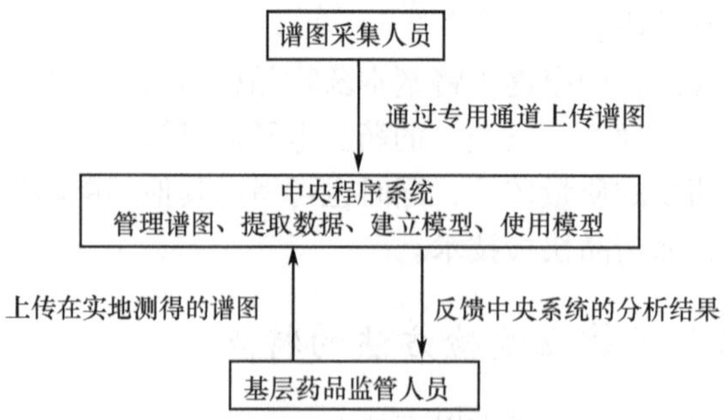

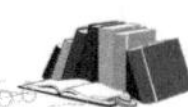

工作模式是“Web应用”，用户端将加密狗插入计算机，并通过各自的帐号来登录一个网页，该页面可以实现图谱采集、上传、显示结果等功能。而谱库管理、建模、分析、结果反馈等所有幕后功能都是由中央程序在中央服务器上来完成的。

同时，在本系统中，可将车载信息系统等信息记录和查询系统纳入本系统，从而各地不必频繁地升级各自的系统，减少实际中的问题、减轻中检所的技术支持压力。

此外，目前各地药监人员在实际工作中也收集了大量的简单、实用的假药识别方法和打假信息，可以向基层人员或企业征集。因此，在本系统中也可将具体厂家药品的打假信息、快速甄别方法(包括包装图片、紫外鉴别、显微鉴别等)等内容一并提供给用户端，为基层监管尽可能的提供一切便利，甚至可以考虑将稽查执法等信息纳入进来。

在网络方面，采用3G无线上网卡来实现各用户端电脑的上网，通过设置硬件端口，使其只能连接本系统以及药监局、中检所以及相关查询网站。在无线信号不好的边远山区，也可考虑将GPRS上网作为备选。

这样，在基于“Web应用”的综合系统页面，用户登录后只需要输入药品信息，便可显示国药准字等信息、近红外模型信息、化学快检方法、假药信息、外包装鉴别方法、电子监管信息、稽查执法信息以及其他快检人员留言等各方面内容，为基层药品打假和监管提供一站式、全方位服务。

(3)意义

全国药品谱库综合系统通过简单、易用的Web页面服务方式，为基层提供全方位快捷服务，大大降低了各地药监、药检人员的技术门槛，也尽可能地避免了基层快检人员变动带来的损失，而且一切变动只需在中央服务器完成即可，用户端不必频繁地升级软件和模型，大大提高了易用性。

本综合系统通过高效、经济的工作模式可以用于对基本药物的质量监管。

2. 快检技术应用的组织管理

药品快检技术用于基本药物质量监管，从技术上来讲难度不大，但是需要各方联动的统筹观，从样品获得、专人采集光谱、硬件和网络系统搭建、数据库建立、模型的发布和使用等都能够得到有效的保障，药品快检技术才能发挥其应有的价值。

在对基本药物开展快检工作时，应主要以省为单位组织建模，各省特色各不相同，要实施基本药物全品种覆盖的质量跟踪，应主要依靠各省级药监机构组织在基本药物进入流通领域前采集光谱，可通过国家级的全国药品谱库综合系统来统一管理全国基本药物的光谱、模型，并为各药品检测车终端提供快速分析服务。

此外，如果生产企业共同参与基本药物的质量监管则会效果更佳，例如，提供样品，协助采集近红外光谱，并联合外包装鉴别、信息查询等多种药品快检手段进行全面检测。

四、小　结

自2009年具有我国自主知识产权、加载车载HPLC系统的第二代药品检测车研制成功后，目前已经建立了7大类共186种药物的HPLC快速检测系统，并达到实际应用水平，可实现在现场完成“筛查+确证”的药品快检工作流程。2013年，中检院成功建立了130余种易被仿冒药品的包装外观鉴别网络数据库，并建立了近红外模型。同时我国还积极开展药品快检新技术的研究，包括用于对液体制剂药品质量快速检测的拉曼光谱快速分析技术、用于对非法添加物质快速检测的离子迁移谱技术、用于对药品包材或中药材中重金属进行快速检测的X射线荧光元素分析技术、用于对非法添加物快速检测的免疫竞争反应检测技术、用于对非法添加物质快速检测的液相色谱质谱联用技术等。

在技术开发研究的同时还加强了在应用管理方面的研究和实施，2006年印发了《药品检测车使用管理暂行规定》，并随后印发了《自筹资金装备药品检测车指导原则》，有效地加强了对药品检车的购置和使用管理，确保了药品检测车工作的高效准确。2008年至2013年在全国范围内组织了多次调查调研工作，及时总结和分析了各地药检车应用取得的经验和存在的问题。

2007年以来，收集汇总各地报送的运行数据和经验总结，共编印三册《药品检测车应用经验交流材料汇编》，并将先进经验刊印在《稽查通讯》上，及时在系统内通报宣传药品快检技术服务于基层药品科学监管的典型事例。另外通过收集、整理、编辑国内外快检工作的最新动态，从网上为从事药品快检的人员发送“快检技术月刊”旨在“提高快检技术水平，促进各地交流合作，推动快检事业发展，保障百姓用药安全”。

总之，药品快检技术已逐步成为药品质量监督检查的工具、提高监督抽查效能的手段、节约监督检验资源的途径、震慑制假售假分子的利器。以药品检测车为终端网点、以全国药品谱库综合系统为服务平台，建立针对基本药物的快速检测体系，实现对基本药物的全品种覆盖、全过程跟踪，切实保障人民用药安全，具有重要的社会意义和现实意义。

（中国食品药品检定研究院　金少鸿）

思　考　题

1. 我国目前的快检技术都包括哪些？
2. 请提出你对快检技术的一些建议和意见。

模块二十八　国家药品评价抽验项目介绍

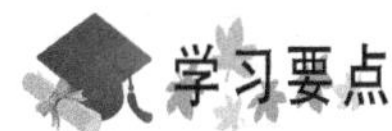

学习要点

基本了解国家药品评价抽验基本概念、法规依据及主要作用，初步掌握药品抽验工作程序及基本要求，充分认识药品抽验及质量分析在药品监管中的技术支撑作用。

一、药品抽验概述

(一) 药品抽验的依据

药品抽验的依据主要来自于《中华人民共和国药品管理法》、《中华人民共和国药品管理法实施条例》以及《药品质量抽查检验管理规定》的有关规定。

《中华人民共和国药品管理法》明确规定：药品监督管理部门根据监督检查的需要，可以对药品质量进行抽查检验。《药品质量抽查检验管理规定》规定：国家依法对生产、经营和使用的药品质量进行抽查检验。

(二) 药品抽验分类

药品抽验根据任务来源不同，分为国家级和省(区、市)级两级药品抽验。

药品抽查抽验根据目的不同，分为评价抽验和监督抽验。评价抽验是药品监督管理部门为掌握、了解辖区内药品质量总体水平与状态而进行的抽查检验工作。监督抽验是药品监督管理部门在药品监督管理工作中，为保证人民群众用药安全而对监督检查中发现的质量可疑药品所进行的有针对性的抽验。

国家药品抽验以评价抽验为主，省(区、市)药品抽验以监督抽验为主。

(三) 国家药品抽验的目标和要求

目前我国药品生产企业 6000 余家，药品批准文号 180 000 多个。化学药 90%以上系仿制药品，具有自主知识产权的品种少之又少。中成药是具我国传统的医学宝藏，中药注射剂更是我国独创，但由于天然药物组分多及先天研究不足，药品质量标准难以全面控制药品安全性。上市药品的整体质量状况和安全是国家药品抽验关注的主要目标。

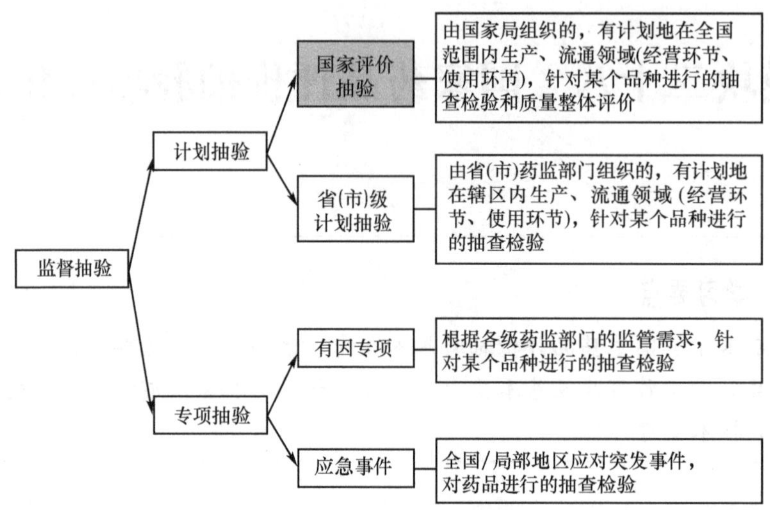

图 28.1　药品监督抽验分类

随着对药品质量监管要求的提高和监管职责的加大，药品评价抽验已从单一按国家标准进行检验，调整为分析评价药品的整体质量状态和水平。在国家药品标准检验的基础上，通过有针对性的探索性研究，客观、科学、全面分析我国药品在生产、流通、使用环节的质量状况，查找可能影响药品质量与安全的因素及隐患，为进一步强化对上市后药品质量的监管，不断提高上市后药品安全、有效和质量的可控水平，保障公众的用药安全提供有力的技术支撑。

为确保科学公正和质量安全，抽验工作应做到抽验品种及来源的科学性，抽验信息的准确性，抽验过程的合法性，检验数据的客观性，质量分析的严谨性。

(四)国家药品抽验对上市后药品质量监管的意义及作用

1. 上市后药品质量监管的意义

抽验工作的开展对质量标准的提高提供了数据；对检测方法的修订提出了参考；对生产工艺的改进提出了建议；提示了包装材料与产品质量的相关性；揭示了药品生产企业必须加强诚信的理念。

2. 上市后药品质量监管的作用

药品抽验在药品质量管理中的作用：一是为药品监督管理提供技术支持；二是为药品质量评价提供数据；三是为药品的监督处罚提供依据；四是为完善药品监管提供参考。

3. 上市后药品质量监管的发展方向

上市后药品质量监管的发展方向主要体现在以下方面：一是与药品质量标准提高相结合；二是与药品检测技术研究相结合；三是与药品生产过程控制相结合；四是与

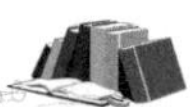

药品不良反应监测相结合；五是与药品市场监督检查相结合；六是与药品上市后再评价相结合。

二、药品抽验历史沿革

(一)我国药品抽验工作回顾

20 世纪 50 年代起，我国开始药品抽验工作，形式是以检查过程中发现“必要时”才进行抽验；1964 年第一次制定药品抽验计划，并要求“各级药检所应深入调查研究，结合抽验掌握药品质量情况，按季分析研究，及时做好专题汇报”；1979 年要求各药检所“对药品生产、供应和使用等单位的药品进行定期和不定期的抽验”；1982 年恢复中断 18 年的国家药品计划抽验，并推动省级进行计划抽验，以便掌握药品质量动态，针对性进行药品的监督管理；1982 年至 2000 年以监督抽验为主；2000 年至 2007 年药品计划抽验分为“重点监督抽验品种”和“重点评价抽验品种”(试行阶段)。

2003 年国家食品药品监督管理局颁布了《药品质量监督抽验管理规定》，规范药品抽验工作。2006 年为切实提高我国上市药品质量，国家食品药品监督管理局重新修订了《药品质量监督抽验管理规定》，于当年颁布了《药品质量抽查检验管理规定》，进一步明确将药品抽验工作分为评价抽验和监督抽验两大类，并建议评价抽验由国家组织省级药检所完成，各省(区、市)以监督抽验工作为主。

药品评价抽验均实行计划管理，分为国家和省两级计划，并要求省计划与国家计划不重复。制定计划的主要依据是财政支付能力和实际监管需要。国家评价抽验计划每年品种数量相对固定，通常是临床用量大、使用面广的品种等。省级评价抽验计划除按品种外，还会按渠道(生产、经营、使用)来进行。无论是国家还是省计划，都会确定或估算抽验总量。另外，国家或省都会做一些专项评价，如抗生素、心脑血管药等。评价抽验计划下达后，通常由各级药检机构组织实施，包括抽查和检验并进行质量分析。主要采取属地抽样及检验的形式。国家计划由中国食品药品检定研究院负责组织实施，由属地省药检所完成抽验并上报；省级评价抽验由省药检所组织实施，由省或市药检所完成抽验并上报。

国家计划主要在上半年完成，下半年做少量品种补充；省计划比较机动，通常根据品种类别或流通渠道制定计划并一次性集中完成抽验。通常对经检验不合格的品种，由各级药品监管行政部门追踪核查到企业，以确认其真实性。

无论国家计划或省级计划，药品抽验的结果是由国家或省级药品监管机构公告，药品公告的主要内容是被抽查药品的基本信息、检验结果及其合格率。

(二)现阶段国家药品评价抽验工作

2008 年至今，随着社会的不断发展，药品市场监管任务更加繁重，责任更加重大。为了适应目前严峻的药品监管形势，全面践行科学监管理念，在不断总结以往经验的基础上，对药品抽验工作进行了改进和完善。2008年至今的药品抽验工作总的来说有以下特点：一是抽样队伍的专业化；二是抽样设备的专门化；三是品种确定、方案制定、方案实施过程的程序化；四是样品抽取、信息记录程序的规范化；五是属地抽样，同一品种集中检验形式；六是数据传递的信息化；七是科学分析数据的序列化。

目前的抽样工作，样品来源(抽样地点)根据从企业到使用者之间的不同点，突出不同层次。制定“药品抽验工作评定标准”，对各药品抽验所的工作完成情况进行考核；将各药品检验所的药品抽验工作考核结果与以后药品抽验工作的承担、经费划拨等相结合。

三、国家药品计划抽验工作程序及主要要求

(一)工作计划及实施方案的确定

中国食品药品检定研究院食品药品技术监督所在制定每年度的国家药品监督抽验工作计划及实施方案时，需在广泛征求意见基础上，针对性地确定药品抽验品种。在《国家基本药物目录》、《国家基本医疗保险和工伤保险目录》、《国家发展改革委定价药品目录》中选取部分品种召开专家咨询会征求意见。之后，加入不良反应监测结果，社会公众关注，特殊事件的发生，广告监测结果，持有某种怀疑如中药中添加化学药品等考虑因素，最后完成抽验品种名单。药品抽验实施方案在设计时，需科学合理地确定抽样地点，批数以及每批(次)样品应该包含的信息。

(二)抽样及样品确认工作

1. 抽样的重要性

抽样是药品抽查检验中第一个重要环节，其直接影响检验结果的价值，是不合格药品监管的重要物证之一。

2. 抽样工作原则

一是公正性原则，主要体现为：抽样人员在不同地点进行抽样时，在执行抽样的程序上的一致性。二是合法性原则，主要体现为：抽样是按药品监督管理部门下达的抽验计划或指示进行的，或者是在监督检查过程中发现药品质量可疑时进行的；抽样人员应向被抽样单位出示有效监督执法证件；按照规定的抽样程序进行抽样，并做好有关的书证。三是代表性原则，即所抽样品具有个体能代表总体的关系随机的方法。四是针对性原则，在评价抽验工作中，针对性原则主要体现为有目的地进行品种选定及抽样地域的确定，尽可能保证所抽样品能够反映出特定地区特定品种的质量状态及水平；在监督抽样工作中，针对性原则主要体现为有因抽样，即所定抽样品种、地域具有存在质量隐患的可能性。五是科学规范的原则，抽样方法、取样操作和样品储运过程的科学合理性，

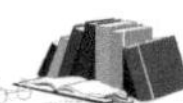

保证所取样品与大样(抽样单元)的性质、质量一致，抽得样品的储存和运送也应保证性质、质量一致，减少抽样过程的随意性。

3. 抽样基本要求

抽样人员要求最好由熟悉药品监管相关的法律法规，了解药品性质，接受过抽样知识和技能培训的专业技术人员或药品监管人员担任。抽样人员应当具备良好的职业道德和素质，执行抽样任务时不受他人意愿的影响并在一定时间内应保持相对稳定。执行抽样任务应当由两个抽样人员共同参与完成，其中至少一人应当具有药师以上技术职称的专业技术人员。抽样时，抽样人员必须主动向被抽样单位或者个人出示派遣单位介绍信及本人药品监督员证或者工作证；执行国家药品抽验计划的抽样人员必须是经过国家食品药品监督管理局认定的专门人员。

4. 抽样的准备工作

根据当年药品抽查检验计划，拟定本次抽样的区域、单位、品种、批数及每批抽样量的计划，准备抽样用封签和《抽样记录及凭证》等抽样用材料。

5. 抽样的一般步骤

一是抽样前检查，检查药品所处环境、外包装情况、标签和说明书内容是否符合国家食品药品监督管理局或者省(区、市)药品监督管理局所核准的内容等。二是确定抽样单元数、抽样单元及抽样量。三是检查抽样单元的外观情况。四是用适当方法拆开抽样单元的包装，观察内容物的情况。五是用适宜取样工具抽取单元样品。六是将被拆包的抽样单元重新包封。七是填写《抽样记录及凭证》。

6. 抽样其他注意事项

了解所抽药品的基本情况种类、基本生产工艺、批数及批量、保存条件、检验用量等，进行抽样前检查药品生产环境及设备、生产及检定记录、样品量及保存条件等，按照程序和要求规范操作抽得的样品应当及时送达药品检验机构，在此过程中应当采取必要措施保证样品不变质、不破损、不泄漏，抽样过程应当注意安全操作，对毒性、腐蚀性或者易燃易爆药品，抽样时需穿戴必要的防护用具(如防护衣、防护手套、防护镜或者防护口罩等)，小心搬运和取样，所取样品包装外应当标以“危险品”的标志，以防止发生意外事故。易燃易爆药品应当远离热源，并不得震动。

7. 样品确认程序

样品确认：各承检单位收到样品后应对所有从流通领域抽取的样品进行确认(中药饮片除外)，样品确认工作应与检验工作同步进行。当药品生产企业确认抽取的样品为非该企业生产的产品时，承检单位应及时将相关情况上报国家局稽查局，所有样品确认工作必须在“实施方案”要求的时间前完成，并按要求填写确认情况汇总表，报送中检院监督所。

（三）国家药品监督抽验检验分析与检验报告传递

1. 检验及质量分析

国家药品监督抽验检验工作中，实行抽验品种的定点集中检验，发挥各检验所的优势，充分利用资源。各药品检验所根据各自的人员、仪器设备、经验以及其他检验资源优势，提出检验申请；定点集中检验不但可以充分发挥各自优势资源，同时节约人力、试剂以及标准物质等资源，还可以利用来自全国各地的宝贵样品资源，进行原材料、生产工艺、配方、检验标准、检验结果的比较和分析，发现存在的问题。强调对检验方法、标准和过程的探索性研究，提高对检验结果分析的要求，要求各药品检验所检验完成后除提供检验结果外，还必须提供每个品种的药品质量分析报告。在各药品检验所提交品种检验申请时已经对药品质量分析报告提出明确要求；在药品抽验工作实施计划中初步规定了药品质量分析报告基本内容；制定“药品质量分析指导原则”指导各药品检验所进行承担品种的药品质量分析。

2. 检验报告书传递

对于检验结果符合标准规定的，承检机构应按《药品质量监督抽验管理规定》第三十二条相关要求，及时将检验报告书寄送抽样单位。对于检验结果不符合标准规定的，承检机构应当在检验报告签发后 2 个工作日内将检验报告及相关材料同时寄送如下单位：①将检验报告原件、抽样记录及凭证复印件和样品确认单复印件各 1 份同时寄送国家局稽查局及中检院。②在生产企业抽样的：将检验报告原件、抽样记录及凭证复印件各 2 份和国家计划抽验品种不符合标准规定检验结果送达函寄送生产企业所在地省（区、市）食品药品监督管理部门。③在经营或使用环节抽样的：将检验报告原件、抽样记录及凭证复印件各 2 份和国家计划抽验品种不符合标准规定检验结果送达函寄送生产企业所在地省（区、市）食品药品监督管理部门；将检验报告原件、抽样记录及凭证复印件各 2 份和国家计划抽验品种不符合标准规定检验结果送达函寄送抽样地省（区、市）食品药品监督管理部门。

药品抽样地和生产企业所在地的省（区、市）食品药品监督管理部门应当在接到承检机构寄送的检验报告后 2 个工作日内将检验报告等相关材料和国家计划抽验品种检验结果送达及拟公告告知书转送该药品被抽样单位或生产企业，并将被抽样单位或生产企业签字盖章的药品抽验结果送达及拟公告告知书，及时寄送中检院。

为确保不符合标准规定检验报告书的及时有效处理，受理国家药品计划抽验品种复验申请的药品检验单位，应在开具复验申请回执后 3 个工作日内将回执复印件 1 份报送中检院，并在国家药品抽验信息系统中录入相应信息；且应在复验检验报告签发后 3 个工作日内，将复验报告书寄送复验申请人、原药品检验机构、药品抽样地和生产企业所在地的省（区、市）食品药品监督管理部门，并将报告书原件 1 份报送中检院，同时将相应信息录入国家药品抽验信息系统。

药品抽样地和生产企业所在地省（区、市）食品药品监督管理部门应当及时对生产、销售、使用不符合标准规定药品的情况组织调查，依法进行处理，并将调查处理情况按

要求报国家局稽查局。

国家局稽查局根据各省（区、市）食品药品监督管理部门对不符合标准规定药品处理进度情况进行督办。

（四）复验工作

1. 药品复验程序

《中华人民共和国药品管理法》第六十七条；《中华人民共和国药品管理法实施条例》第五十九条、第六十一条；《药品质量抽查检验管理规定》第二十六条均对复验程序提出了要求。

有下列情况之一的，不得受理：①国家药品质量标准中规定不得复试的检验项目；②样品明显不均匀或者不够检验需要量的；③已经申请过复验并有复验结论的；④国务院药品监督管理部门规定的其他不宜复验的项目，如质量（或装量）差异、无菌、热原（细菌内毒素）等；⑤不按规定预先支付复验费用的。

（五）药品质量公告

1. 药品质量公告的目的

药品质量公告的目的是保障两个主体的权利。推进企业诚信自律，保障人民群众对药品安全信息的知情权，充分发挥药品监管信息对人民群众生产、生活和经济社会活动的服务作用，保障公民、法人和其他组织的合法权益，规范监管机关对监管信息的公告行为，建立公正透明的药品安全管理机制。

2. 国家药品质量公告的现状

分级发布：国家药品质量公告分国家级药品质量公告和各省级药品质量公告。国家级分定期和及时发布两种方式，定期目前一年四期，品种来源主要为国家评价抽验的品种；不定期发布的为专项抽验品种及违法药品广告严重的部分药品品种。国家药品质量公告（原国家食品药品监督管理局发布）共发布了 94 期，药品质量公告发布了 4 期。省级药品公告目前没有统一，有 1 年 2 期的，有 1 年 4 期的。

发布的内容应当包括抽验药品的品名、检品来源、生产企业、生产批号、药品规格、检验机构、检验依据、检验结果、不合格项目等内容。

发布形式：网上发布、公文发布、媒体发布。目前国家药品质量公告采取网上公布与发文公布的形式，各省级局的药品质量公告不统一，部分省局是网上和发文两种形式；有的只有发文。

发布的流程：药品抽验—不合格报告的核查—事前告知—汇总整理—审批发布。

公告的原则：审批发布、事后救济的原则。对拟公告的监管信息，应当经过批准，未经批准不得发布；一经批准，必须发布。发布审批一般由有权发布监管信息公告的单位的分管领导负责。公告不当的，必须在原公告范围内予以更正。

3. 国家药品质量公告汇总程序

目的：为进一步规范国家药品质量公告发布工作，明确公告审核发布过程中相关部门的职责，保证国家药品质量公告内容准确、发布及时，根据《药品管理法》、《药品管理法实施条例》和《药品质量抽查检验管理规定》，制定本工作程序。

职责分工：国家局负责国家药品质量公告的审核发布工作；中检院监督所负责检验信息的核对、汇总和上报工作。

4. 国家药品质量公告数据来源

承担检验任务的检验机构，按照《药品质量抽查检验管理规定》和国家药品抽验工作计划的要求，将签发的检验报告书电子版通过“药品抽验管理信息系统”上报至中检院监督所。

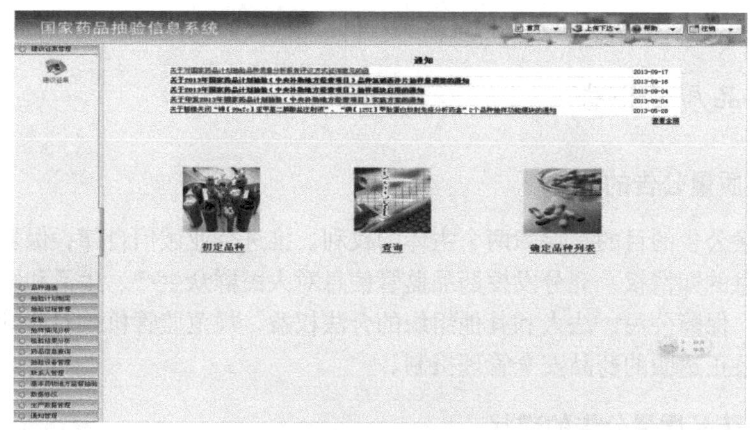

图 28.2　国家药品抽验信息系统

中检院监督所对检验报告书内容的完整性进行审核，并将检验报告书中的数据与“药品抽验管理信息系统”中的电子数据进行核对。核对内容包括：药品名称、规格、批号、生产厂家、被抽样单位、检验机构、不合格项目电子数据与纸质报告是否一致；报告书内容与抽样凭证和样品核实单是否一致。经审核不符合要求或项目数据不一致的，由中检院监督所负责及时与检验单位联系、确认并进行修正。

5. 拟公告品种的筛选

中检院监督所根据各个品种的核查回复情况、复验情况（包括向各省级药检所及中检院提出的复验情况）核对、汇总、复核、上报。

6. 检验结果的公告

国家总局接到中检院监督所报送的汇总信息后，按规定对公告的内容进行初审。对初审符合要求的，正式起草国家药品质量公告，报国家总局领导审批发布。国家药品质

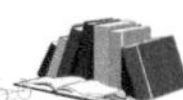

量公告经国家总局领导签发后，及时在国家总局网站公布；对抽验不合格的药品，及时通过国家总局网站和有关媒体进行曝光。

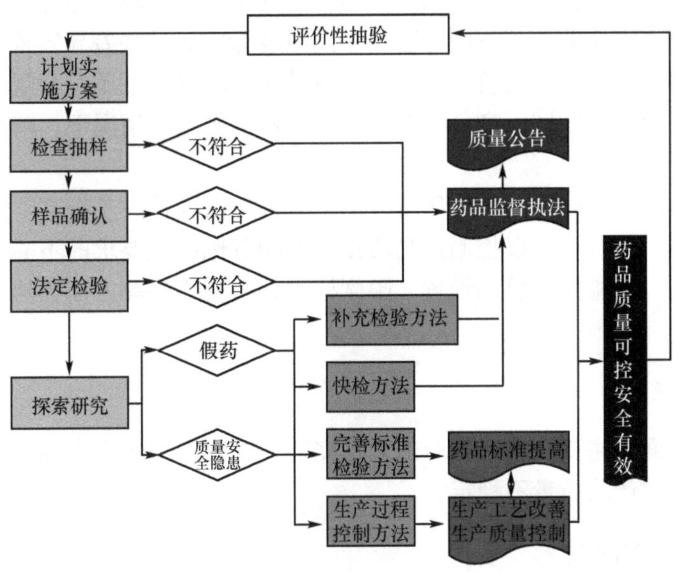

图 28.3　药品评价抽验主要工作流程及作用

四、药品抽验质量分析要点

(一) 质量分析的要求

1) 按照现行国家药品标准检验。

2) 探索性分析检验。对产品的原材料、生产工艺、包装材料、检验标准、检验方法等进行分析，建立探索性研究方法，并进行验证。用验证过的方法对产品进行检验，发现可能存在的问题。具体要求参见《药品质量分析指导原则》。

(二) 质量分析中发现的问题

根据对药品的质量分析，我们将分析检验发现的问题归纳为以下几方面。

1. 质量标准问题

质量标准问题可分为三种情况。

1) 现行国家标准低，尤其缺乏安全性、有效性指标。这类产品按照现行国家标准检验合格率达 99%以上，甚至达到 100%，但由于标准中缺乏安全性、有效性质控项目，产品存在较大安全隐患，临床不良反应较多。

2) 现行标准不能有效控制产品质量，尤其对于不按工艺规程生产、违规添加其他物质及采用劣质原料生产出来的产品，标准中没有有效的检验项目对产品质量进行监控。

3）同一品种的标准存在较大差别。同一品种不同生产企业的标准不一样，甚至同一企业不同规格的标准、同一品种不同剂型的关键性指标也有较大差别。有些标准中针对同一检测项目，不同企业使用不同方法或不同限度标准。这些差异导致某些企业生产的产品按照自已的标准检验，均符合规定，而按其他标准检验就不符合规定。最后导致市场上不同生产企业生产的同一产品，检验都符合标准规定的情况下，产品的质量却存在较大差别。

4）现行标准基本可以控制产品质量，但不完善，需要进一步提高。这类标准中包含主要质量控制项目，基本可以控制药品质量，但随着标准和要求的不断提高，同时与国外同类标准相比，在检测项目的设置、限度标准和检测方法等方面仍然有不足，需要进一步完善和提高。

2. 生产工艺

生产工艺方面的主要问题是生产工艺不完善，或生产工艺不明确，生产企业生产时随意性较大，导致产品质量不稳定。

3. 生产违规的问题

这类问题主要表现在违规投料、违反生产工艺或非法添加其他物质。例如，复方丹参制剂，通过探索性分析检验发现个别生产企业存在将丹参药材直接打粉入药，或者使用三七茎叶及不合格冰片的现象；三七制剂，个别生产企业存在使用三七茎叶替代三七主根入药的现象；维C银翘片，个别生产企业偷工减料，或一些药材未投料；格列吡嗪制剂，个别生产企业存在使用不合格原料药的问题。所有这些通过针对性探索研究发现个别企业的违法违规问题，其最终目的是规避国家药品标准检验，降低生产成本，以获取最大经济利益。

（三）质量分析的作用

1. 质量分析促进了药品检验水平的提高

质量分析报告不同于简单的实验报告，更不是实验数据的罗列堆砌。它不仅内容丰富，涵盖了药品检验相关的所有内容，更为重要的是，针对引起质量差异的原因或因素，甚至涉及药品质量的每一个环节，通过各种途径收集信息并进行了具体分析。承检单位就通过对大量样本的检验不仅发现不同企业的样品，即便是同一企业不同批次的样品之间均存在差异，针对这些差异，检验所结合生产、使用等过程的细节进行了深入调查、分析，找出质量差异的原因。尤其是对不合格样品，进行了多次验证，客观分析，找出了问题的真正所在，比如复方丹参片、维C银翘片等品种除按照国家标准检验外，通过增加非标方法发现了可能在生产工艺过程存在的问题。由此可见，质量分析报告不仅反映了药品的检验结果，更为重要的是对检验结果特别是不合格项目全面细致的评判，使我们了解了引起药品质量优劣、差异等深层次的原因。

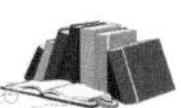

通过此项工作，实验人员也实现了“检验匠”向“检验师”的转变，特别是质量分析报告指导原则中要求的探索性研究对于促进各检验单位突破技术难点、开发新检验方法、提升科研水平，具有十分重要的意义。

为了实现对药品的全面客观再评价，必须有强劲、高超的检测水平和科研能力作强有力的技术支撑。此次国家评价抽验工作通过集中检验的方式，为各药检所提供了大量的样本，为各所检测能力的发展提供了良好的契机，起到了催化剂的作用，同时也为科研活动搭建了技术平台。药品监管形势与任务是不断发展变化的，药检机构建设的本质就是要实现与监管需求相适应、相协调，坚持持续改进，才能与时俱进、有所作为，才能构筑起科学规范、有序高效的药品检验管理体系，促进药检所走上科学药检的健康轨道。各药检所通过参与此次国家评价性抽验工作，使科学研究工作、人才队伍培养、信息资源整合、质量体系完善等各方面都得到了发展，极大地提高了药检系统的整体实力和竞争力。

2. 质量分析体现了真正意义的技术监督

质量分析报告促进了药品检验、监督与药品生产环节的有机结合，从而实现了真正意义的科学监管和技术监督，使技术监督对行政监督起到重要的支撑作用。一份客观、全面、务实的质量分析报告必须实现监督、检验、生产企业的互动，而且这种互动是不可或缺的条件，从而促使监管理念更加科学，监管方向更加明确，监管思路更加清晰。

根据需要，药品检验所组织对生产企业进行调研，通过调研全面了解药品生产企业的采购、生产、储藏、检验以及原辅料、半成品和成品的所有信息，为全面客观地评价药品质量奠定了基础，也实现了对药品生产过程的间接性监督，同时各个所通过集中检验特定品种的大量样本，积累的品种信息可以指导药品的生产，促进生产企业不断改进工艺，提高产品的内在质量。

实践证明科学的监管越来越需要技术支撑。只有客观的技术结论才能保证行政监管的科学化。

3. 质量分析促进了药品质量标准的提高，有利于药品质量评价体系的建立

质量分析报告反映出部分品种的质量标准有待于进一步提高，特别是中成药质量评价体系亟待提高与完善。目前国家药品标准包括《中国药典》、药监局标准、部颁标准以及新药注册标准，中成药标准目前基本上都是采用几项薄层色谱鉴别加上单一指标成分含量测定的质量控制方法。这种方法的不完善之处在于，一是指标成分(对照品)含量极低，不仅无法反映中药多成分、多靶点的特性，更无法真实反映中药的内在质量；二是指标成分并非有效成分，其含量高低与药品质量无相关性；三是对照品价格昂贵，不易得到；况且如果遇到非法添加化学成分的药品，现质量标准更无能为力，可以说目前的中成药质量标准急需进一步完善。化学药品、抗生素的质量标准相对完善。

4. 质量分析可服务于稽查打假，有利于提高不良反应监测和预警能力

质量分析有助于密切检验和稽查的关系。国家药品标准是按照 GMP 进行正常的药品生产、使用、检验和质量监督所依据的标准，而对掺杂、掺假药品等，特别是对符合标准的高科技造假则无能为力，而针对可能存在的问题，增加补充检验方法和项目是对发现标准外添加物质行之有效的方法。如2008年度部分所开展的非标检验，都不同程度发现生产过程可能有违规行为，通过进一步调查，对上述检验结果部分已经得到了证实。另外，通过对报告中检验项目、数据、结果、结论的仔细分析，尤其是对影响药品质量的关键因素进行关注，提高从标准检验中分析药品隐含的质量问题，从检验质量分析中为监督检验提供有价值的线索，对药品监管部门及时汇总、评价和发布相关药品不良反应报告信息等具有一定的参考价值。

5. 质量分析促使药品生产企业及从业人员提高质量意识

质量意识在质量分析报告中自始至终都得到了充分体现，“质量第一”的理念贯串始终。《质量分析报告》书写的过程就是质量意识不断强化的过程，同时也是形成质量理念的过程。通过质量分析报告的书写，不仅改变了药检机构的工作思路，对药品质量的评价有了更深的理解；而且更为重要的是部分药品承检单位通过对企业发放样品信息调查函，通过对生产企业的调研，对制药企业质量意识的灌输也是一个有力的促进。企业应该树立质量战略意识，质量竞争意识。明确做药的根本出发点应是保证药品的质量，合格的药品是生产出来的而不是检验出来的。在市场经济条件下，企业须不断实行质量改进，长期坚持不懈地抓好质量，不能急功近利，这是把握质量问题的关键，也只有所有药品从业人员的质量意识不断提升，我国的药品质量才能有希望不断提高。

（中国食品药品检定研究院　成双红）

思 考 题

1. 药品监督抽验主要法律法规依据是什么？
2. 国家级与省(区、市)级药品抽验的区别是什么？
3. 药品抽验主要工作流程是什么？应注意哪些原则？
4. 你对药品监督抽验模式的完善有何建议？
5. 你认为如何更好地发挥药品监督抽验在药品监管中的作用？

参 考 文 献

1. 中华人民共和国药品管理法
2. 中华人民共和国国务院. 2002. 中华人民共和国药品管理法实施条例.
3. 国家食品药品监督管理局. 2006. 药品质量抽查检验管理规定.
4. 国家药品抽样操作程序(暂行).
5. 国家药品计划抽验样品确认程序.
6. 国家药品计划抽验品种检验报告书传递程序.
7. 抽样记录及凭证、样品封签、报告书的填写要求.
8. 国家药品计划抽验质量分析指导原则.